Pneumologisches Kolloquium 7

Pneumologisches Kolloquium 7

Ätiopathogenese, Diagnostik und Therapie des Asthma bronchiale

Herausgegeben von

Peter Dorow

mit Beiträgen von

P. J. Barnes, C. R. Baumgarten, S. Blümcke, T. Brunnée, T. J. H. Clark, M. Czarnetzki, P. Dorow, H. Frank, M. Glende, M. M. Goppelt-Strübe, H. L. Hahn, W. Kersten, J. Kleine-Tebbe, W. König, F. Kummer, G. Kunkel, K. G. Lanser, T. H. Lee, B. Lehmkuhl, H. Lindemann, R. Loddenkemper, H. Matthys, W. Meiske, A. Möller, H. J. Scholman, J. Slapke, S. Thalhofer

Walter de Gruyter
Berlin · New York 1992

Herausgeber

Professor Dr. med. Peter Dorow
Abteilung für Pneumologie
DRK-Krankenhaus Mark Brandenburg
Akademisches Lehrkrankenhaus der Freien Universität Berlin
Drontheimer Straße 39
1000 Berlin 65

Das Buch enthält 74 Abbildungen und 47 Tabellen

Die Deutsche Bibliothek – CIP-Einheitsaufnahme

Ätiopathogenese, Diagnostik und Therapie des Asthma bronchiale / hrsg. von Peter Dorow. Mit Beitr. von P. J. Barnes ... – Berlin ; New York : de Gruyter, 1992
(Pneumologisches Kolloquium ; 7)
ISBN 3-11-013601-5
NE: Dorow, Peter [Hrsg.]; Barnes, Peter J.; Pneumologisches Kolloquium: Pneumologisches Kolloquium

Satz: Arthur Collignon GmbH, Berlin. – Druck: Gerike GmbH, Berlin. – Buchbinderische Verarbeitung: Dieter Mikolai, Berlin. – Umschlagentwurf: Rudolf Hübler, Berlin.
Printed in Germany

Vorwort

Ein so vielschichtiges und komplexes Krankheitsbild, wie das Asthma bronchiale, läßt sich zwangsläufig im Rahmen eines eintägigen Symposiums nicht umfassend oder gar erschöpfend behandeln. Dies war auch von vornherein nicht das Ziel des 10. Charlottenburger Pneumologischen Gesprächs vom 11. 5. 1990; vielmehr sollte der Akzent in erster Linie auf Hauptthemen beruhen, die vom wissenschaftlich-theoretischen wie vom praktisch-klinischen Standpunkt besonderes Interesse versprachen und deren gemeinsame Diskussion angesichts vieler widersprüchlicher Untersuchungsbefunde der letzten Jahre reizvoll genug sein mußte. Da es in den letzten Jahren neue Gesichtspunkte auf dem Gebiet der Pathophysiologie und immunologischer Prozesse der bronchialen Hyperreaktivität gab, erschien es gerechtfertigt, nach nur drei Jahren ein erneutes Charottenburger Pneumologisches Gespräch mit dem Thema „Asthma bronchiale" abzuhalten. Die Beiträge dieses Verhandlungsberichtes gelten im pathophysiologischen Teil der bronchialen Hyperreaktivität, den immunologischen Prozessen, den Mediatoren der Entzündung wie den Mechanismen der Bronchialobstruktion. Im klinischen Teil werden die einzelnen Asthmaformen abgehandelt und die für die Diagnose des Asthma bronchiale wichtigsten Methoden dargestellt.

Eine kurze und knappe Antwort auf die Frage, was Asthma eigentlich ist und wie es entsteht, konnte auch dieses Symposium nicht geben. Auch wenn es viele neue Erkenntnisse gibt, besteht unverändert ausreichend Theorie und Hypothese. Einigkeit besteht allerdings seit einigen Jahren, daß Asthma auf einer variablen und reversiblen Atemwegsobstruktion infolge einer bronchialen Hyperreaktivität beruht, deren morphologisches und pathophysiologisches Substrat in einer Entzündung der Brochialschleimhaut zu sehen ist. Folgerichtig hat die antiinflammatorische Therapie einen hohen Stellenwert.

Die Referate und ausgiebigen Diskussionen zeigten, daß sich das 10. Charlottenburger Pneumologische Gespräch mit dem Thema „Asthma bronchiale" ein außerordentlich attraktives Thema zum Gegenstand machte.

Ich möchte meinen Dank an alle jene Kolleginnen und Kollegen aussprechen, die zum Erfolg des 10. Charlottenburger Pneumologischen Gesprächs beigetragen haben, insbesondere natürlich den Rednern und auch den Teilnehmern in der Diskussion.

P. Dorow

Inhalt

Verzeichnis der erstgenannten Autoren

Prof. Dr. P. J. Barnes	Brompton Hospital National Heart and Lung Institut Dovehouse Street London SW3, 6LY England
Priv.-Doz. Dr. C. R. Baumgarten	Abteilung für Immunologie und Asthma-Poliklinik im Univ.-Klinikum Rudolf-Virchow Standort Wedding Augustenburger Platz 1 1000 Berlin 65
Prof. Dr. T. J. H. Clark	Brompton Hospital National Heart and Lung Institut Dovehouse Street London SW3, 6LY England
Prof. Dr. P. Dorow	DRK-Krankenhaus Mark Brandenburg Abteilung Pneumologie Akademisches Lehrkrankenhaus der FU Berlin Drontheimer Straße 39 – 40 1000 Berlin 65
Prof. Dr. M. Glende	Allergie- und Asthmaklinik im Forschungsinstitut für Lungenkrankheiten und Tuberkulose Karower Straße 11 1115 Berlin-Buch

Priv.-Doz. Dr. M. M. Goppelt-Strübe	Abt. für Molekularpharmakologie der Med. Hochschule Hannover Konstanty-Gutschow Straße 8 3000 Hannover 1
Prof. Dr. H. L. Hahn	Medizinische Poliklinik der Universität Würzburg Klinikstraße 6–8 8700 Würzburg
Dr. W. Kersten	Abteilung für Lungen- und Bronchialheilkunde, Allergologie Krankenhaus Bethanien 4130 Moers 1
Prof. Dr. W. König	Abteilung Medizinische Mikrobiologie und Immunologie Ruhr-Universität-Bochum Universitätsstraße 150 4630 Bochum 1
Prof. Dr. F. Kummer	Vorstand der 2. Med. Abteilung Wilhelminenspital Montlearstraße 37 A-1171 Wien
Prof. Dr. G. Kunkel	Abteilung für Immunologie und Asthma Poliklinik im Univ.-Klinikum Rudolf-Virchow Standort Wedding Augustenburger Platz 1 1000 Berlin 65
Prof. Dr. K. G. Lanser	Kreiskrankenhaus Brunsbüttel Abt. für Innere Medizin und Lungenerkrankung Dellbrückstraße 2 2212 Brunsbüttel

Prof. Dr. T. H. Lee	Department of Allergy and Allied Respiratory Disorders 4th Floor, Hunt's House Guy's Hospital London SE1, 9RT England
Prof. Dr. H. Lindemann	Med. Zentrum für Kinderheilkunde Pädiatrische Pneumologie und Allergologie Klinikum der Justus-Liebig-Universität Gießen Feulgenstr. 12 6300 Gießen
Prof. Dr. H. Matthys	Robert-Koch-Klinik Universität Freiburg Abteilung Pneumologie Hugstetter Straße 55 7800 Freiburg
A. Möller	Universitäts-Klinikum Rudolf Virchow Standort Wedding Hautklinik Augustenburger Platz 1 1000 Berlin 65
Dr. H. J. Scholman	Institut für Pathologie Klinikum Rudolf-Virchow Standort Charlottenburg Spandauer Damm 130 1000 Berlin 19

Pathogenese der bronchialen Hyperreaktivität bei Asthma bronchiale

H. Matthys

Hyperreagible Atemwege beobachten wir bei zahlreichen Krankheiten, für das Asthma bronchiale sind sie eine conditio sine qua non.
Wenn man über die Pathophysiologie des Asthmas sprechen will, muß man mit der Definition beginnen.
Das Wort Asthma bedeutete in der Antike ähnliches wie das Wort Dyspnoe, es war nämlich ein Synonym für Atemnot. Schon Galen engte den Begriff auf anfallsweise Dyspnoe ein. John Floyer schrieb 1689 die erste Monographie über Asthma und erkannte bereits wesentliche pathophysiologische Auslöser wie die Infektion (Katarrh), Umwelteinflüsse (Wetterwechsel) und konditionierte Reflexe (Hysterie). Laenec hat bereits das Asthma deutlich vom Lungenemphysem abgetrennt aufgrund seiner klinischen und anatomischen Studien. Noch lange bis ins 20. Jahrhundert hinein hielt sich der Begriff „Asthma nervosum“ als Diagnose für das heutige Asthma bronchiale. Erst 1959 hat das Ciba-Foundation-Guest-Symposion [3] die alte Bezeichnung „Asthma cardiale“ eindeutig verworfen und als kardiale Stauungslunge vom heutigen Asthma als Folge einer primären Atemwegserkrankung abgegrenzt.
Heute verwenden wir den Begriff „Asthma“ im allgemeinen nur noch für die eosinophile Bronchialobstruktion, welches aber weit davon entfernt ist eine nosologische Einheit zu bilden (extrinsic, intrinsic Asthma).
Für nur klinisch tätige Ärzte wird der Begriff bronchiale Hyperreagibilität durch den im Peak flow Protokoll schnell wechselnden Atemstoß oder durch Husten und/oder Atemnot auf alle möglichen Reize dokumentiert. Für viele Physiologen ist der Begriff bronchiale Hyperreagibilität auf einen positiven allergogenen oder sog. unspezifischen Provokationstest eingeschränkt.
Asthma zeichnet sich klinisch aus durch akute Anfälle von Atemnot und/oder Husten im Zusammenhang mit teilweise oder vollkommen reversibler Atemwegsobstruktion. Das Asthma kann episodisch, saisonal oder perimial nachweisbar sein und geht stets mit einer eosinophilen Entzündung der Bronchialschleimhaut einher.

Ätiologische Faktoren

Die Entdeckung des IGEs durch Ishizaka und Johanssen et al. 1967 [6, 7] führte zur Einteilung in sog. exogen-allergisches (extrinsic) und nicht-allergisches (intrinsic) Asthma unbekannter Ätiologie. Die Übergänge von primär exogen allergischem Asthma in sog. intrinsic Asthma sind häufig. Die Abgrenzung zwischen angeborenem und erworbenem Asthma ist nicht immer sicher durchzuführen mit Ausnahme gewisser Formen berufsbedingten Asthmas. Das angeborene Asthma korreliert mit anderen atopischen Krankheiten wie Milchschorf, Neurodermitis, Heuschnupfen.
In der Familienanamnese finden wir eine Häufung von HLA-B8 und DW3 [8]. Wiederholte Infekte können das IgE ebenfalls ansteigen lassen ohne dass ein exogen-allergisches Asthma vorliegt. Das IgE vermittelte Asthma und die damit verbundene Hyperreagibilität kann durch allogene Knochenmarktransplantation übertragen werden [1].

Morphologie

Symptomatisches länger manifestes Asthma zeichnet sich morphologisch durch eine eosinophile Entzündung und epitheliale Destruktion der Bronchialschleimhaut mit verbreiteter Basalmembran aus. Muskelhypertrophie und vermehrte Becherzell und submucöse Drüsensekretion mit Bildung von Charcot-Leydeschen Kristallen und Curschmann-Spiralen (1883) [4] führen zum Vollbild der asthmatischen Schleimhautentzündung. Für die asthmatische Schleimhautschädigung sind das Major-Basic-Protein verantwortlich sowie andere Zytokine für die Zellaktivierung; sie korreliert gut mit unspezifischen Hyperreagibilitätstesten. Im Gegensatz zur chronischen Entzündung des Bronchialbaumes bei der Raucherbronchitis, haben Asthmatiker kein erhöhtes Bronchialkarcinomrisiko. Für die Ziliostase scheint das eosinophile kationische Protein verantwortlich zu sein, welches unter Umständen auch das Parenchym schädigen kann [5].
Dies könnte eine Erklärung sein wieso bei langzeitigem Asthma bronchiale mit chronischer ganzjähriger Entzündung und rezidivierenden Lungeninfekten in Spätstadien selten auch Übergänge in obstruktive Bronchitis mit Lungenemphysem gesehen werden. Im allgemeinen führt aber das Asthma bronchiale ohne zusätzliche Noxen und Infekte nicht zum chronisch obstruktiven Lungenemphysem, sondern lediglich zur akuten Lungenüberblähung die im symptomfreien Intervall spontan oder durch adäquate Behandlung vollkommen reversibel ist.

Klassifikation

Durch Messung der Lungenfunktionsgrößen läßt sich das Asthma in der Praxis am besten klassifizieren. Dabei müssen die folgenden, weitgehend voneinander unabhängigen, Größen objektiviert werden:

1. Vollkommen reversible Atemwegsobstruktion
2. Wechselnde bronchiale Hyperreagibilität durch den allergogenen oder nicht allergogenen Provokationstest objektivierbar
3. Verminderte mucoziliäre Clearance als Ausdruck der Schwere der Entzündung und Destruktion des Bronchialbaumes, infolge der eosinophilen Infiltration.

Tabelle 1 zeigt die Einteilung in *symptomatisches Asthma*, gekennzeichnet durch reversible Atemwegsobstruktion, manifeste bronchiale Hyperreagibilität, verminderte mucoziliäre Clearance als Folge einer erhöhten eosinophilen Infiltration in der Bronchialschleimhaut und erhöhtem Serum-IgE [10] (Abb. 1).

Tab. 1: Asthma-Klassifikation

	1	2	3	4	5
Obstruktion	ja	nein	nein	nein	nein
– reversibel	ja	nein	nein	nein	nein
– hyperreaktiv	ja	ja	nein	ja	nein
MC vermindert	ja	ja	ja	nein	nein
Eos (IgE) erhöht	ja	ja	ja	nein	nein

1 = symptomatisches Asthma
2 = asymptomatisches Asthma
3 = asthmatische Bronchitis
4 = essentielle (konstitutionelle) Hyperreaktivität
5 = geheiltes Asthma (nur anamnestisch objektivierbarer)

Asymptomatisches Asthma ist gekennzeichnet durch eine fehlende Atemwegsobstruktion bei nachweisbarer bronchialer Hyperreagibilität mit verminderter mucoziliärer Clearance sowie erhöhtem IgE und/oder Eosinophilie (Abb. 2). Liegt nur eine Eosinophilie vor mit erhöhtem IgE und eine verminderte Clearance und lassen sich weder eine Hyperreaktivität noch eine bronchiale Obstruktion nachweisen, sprechen wir von einer *asthmatischen Bronchitis*.

Von epidemiologischen Untersuchungen wissen wir, daß die bronchiale Hyperreagibilität auch ohne Einschränkung der mucoziliären Clearance, d. h. ohne bronchiale Entzündung, ohne reversible Atemwegsobstruktion und ohne asthmaspezifische Eosinophilie oder IgE-vermittelte Bronchialschleimhautentzün-

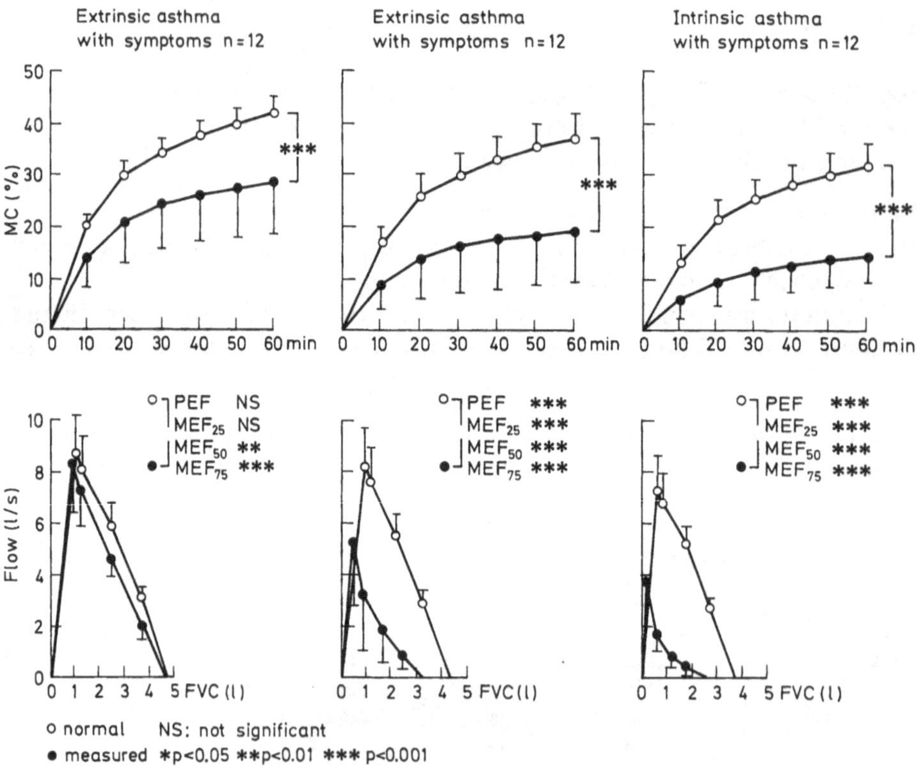

Abb. 1: Mukoziliäre Clearance (MC) und max. exspiralorische Fluß-Volumenkurven von 12 Pat. mit exogenem (extrinsic) mit und ohne Symptome (airway obstruction) sowie endogenem (intrinsic) Asthma. Die im Verhältnis zu den Sollwerten (o) verminderte MC ist länger nachweisbar als die verminderten max. exspiratorischen Flüsse besonders bei saisonalem exogen allergischem Asthma im symptomfreien Intervall ist die MC der einzige pathologische Meßwert.

dung vorkommt. Ob aus diesen Probanden mit essentieller oder *konstitutioneller Hyperreaktivität* jemals Asthmatiker werden, muß in Zukunft noch bewiesen werden [9].

Weiter wissen wir, daß Asthma, vor allem in der Jugend, sich in ca. 50% der Fälle nicht ins Erwachsenenalter fortsetzt, bei diesen Patienten kann man bei langzeitig vollkommener Symptomfreiheit sehr oft keine der oben genannten Kriterien mehr nachweisen. Wir sprechen in diesen Fällen von *geheiltem Asthma.* Bekanntlich treten aber sehr oft bei diesen Patienten im höheren Alter, vor allem im Anschluß an Virus-Infekte, wieder Asthma-Beschwerden auf, vorwiegend vom intrinsischen Typ. Beim Isocyanat-Asthma und seltenen anderen Berufsasthmaformen kann auch der neutrophile Granulozyt entzündungsmäßig im Vordergrund stehen. Sonst sollte man aber die Definition des

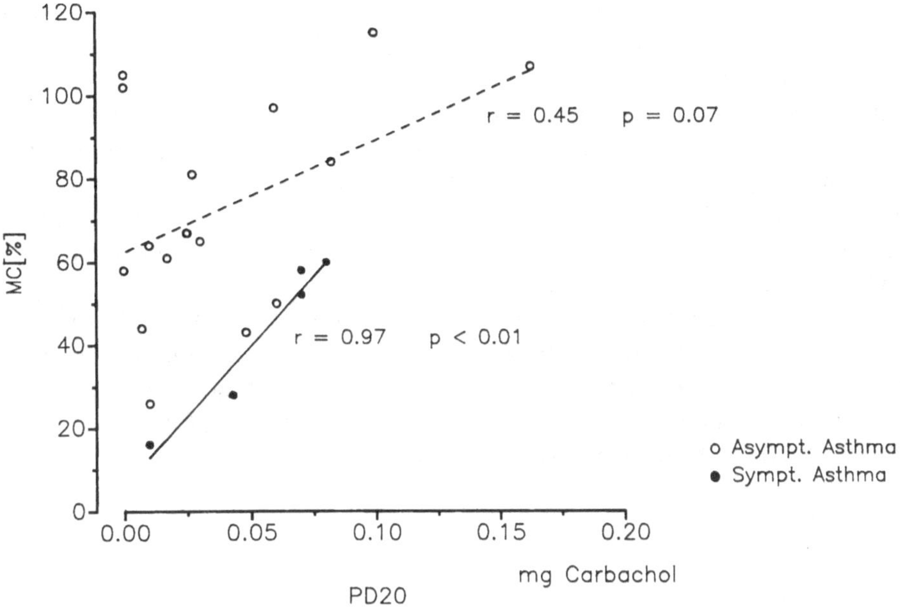

Abb. 2: PD 20 in mg intrapulmonal deponiertem Carbachol gemessen (Abscisse) und eingeschränkte mukoziliäre Clearance in % des Sollwertes (Ordinate) für symptomatische Asthmatiker (•) gute (r = 0,97) für asymptomatische Asthmatiker (o) mäßige Korrelation (r = 0,45) zwischen bronchialer Hyperreagibilität und bronchialer Entzündung.

Asthmas nicht ohne den eosinophilen Granulozyten machen, da sonst die Grenzen zwischen obstruktiver (Raucher-)Bronchitis mit reversibler bronchospasmolytischer Komponente und eventuell nachweisbarer Hyperreagibilität zu Asthma fließend werden.

Nachweis der bronchialen Obstruktion und Hyperreagibilität

Für die Praxis hat sich die tägliche Peak-flow-Messung als besonders ergiebig erwiesen. Insbesondere wenn der Peak-flow morgens vor und nach Gabe eines Bronchospasmolytikums gemessen wird. Damit läßt sich das Ausmaß des glatten Muskelspasmuses objektivieren. Längerfristige Besserungen der Atemwegsobstruktion zeigen sich im Peak-flow-Protokoll durch Ansteigen der morgendlichen Werte und Verminderung der bronchospasmolytischen Amplitude bis zur Normalisierung der Werte. Dies dauert im allgemeinen Tage bis wenige Wochen sofern die Therapie adäquat nicht nur mit Beta-2-Sympathikomimetika sondern auch Entzündungshemmern (Glukokortikoide) durchge-

führt wird. Mit anderen Worten wir können im Peak-flow-Protokoll sowohl die bronchospastischen Anteile objektivieren als auch die Besserung der bronchialen Entzündung.
Im akuten Asthmaanfall und bei der bronchialen Provokation mit Allergogenen, zeigt sich nicht nur eine zunehmende Atemwegsobstruktion, sondern auch eine zunehmende Lungenüberblähung. Bei der unspezifischen sog. Provokation ist die Lungenüberblähung im Gegensatz zur allergogenen i. A. nicht nachweisbar, da keine wesentliche längerdauernde Schleimhautentzündung mit Mucusproduktion entsteht.
Mit anderen Worten der allergogene Provokationstest kommt der Krankheit Asthma viel näher als der sog. unspezifische Provokationstest. Der allergogene Provokationstest zeichnet sich aus durch eine fakultative Sofortreaktion die innerhalb von Minuten auftritt und durch eine sog. Spätreaktion, die nach Stunden zu einer erneuten Atemwegsobstruktion führt.

Asthmamodelle

Zuverlässige Tiermodelle für Asthma gibt es leider nicht, im Gegensatz zur bronchialen Hyperreagibilität, die an verschiedenen Tieren (Hunde, Schafe) erzeugt werden kann.
Die Sofortreaktion beim Menschen scheint vorwiegend durch Bronchospasmus und durch Mastzellmediatoren vermittelt zu sein, während die Spätreaktion vorwiegend durch Schleimhautschwellung und Dyskrinie mit Eosinophilen- und Makrophagen-Infiltration der bronchialen Mucosa einhergeht.
Adrenerge und cholinerge Rezeptoren, Neuropeptide, Reflexkontrolle der glatten Bronchialmuskulatur, Entzündung der Schleimhaut über die bronchiale Zirkulation und die Mucusproduktion als auch die Freisetzung und Regulation verschiedener Zellen (Mastzellen, Makrophagen, Eosinophilen, Basophilen, Neutrophilen, Lymphozyten, epitheliale und endotheliale Zellen) durch ihre Mediatoren (Prostaglandine, Leukotriene, Lipoxigenase-Produkte, Histamin, Adenosin, PAF u. a. mehr) sind noch nicht in der Lage, das Asthma entsprechend zu erklären, ja nicht einmal vernünftige Modelle zu liefern zur systematischen Erprobung und Entwicklung von Medikamenten [2].
Einige Rezeptortheorien betreffend die adrenerge, cholinerge und intrazelluläre Regulation vermögen z. T. retrospektiv die Wirkung von seit Jahrzehnten bekannten Medikamenten wie Anticholinergika, Beta-2-Sympathikomimetika, Beta-Blockern, Theophyllin und Glukokortikoide teilweise zu erklären.
Es ist aber zu hoffen, daß die moderne Zell- und Molekularbiologie uns bald spezifischere Kenntnisse über die Pathophysiologie des Asthma bronchiale verschafft.

Literatur

[1] Agosti, J. M., J. D. Sprenger, L. G. Lum et al.: Transfer or allergen-specific IgE-mediated hypersensivity with alllogeneic bone marrow transplantation. N. Engl. J. Med. Vol *319*, 25, (1988) 1623.

[2] Barnes, P. J., I. W. Rodger, N. C. Thomson (Hrsg.): Asthma-Basic mechanisms and clinical management. Academic Press, London – San Diego – New York – Boston – Sidney – Tokyo – Toronto 1988.

[3] Ciba Guest Symposium Report: Terminology, definitions and classifications of chronic pulmonary emphysema and related conditions. Thrax *14* (1959) 286.

[4] Curschmann, H.: Bronchiolitis exsudativa und ihr Verhältnis zum Asthma nervosum. Dtsch. Arch. Klin. Med. *32* (1883) 1.

[5] Fredens, K., R. Dahl, P. Venge: The garden phenomenon induced by the eosinophilic cationic protein and eosinophil protein X. J. Allergy Clin. Immunol. *70* (1985) 361.

[6] Ishizaka, K., T. Ishizaka: Identification of τE antibodies as a carrier of reaginic activity. J. Immunol. *99* (1967) 1187.

[7] Johansson, S. G. O., H. Bennich: Immunological studies of an atypical (myeloma) immunoglobulin. Immunology *13* (1967) 381.

[8] Marsh, D. G., S. H. Hsu, R. Hussein et. a.: Genetics of human immune response to allergens. J. Allergy Clin. Immunol. *65* (1980) 322.

[9] Matthys, H., R. Herceg, R. Elschka: Agents and Actions. In: M. Schmitz et al. (Hrsg.): Intrinsic Asthma, S. 225. (Suppl.) Vol. 28. Birkhäuser, Basel 1989.

[10] Vastag, E., H. Matthys, G. Zsamboki, et al.: Mukociliäre Dysfunktion bei Asthmatikern. Atemw. – Lungenkrankheiten *13* (1987) 380.

Morphologie des Asthma bronchiale

H. J. Scholman, S. Blümcke

Anatomie des bronchialen Reaktionsapparates

Die pathologischen Veränderungen des Asthma bronchiale entwickeln sich primär in den Atemwegen [20]. Dieses System umfaßt den rechten und linken Hauptbronchus, die Lappenbronchien, die Segmentbronchien und reicht bis zu den Bronchioli terminales et respiratorii (Abb. 1) [22]. Feingeweblich gliedern sich die Wände der Atemwege in folgende Funktionskompartimente: an der Oberfläche das zweizeilige Deckepithel, im angrenzenden Stroma das knorpelige Stützskelett, die schleimbildenden Drüsen, die glatte Muskulatur zur Regulation der Lichtungsweite, Blut- und Lymphgefäße sowie Nerven [1].
Im Plexus bronchialis verlaufen gemischte Nerven mit den Afferenzen und Efferenzen des Nervus Vagus und Sympathikus. Sie steuern u. a. reflektorisch die Sekretionsleistung und den Muskeltonus [5, 12, 18]. In feinen postganglionären Nervenfaserbündeln erreichen die efferenten Nervenfasern ihre Erfolgsorgane: die schleimbildenden Zellen und die Fasern der glatten Bronchusmuskulatur. Kolbenförmige Auftreibungen der Nervenfaserbündel bilden die Synapsen, die sich ihrerseits im elektronenmikroskopischen Bild in kleine kolbenförmige vesikeltragende Auftreibungen der einzelnen Nervenfasern weiter un-

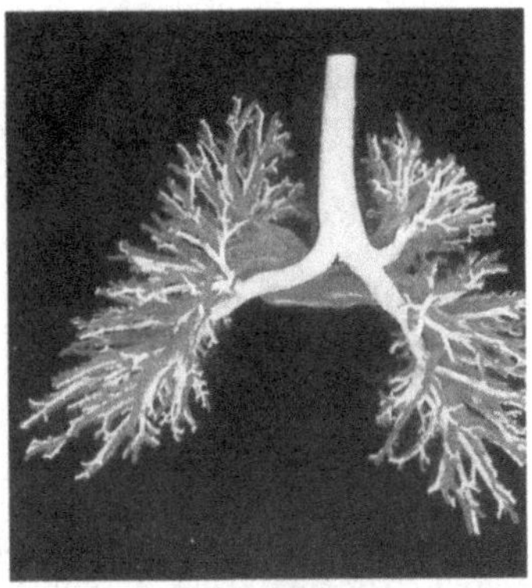

Abb. 1: Kunstoffausgußpräparat des intrathorakalen Atemwegs- und Arterien-Baumes

tergliedern. In den Vesikeln werden Katecholamine als Neurotransmitter gespeichert. An der glatten Bronchialmuskulatur stellen die beschriebenen Strukturen keine Synapsen im üblichen Sinne dar. Sie liegen vielmehr auf Distanz zu den Muskelzellen und der Neurotransmitter muß eine relativ weite Strecke bis zum Rezeptor der Zielzelle per diffusionem überwinden, was den Übertragungsmechanismus anfälliger aber auch beeinflußbarer macht. Diese Synapsen werden auch als „Synapsen auf Distanz" bezeichnet [3, 17].

Am bronchialen Deckepithel lassen sich Zellen mit unterschiedlicher Funktion abgrenzen. Becherzellen und Flimmerepithelien sind im Verein mit den peribronchialen Drüsen die Träger der mukoziliaren Reinigung. Schleimsubstanzen werden in den Vesikeln der Becherzellen gespeichert und zum apikalen Zellpol transportiert, wo sie den Zellpol über das Zellniveau hinaus in die Bronchuslichtung vorwölben (Abb. 2). Nach dem Verschmelzen der Vesikelmembranen mit der Zellmembran öffnen sich transitorisch Zellporen und der Schleim wird in die Lichtung ausgestoßen. Die entleerten Zellen kollabieren anschließend auf ihr übliches Niveau (Abb. 3) [17]. Der visköse Schleim wird von den Zilien der Flimmerepithelien, die die Becherzellen in einem Verhältnis von 8:1 umgeben, aufgenommen und oralwärts weitertransportiert, mit dem Schleim auch die sedimentierten Partikel der Atemluft. Ein reibungsarmes Schlagen der Flimmerhärchen wird dadurch gewährleistet, daß die Zilien in einer wässrigen Solphase des Schleimes stehen [2, 11], die vor allem vom Gewebssaft des unter dem Epithel liegenden Bronchialwandstromas gespeist wird. Nur die Zilienspitzen tauchen in die visköse Schleimkomponente auf der Schleimhautober-

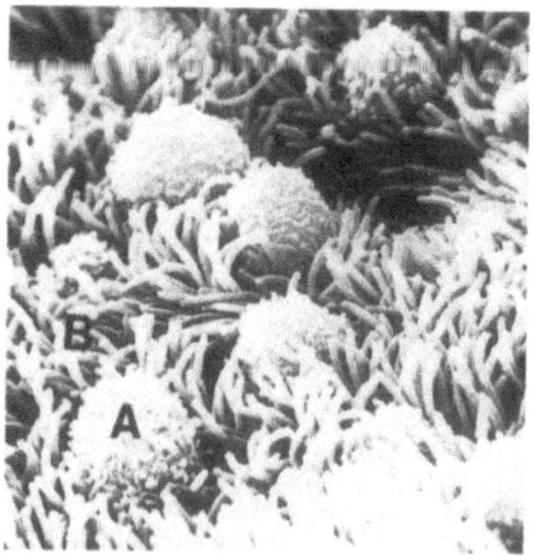

Abb. 2

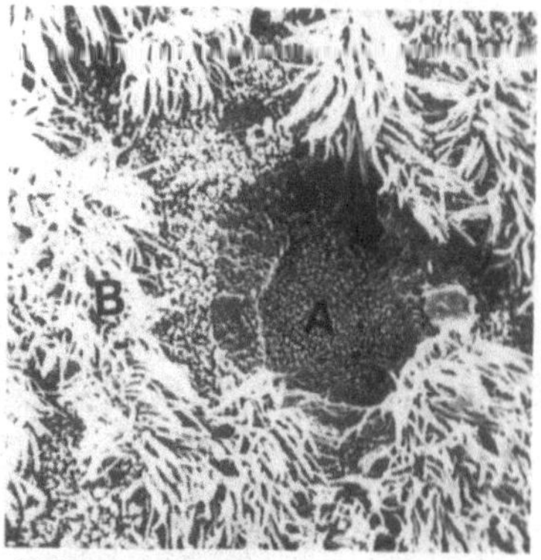

Abb. 3

Abb. 2: Bronchiales Deckepithel, Schrägaufsicht. Kuppen der Becherzellen (A) umsäumt von Kinozilien der Flimmerepithelien (B). Rasterelektronenmikroskopische Aufnahme, 6000 ×.

Abb. 3: Bronchiales Deckepithel, senkrechte Aufsicht. Kollabierte Becherzelle (A) umgeben von Flimmerepithelien (B). Rasterelektronenmikroskopische Aufnahme, 2400 ×.

fläche ein und schieben sie oralwärts weiter. Eine Surfactant-Schicht in der oberen Zone der Solphase dient als Verschiebeschicht zwischen den beiden Schleimphasen [15, 16]. Jede Änderung der dargestellten Verhältnisse führt zu Transportproblemen [19]. Ein Zuviel an Solphase, etwa durch ein Ödem im Gefolge einer chronischen Linksherzinsuffizienz, entkoppelt die Zilien vom Schleim und behindert den ziliären Transport. Man kann sich dieses Phänomen allerdings auch therapeutisch zu Nutze machen, in dem man über eine Verstärkung der Solphase zähen Schleim, wie beim Asthma bronchiale, von den Zilien löst und abhusten läßt. Ein Zuviel an zähem Schleim, so beim Asthma bronchiale, hüllt die Zilien vollständig ein und behindert ihre Schlagaktion. Auch das beeinträchtigt den Schleimtransport.
Neben der übergeordneten reflektorisch-nervalen Sekretionssteuerung soll eine lokale Abstimmung der Sekretionsleistung bestehen. An den kleinen zwischen den Zilien der Flimmerepithelien gelegenen Mikrovilli lassen sich elektronenmikroskopisch Eiweißstrukturen (Antennulae mikrovillares) als mögliche Rezeptoräquivalente darstellen. Hierüber aufgenommene Reize sollen mittels feiner intrazellulärer Filamente, die in Zellkontakte (Zonulae adhaerentes) einmünden, direkt zu benachbarten Becherzellen weitergeleitet werden und dort eine Sekretionsänderung bewirken.

Alterationsmodus an der Epithelbarriere

Größere Moleküle wie Proteine, Kohlenhydrate u. ä. können normalerweise die bronchiale Epithelbarriere nicht passieren. In der Zonula occludens, der Verschlußleiste, sind die Membranen benachbarter Zellen miteinander an der ganzen Zirkumferenz dicht verschmolzen (Abb. 4) [4, 13]. Aus zwei dreischichtigen Membranen wurde eine fünfschichtige. Dieser dichte Epithelabschluß kann nur durch proteo- und lipolytische Substanzen, z. B. Bakterientoxine, aufgebrochen werden. Nach dem Lösen der Zonula occludens und der Desmosomen, dem eigentlichen mechanischen Halteapparat zwischen den Zellen, wird für die Agenzien der Transitweg durch die Basalmembran ins Bronchialwandstroma frei, wo sie ihre entzündliche Aktivität entfalten können.
Wie aber können Allergene etwa beim Asthma bronchiale die Epithelbarriere passieren? Ihnen fehlt die proteolytische und lipolytische Potenz! Zwischen und auf den Deckepithelien der Bronchusschleimhaut liegen emigrierte Mastzellen (Abb. 5) [16]. In ihrem Zytoplasma lagern kleine Granula, in denen Mediatoren (Histamin, Serotonin, Leukotriene usw.) gespeichert sind. Nach der derzeitigen Theorie können diese Mastzellen mit inhalierten Allergenen oder anderen Irritantien reagieren. Dabei verlieren sie ihre Granula und mit Hilfe der daraus freigewordenen Mediatoren kann die Epithelschranke durchbrochen werden. Zunächst lösen sich oberflächliche Epithelien, dann auch basale Zellen aus dem

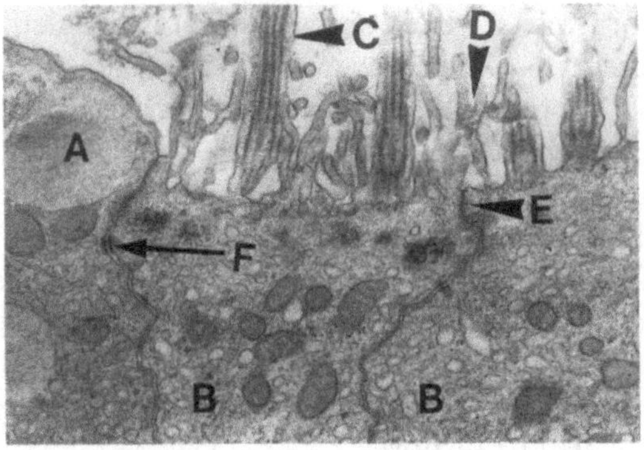

Abb. 4: Bronchiales Deckepithel, senkrechter Schnitt. Links eine Becherzelle (A), Mitte und rechts Flimmerepithelien (B) mit Kinozilien (C) und Mikrovilli (D) an der Oberfläche. Zellkontakte: Zonula occludens (E) und Desmosomen (F). Transmissionsektronenmikroskopische Aufnahme, 20 000 ×.

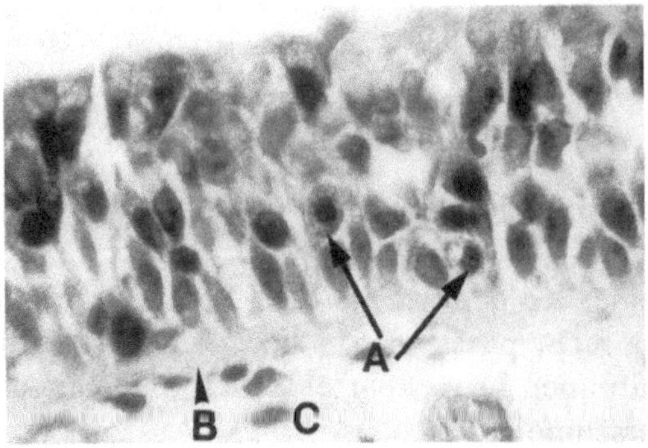

Abb. 5: Bronchiales Deckepithel, senkrechter Schnitt. Mastzellen (A) im respiratorischen Epithel. Oedematös aufgelockertes Stroma (C) unter der Basalmembran (B). Lichtmikroskopische Aufnahme, Giemsa, 250 ×.

Verband des bronchialen Deckepithels. Der Weg in das subepitheliale Stroma wird für die irritierenden und allergenen Substanzen frei. Sie treffen auch dort auf Mastzellen [7, 24]. Diese liegen in der Nähe von Drüsen, Schleimepithelien, Muskeln und Gefäßen. Nach Interaktion der Substanzen mit den Mastzellen lösen die aus ihnen freigesetzten Mediatoren die bekannten Reaktionen des Asthma bronchiale aus: Erhöhung der Gefäßpermeabilität mit Ödembildung und Schleimhautschwellung, Konstriktion der Bronchusmuskulatur auf direktem Weg und/oder reflektorisch über vagale Afferenzen, protrahierte Sekretion eines zähviskösen Schleims (Dyskrinie) und eine chemotaktische Anlockung von Entzündungszellen, vor allem von eosinophilen Granulozyten. Mit Hilfe moderner Immunfluoreszenz- bzw. Immunperoxydase- und -phosphatase-Methoden [8] lassen sich die zytotropen IgE-Antikörper auf den Mastzellen und z. T. auch an den Basalmembranen des Deckepithels nachweisen [6]. Epithelalteration, Stromaödem und Entzündungszellinfiltration der Bronchuswand sind klassische Stigmata einer Entzündung [21]. Sie belegen, daß dem Asthma bronchiale vor allem auch eine entzündliche Reaktion zugrunde liegt.

Strukturveränderungen an der Bronchuswand nach Anfallsrezidiven

Die wiederholte Irritation der Bronchialschleimhaut durch die Entzündungsschübe rezidivierter Asthmaanfälle bleibt nicht ohne Folgen für die Struktur. Durch Verquellung und eine verstärkte Einlagerung von Bindegewebsfasern wird die subepitheliale Basalmembran verbreitert. Die Bronchusmuskulatur paßt sich der z. T. exzessiven bronchokonstriktorischen Aktivität mit einer reaktiven Hyperplasie und Hypertrophie an. Der massive sekretorische Reiz wird einerseits mit einer Hyperplasie und muzinösen Transformation des Drüsenapparates beantwortet. Dabei verschiebt sich das ausgewogene Verhältnis

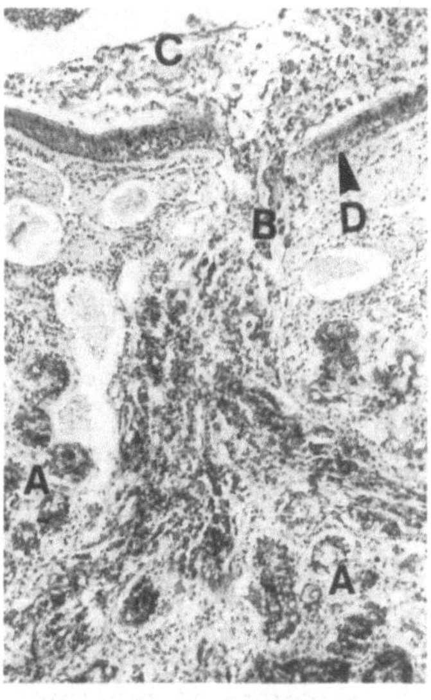

Abb. 6: Bronchialschleimhaut, senkrechter Schnitt. Hyperplastische peribronchiale Drüse (A) mit muzinöser Transformation (basophile Zellfärbung). Ausschleusung des zähviskösen basophilen Schleims über einen erweiterten Ausführungsgang (B) in die Bronchuslichtung (C). Schleim lagert auf dem Deckepithel (D). Lichtmikroskopische Aufnahme, HE, 40×.

zwischen den Drüsenzellen mit seröser Schleimbildung und denjenigen mit visköser Schleimbildung deutlich zugunsten der viskösen Schleimbildner und die Fließeigenschaft des Schleimes wird erheblich zäher. Die in verstärktem Maße gebildeten zähviskösen Schleimmassen werden über erweiterte Drüsenausführungsgänge in die Bronchuslichtungen ausgestoßen (Abb. 6). Andererseits reagiert auch das bronchiale Deckepithel. Es bildet vermehrt sezernierende Becherzellen (Becherzellhyperplasie). Da diese Zellen keinen Zilienapparat tragen, kann ein Übergewicht an Becherzellen eine Einschränkung des mukoziliaren Transportes bedeuten (Abb. 7). Im anfallsfreien Intervall verbleiben in der Bronchialschleimhaut meist nur wenige Entzündungszellen, hauptsächlich eosinophile Granulozyten. Sie liegen im oberflächennahen Stroma unterhalb der Basalmembran. Die beschriebenen morphologischen Anpassungsvorgänge des Bronchialapparates stellen noch keine folgenschweren Strukturveränderungen dar und treten in der Regel, je nach Anfallshäufigkeit, erst nach Jahren bzw. Jahrzehnten auf.

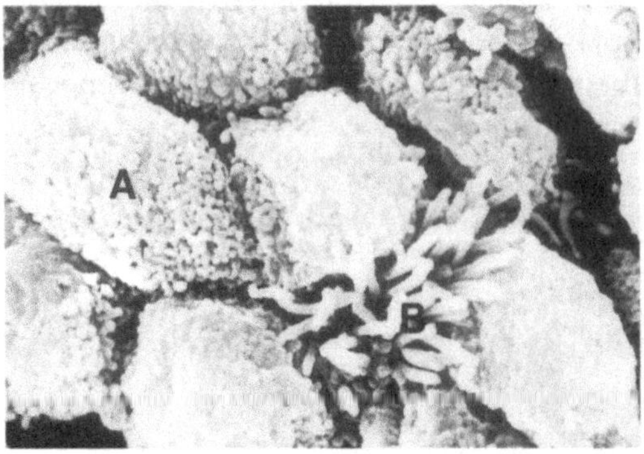

Abb. 7: Bronchiales Deckepithel, senkrechte Aufsicht. Becherzellmetaplasie. Mikrovillitragende Becherzellen (A) umgeben eine Flimmerzelle (B). Verhältnis von Becherzellen zu Flimmerepithelien zugunsten der Becherzellen verschoben (vergl. Abb. 2). Rasterelektronenmikroskopische Aufnahme, 6000 ×.

Morphologische Befunde im letalen Status asthmaticus

Nach Angaben der Literatur sterben bis zu 2% der Asthmatiker im Status asthmaticus [8, 25]. Im Obduktionspräparat imponieren die geblähten stehenden Lungen (akute Überblähung). Das Bronchialsystem ist mit zähviskösen ausziehbaren Schleimmassen angefüllt [10, 23]. Im histologischen Schnittbild findet man konstriktorisch eingefaltete Bronchus- bzw. Bronchioluslumina mit totaler Schleimverlegung (Abb. 8) [8, 25]. Bronchokonstriktion und Schleim-

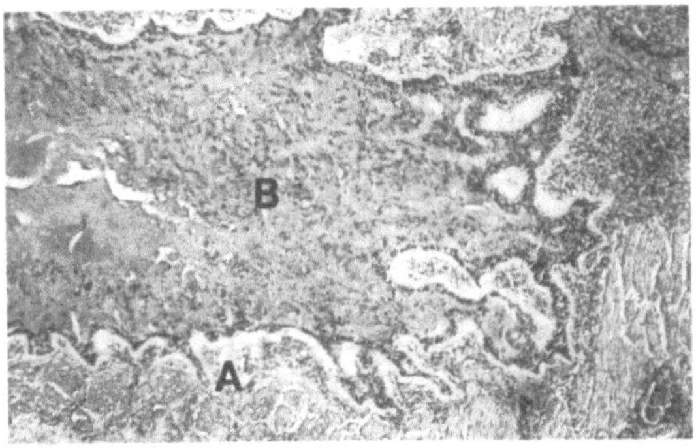

Abb. 8: Bronchus im Status asthmatikus, Querschnitt. Konstriktorisch eingefaltete Schleimhaut (A). Schleimpfropf (B) in der Bronchuslichtung. Lichtmikroskopische Aufnahme, Muzinfärbung, 100 ×.

verlegung sind die wesentlichen Ursachen der massiven letalen Ventilationsstörung. Die unterschiedlich viskösen Schleimsubstanzen lagern sich z. T. spiralenartig als sogenannte Curschmann-Spiralen [8, 25] aneinander. Im Schleimhautstroma, zwischen den Deckepithelien und im Schleim der Atemwegslichtungen findet man meist reichlich eosinophile Granulozyten [8, 20, 25]. Elektronenmikroskopisch lassen sich im Zytoplasma der eosinophilen Granulozyten kleine Vesikel mit kristallinen Einschlüssen darstellen. Nach dem nekrotischen Zerfall der Granulozyten kondensieren die kleinen Einschlüsse zu größeren polyedrischen Kristallen, die dann als sog. Charcot-Leyden'sche Kristalle im Bronchialschleim nachweisbar sind (Abb. 9). Neben diesen ganz im Vordergrund stehenden Befunden können zusätzlich, je nach vorausgegangenem Krankheitsverlauf, auch die im Kapitel III beschriebenen Veränderungen vorkommen.

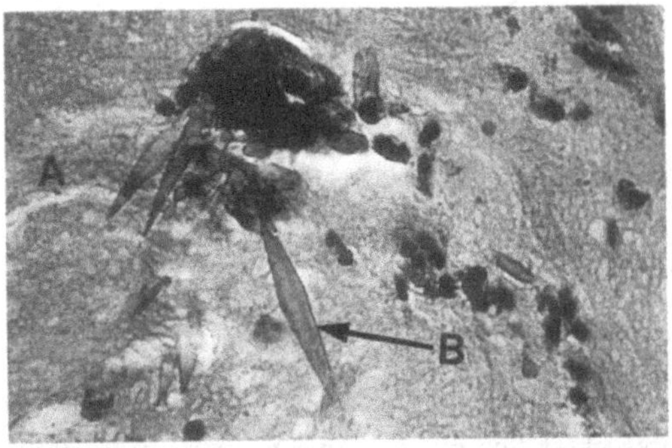

Abb. 9: Schleimpfropf-Ausschnitt. Teilweise konzentrisch gelagerter Schleim (A) mit Charcot-Leyden'schen Kristallen (B). Lichtmikroskopische Aufnahme, Masson Goldner, 400 ×.

Chronisches Asthma bronchiale mit Gewebsdestruktion und chronischen funktionellen Komplikationen

Wie oben beschrieben treten beim akuten und chronischen Asthma bronchiale in der Regel nur geringgradige Strukturveränderungen an der Bronchus-/Bronchioluswand auf. Stärker ins Gewicht fallende chronische Ventilationsstörungen sind in der Regel nicht zu erwarten. Dieser umbauarme Verlauf kann jedoch eine folgenschwere Wende nehmen, wenn zu den bestehenden asthmaauslösenden Irritationen zusätzlich und gehäuft bakterielle Infekte wirksam werden. Entzündlich bedingte Destruktionen können dann an der Bronchus-/Bronchioluswand Umbauvorgänge einleiten, die die Atemwegsfunktion erheblich beeinträchtigen und schließlich auch das Lungengewebe in Mitleidenschaft ziehen.

Der Wandel zum möglicherweise destruktiven Verlauf deutet sich bereits am entzündlichen Infiltrat an. Statt der eosinophilen Granulozyten stehen jetzt Lymphozyten und Plasmazellen im Vordergrund. Zusammen mit der muskulären Hypertrophie, der Basalmembranverdickung und der mucösen Hyperplasie wird dieses Bild der „chronischen asthmoiden Bronchitis" zugeordnet.

Das sehr verletzliche und bei den entzündlichen Angriffen zuvorderst attacierte Zylinderepithel der Schleimhautoberfläche wandelt sich allmählich metaplastisch über eine Basalzellhyperplasie in ein widerstandsfähigeres mehrschichtiges Plattenepithel um (Abb. 10). Der so erzielte Schutzgewinn wird jedoch mit einem Verlust an Schleimtransportfähigkeit erkauft, denn Plattenepithelien tragen keine funktionstüchtigen Zilien. Haben sich metaplastische Plattenepithelfelder auf größeren Flächen gebildet, stagniert an ihnen der intrabronchiale

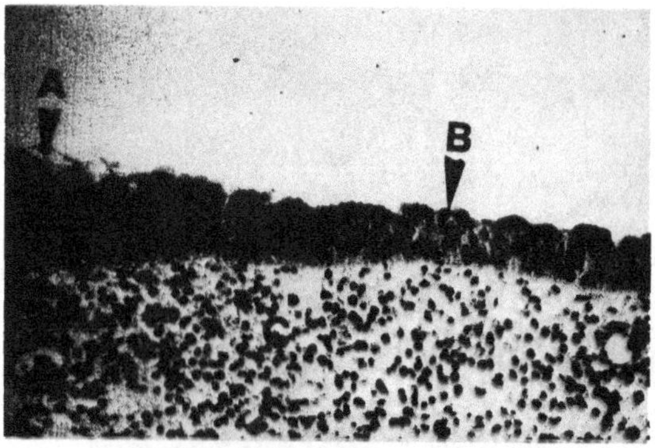

Abb. 10: Bronchialschleimhaut, senkrechter Schnitt. Chronische asthmoide Bronchitis. An der Oberfläche Flimmerepithel (A) und metaplastisches Plattenepithel (B). Lymphozyten- und plasmazellreiches Entzündungszellinfiltrat im subepithelialen Stroma (C). Lichtmikroskopische Aufnahme, HE, 100 ×.

Schleimtransport [9] und die bronchiale Reinigung. Ferner werden die Plattenepithelien nur unzureichend mit einer schützenden bakteriziden Schleimschicht bedeckt, was eine Keimadhäsion begünstigt und Entzündungsrezidiven Vorschub leistet.
Nach Überwindung der Epithelbarriere entfalten die Erreger ihre destruierende Aktivität auch an tiefer gelegenen Bronchialwandstrukturen. Zunächst ist nur die oberflächennahe subepitheliale Wandzone betroffen. Zerstörte Bindegewebsstrukturen werden mit einer übermäßigen Kollagenfaserbildung repariert. Diese Fibrose schränkt die interstitiellen Diffusionsvorgänge ein und kann die adäquate Versorgung der Solphase des Bronchialschleims mit Gewebswasser beeinträchtigen, was wiederum den Schleimtransport behindert. Erfaßt die entzündliche Destruktion die peribronchialen Drüsen, dann können diese mit der Zeit vernarben. Die Schleimbildung nimmt ab und der bronchiale Reinigungsmechanismus wird allmählich insuffizient, Entzündungsrezidive häufen sich. Erreicht die entzündliche Alteration auch den statodynamischen Apparat, dann werden die Wände der Atemwege durch den Schwund an Knorpel und Muskulatur instabil, die Atemwegslichtungen ektasieren bzw. obstruieren. Die poststenotisch retinierte Atemluft provoziert ein zunächst zentrolobuläres und schließlich panlobuläres chronisches Lungenemphysem (Abb. 11). Mit dem emphysembedingten Verlust an Alveolarsepten wird auch das alveoläre Kapillarnetz und der Gesamtquerschnitt der Lungenstrombahn verkleinert. Über die bronchopulmonale Ventilations- und Perfusionsstörung kann sich ein pulmonaler Hypertonus mit chronischem Cor pulmonale entwickeln. Wird das überlastete rechte Herz insuffizient, droht schon bei relativ geringer Mehrbelastung ein irreversibles Rechtsherzversagen.

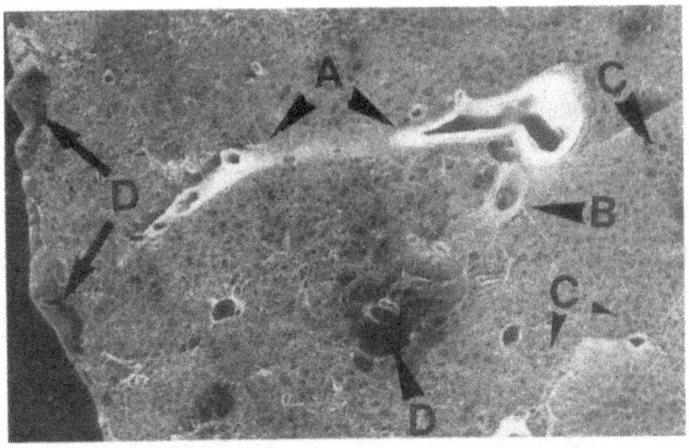

Abb. 11: Schnittfläche eines Lungenlappens, Ausschnitt, Aufsicht. Gefäße (A) und Bronchien (B). Als Vesikel schon bei schwacher Vergrößerung erkennbare Lungenläppchen (C). Panlobuläres chronisches Lungenemphysem bei chronischem Asthma bronchiale. Partiell bereits Übergang zur bullösen Form (D). Direktaufnahme, Abbildungsmaßstab ca. 1:4.

Zusammenfassung

An den dargestellten Befunden wird deutlich, daß die verschiedenen Phasen des Asthma bronchiale durch ein besonderes morphologisches Bild gekennzeichnet sind, welches Veränderungen am Deckepithel, an der Basalmembran, an den peribronchialen Drüsen, an der Muskulatur, am Knorpel und am entzündlichen Infiltrat der Bronchus- bzw. Bronchioluswand einschließen kann. In der Mehrzahl der Fälle treten nur geringgradige Strukturveränderungen auf, die in der Regel keine schwerwiegenden chronischen Ventilationsstörungen zur Folge haben. Bei diesen Verläufen steht klinisch die meist reversible Atemwegsobstruktion des akuten Asthmaanfalls im Vordergrund. Erst wenn durch eine Reizkumulation, vor allem durch zusätzliche bakterielle Infekte, die Wände der Atemwege erheblich destruiert und durch entzündliche Reparaturen umgebaut werden, tritt zu der akuten auch eine chronische obstruktive Ventilationsstörung. Diese kann schließlich durch Ausbildung eines chronischen Lungenemphysems mit konsekutivem Cor pulmonale krankheitsbestimmend werden und die Lebenserwartung einschränken. Nur ein geringer Teil der Asthmaerkrankungen nimmt diesen schweren Verlauf. Er läßt sich aber verhindern, wenn frühzeitig der aktuelle Stand der Atemwegsveränderungen bioptisch-morphologisch abgeklärt wird und auf dem morphologischen Befund basierend gezielt therapeutische Maßnahmen eingeleitet werden.

Die rasterelektronenmikroskopischen Aufnahmen Abb. 2, 3 und 7 wurden uns freundlicherweise von Herrn Prof. Dr. med. Herbst zur Verfügung gestellt.

Literatur

[1] Bargmann, W.: Histologie und mikroskopische Anatomie des Menschen, S. 477–479. Georg Thieme Verlag, Stuttgart 1977.

[2] Barton, A. D.: Bronchial secretion and mucociliary clearance. Arch. Intern. Med. *131* (1973) 140.

[3] Blümcke, S., R. Schmidt: Die Innervation der Lunge. Prax. Pneumol *32* (1978) 683.

[4] Bucher, O.: Zytologie, Histologie und mikroskopische Anatomie des Menschen, S. 93–94. Hans Huber Verlag, Bern–Stuttgart–Wien, 9. Auflage, 1977.

[5] Cunningham, D. I. C., B. B. Lloyd: The regulation of human respiration. Davis, Philadelphia 1963.

[6] Gerber, M. A., F. Paronello, S. Kochwa: Immunhistochemical localization of IgE in asthmatic lungs. Am J. Path. *62* (1971) 339.

[7] Hartung, W.: Pathologisch-anatomische Befunde bei Asthma bronchiale im Vergleich zu anderen obstruktiven Atemwegserkrankungen. Prax. Pneumol. *28* (1974) 129.

[8] Hartung, W.: Asthma bronchiale und asthmoide Bronchitis. In: W. Doerr, G. Seifert, F. Uehlinger (Hrsg.): Pathologie der Lunge, Bd. I., S. 219–225. Springer Verlag, Berlin–Heidelberg–New York–Tokyo 1983.

[9] Hartung, W.: Krankheiten des Bronchialsystems II. Bronchiale Schutz- und Reinigungsmechanismen. In: Doerr, Seifert, Uehlinger (Hrsg.): Pathologie der Lunge, Bd. I, S. 180–181. Springer Verlag, Berlin–Heidelberg–New York–Tokyo 1983.
[10] Hoag, J. C. et al.: Pathologic abnormalities. In: L. M. Lichtenstein, K. F. Austen (Hrsg.): Asthma, Physiology, Immunopharmacology and Treatment, S. 1–13. Academic Press 1977.
[11] Irivani, J.: Physiologie und Pathologie der Ciliartätigkeit des Schleimtransportes im Tracheobronchialbaum. Pneumologie *144* (1971) 93.
[12] Koeppchen, H. P.: Atmungsregulation. In: O. H. Gauer, K. Kramer, R. Jung (Hrsg.): Physiologie des Menschen, Bd. 6 Atmung, S. 163–310. Urban u. Schwarzenberg, München–Berlin–Wien 1972.
[13] Krstic, R. V.: Ultrastruktur der Säugetierzelle, S. 226–229 u. S. 232–233. Springer Verlag, Berlin–Heidelberg–New York 1976.
[14] Lumsden (1981) unveröff., Zit nach Kay et al. 1981.
[15] Morgenroth, K., J. Bolz: Morphological feature of the interaction between mucus and surfactant on the bronchial mucosa. Respiration *47* (1985) 225–231.
[16] Morgenroth, K.: Das Surfactantsystem der Lunge. Walter de Gruyter, Berlin–New York 1986.
[17] Morgenroth, K.: Chronische Bronchitis, S. 17–37. Walter de Gruyter, Berlin–New York 1988.
[18] Pfannkuch, F., S. Blümcke: Spezielle pathologische Anatomie. In: W. Doerr, G. Seifert, F. Uehlinger (Hrsg.): Pathologie der Lunge, Bd. 16/I, S. 90–93. Springer Verlag, Berlin–Heidelberg–New York–Tokyo 1983.
[19] Reid, L.: Rheology-Relation to the composition of sputum. Scand. J. Respir. Dis. *90* (1974) 27.
[20] Riede, U. N., U. Costabel: Asthma bronchiale. In: U. N. Riede, H. Wehner (Hrsg.): Allgemeine und spezielle Pathologie, S. 526–528. Georg Thieme Verlag, Stuttgart–New York 1986.
[21] Sandritter, W., G. Beneke: Die Entzündung. In: W. Sandritter, G. Beneke (Hrsg.): Allgemeine Pathophysiologie, S. 448–472. Schattauer Verlag, Stuttgart–New York 1974.
[22] Sobotta, J., H. Becher: Atlas der Anatomie des Menschen, 2. Teil, S. 133–134. Urban u. Schwarzenberg, München–Berlin 1965.
[23] Thurlbeck, W. M.: Pathology of status asthmaticus, S. 19–31. In: E. B. Weisse (Hrsg.): Status Asthmaticus. University Park Press, 1977.
[24] Widdicombe, J. G., D. M. Jackson: Für und Wider der Beteiligung von Mastzellen beim Asthma bronchiale. Atemwegs- und Lungenkrh. 7 (1981) 4.
[25] Williams, M. H.: Definition und Spontanverlauf des asthma bronchiale. In: E. R. McFadden, C. H. Scoggin, M. H. Williams (Hrsg.): Asthma bronchiale und bronchiale Hyperreaktion, S. 1–5. Georg Thieme Verlag, Stuttgart–New York 1982.

Morphologie der Bronchitis und des Lungenemphysems

H. J. Scholman, S. Blümcke

Normalanatomische und funktionelle Aspekte der Atemwege

Die Atemwege sind bei der Bronchitis der primäre Angriffsort für die entzündlichen Noxen. Inflammatorische Agenzien müssen bei der Bronchialwandinfiltration eine zweizeilige Epithelbarriere durchbrechen, die mit der Zonula occludens am apikalen Zellpol der Zylinderepithelien ein dichtes Verschlußsystem zwischen Atemwegslichtung und inter- bzw. subepithelialem Raum aufweist [2]. Im Bindegewebe unter der Basalmembran des Epithels liegen glatte Muskelfaserbündel, seromuköse Drüsen, Nervenfasern des Plexus bronchialis sowie Blut- und Lymphgefäße (Abb. 1).
Am Deckepithel lassen sich zilientragende Transportzellen, die Flimmerepithelien, und seröse bzw. muköse Sekretzellen, die Becherzellen, differenzieren (Abb. 3). Zusammen mit den peribronchialen Drüsen sind vor allem diese beiden Zellsysteme die verantwortlichen Träger der mukoziliaren Clearance, dem sehr wirksamen Selbstreinigungsmechanismus des Bronchialsystems. Eine optimale Funktion der Flimmerepithelien setzt ein intaktes Kinoziliensystem voraus. Die Zilien werden durch ein inneres Skelett aus einem zentralen und

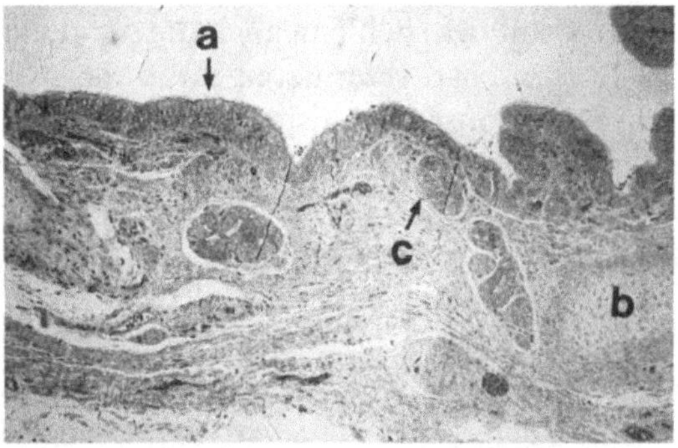

Abb. 1: Normale Bronchuswand. An der Oberfläche ein zweizeiliges Deckepithel (a). Im Stroma Knorpelspangen (b), Muskulatur, Drüsen (c), Nerven, Blut- und Lymphgefäße. Lichtmikroskopische Aufnahme: 4 ×.

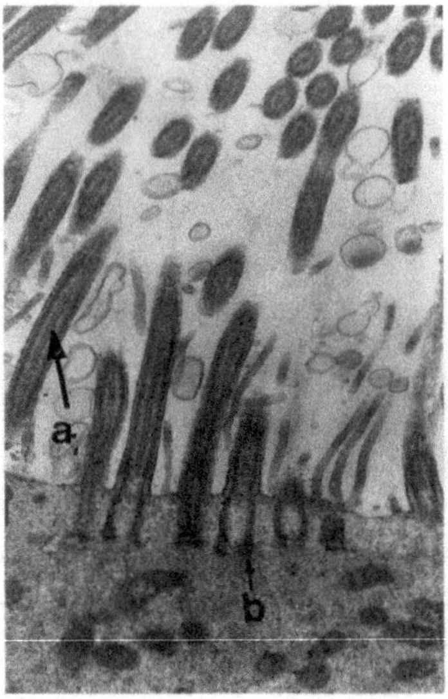

Abb. 2

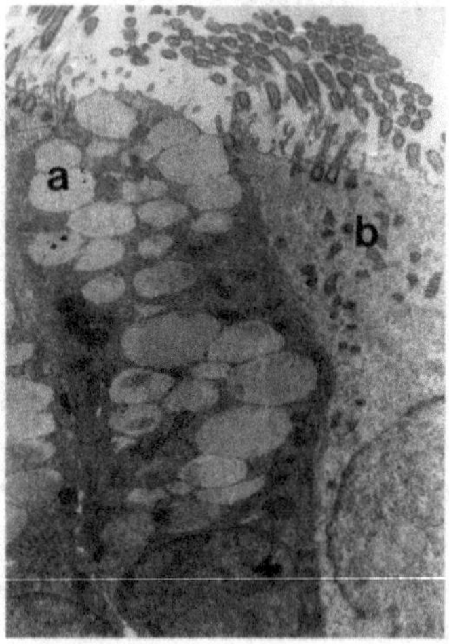

Abb. 3

Abb. 2: Flimmerepithelzelle der Bronchialschleimhaut. Apikaler Zellpol. Kinozilien mit tubulärem Achsenskelett (a), submembranöse Basalkörperchen (b). Transmissionselektronenmikroskopische Aufnahme: 20 000 ×.

Abb. 3: Bronchiales Deckepithel. Im Zentrum eine Becherzelle mit Sekretvakuolen (a). In der Nachbarschaft Flimmerepithelien (b) mit Kinozilien an der Oberfläche. Transmissionselektronenmikroskopische Aufnahme: 2500 ×.

neun peripheren Tubuluspaaren gestützt. Der koordinierte Zilienschlag wird durch innigen Kontakt der Tubuli mit den Basalkörperchen, die als sog. Kinetosomensaum dicht unter der apikalen Zelloberfläche liegen, vermittelt (Abb. 2, 3) [2]. Das von den peribronchialen Drüsen und den Becherzellen produzierte Sekret wird mit dem Zilienschlag aufgenommen und oralwärts im Bronchialsystem weitertransportiert, mit dem Schleim auch die daran haftenden Partikel der Atemluft [12]. Die Becherzellen sezernieren ihren meist mukösen Schleim nach dem merokrinen Sekretionsmechanismus: reifende Stufen der Schleimsubstanzen werden in Vesikeln des Golgiapparates gespeichert (Abb. 3). Die Vesikel wandern zum lumenseitigen Zellpol der Becherzellen, verschmelzen dort mit der Zellmembran und der Vesikelinhalt kann sich über transitorische Zellmembranporen in die Bronchiallichtung entleeren. Jede Deformierung, Reduktion oder Inaktivierung der Kinozilien oder der sezernierenden Zellen kann den Selbstreinigungsmechanismus der Bronchialschleimhaut beeinträchtigen [1, 3, 10]. Umgekehrt kann aber auch eine verstärkte und dyskrine Schleimbildung, wie bei der chronischen katarrhalischen Bronchitis oder beim Asthma bronchiale, die mukoziliare Clearance hemmen und zu einer mukoziliaren Insuffizienz führen.

Entzündliche Veränderungen der Bronchien

Die Entzündungen der Atemwege lassen sich nach ihrem zeitlichen Verlauf und dem morphologischen Erscheinungsbild in akute und chronische Formen einteilen (Tab. 1) [5].

Die akuten Formen zeichnen sich durch einen relativ kurzen Verlauf und durch ein granulozytenhaltiges Exsudat aus, dem als weitere Komponente Schleim (mukopurulente Bronchitis) oder Fibrin (fibrinöse Bronchitis) in stärkerem Maße beigemischt sein kann. Defekte im Deckepithel weisen auf die Eintrittspforte der entzündlichen Noxe hin. Sehr aggressive Noxen können tiefergreifende Schleimhautschäden, sog. Ulzera, setzen (ulzeröse Bronchitis). Als reaktiv-entzündliche Antwort auf diesen alterativen Reiz infiltrieren neutrophile Granulozyten die Bronchuswand, das Deckepithel und sammeln sich in den Bronchuslichtungen an (Abb. 4). Nach Lyse und Phagozytose der Noxe wie auch der geschädigten bronchialen Strukturen endet der entzündliche Prozeß mit einer Schadensreparatur, die in der Regel mit einer vollständigen Wiederherstellung der ursprünglichen Struktur einhergeht. Nur selten mündet sie in eine Defektheilung mit Narbenbildung.

Tab. 1: Entzündungen der Trachea und der Bronchien (modifiziert nach Hartung, W. [5])

akute Tracheobronchitis	*spezifische Bronchitiden*
katarrhalische Bronchitis	Tuberkulose: Ableitungsbronchitis
mukopurulente Bronchitis	lymphonod. Perforations-Tbc
fibrinöse Bronchitis	Bronchitis caseosa
ulzeröse Bronchitis	Sarkoidose
chronische Bronchitis	Lues
katarrhalische Bronchitis	Panchondritis rheumatica
intramurale Bronchitis	
hypertrophe Bronchitis	
destruktive Bronchitis (Peribronchitis)	
Sonderformen: Komplikationsbronchitis	
Begleitbronchitis	
Stauungsbronchitis	

Chronische Bronchitiden haben eine längere kontinuierliche Verlaufsdauer oder sie rezidivieren. Bei der einfachsten Form (Tab. 1), der chronischen katarrhalischen Bronchitis („simple chronic bronchitis"), imponiert die ausgeprägte dyskrine Schleimbildung. Sie findet ihr morphologisches Äquivalent in einer Aktivierung und Vermehrung der Schleimbildungsstätten mit Becherzellhyper- und -metaplasie des bronchialen Deckepithels und mit einer Hyperplasie der

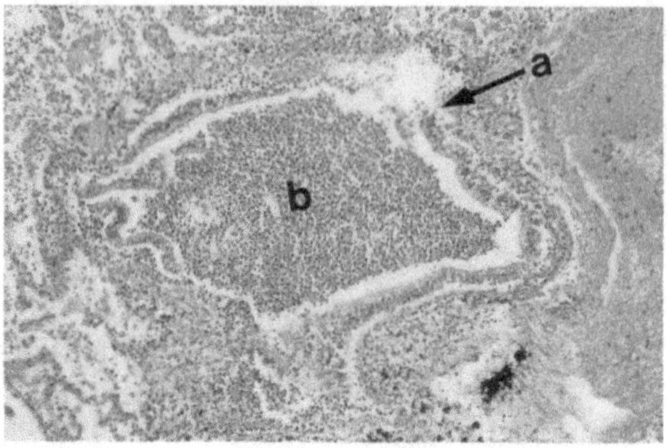

Abb. 4: Intrapulmonaler Bronchus im Querschnitt. Bronchuswand mit lokalen Epitheldefekten (a), entzündlicher Wandinfiltration und massiver Granulozytenablagerung in der Bronchuslichtung (b). Lichtmikroskopische Aufnahme: HE, 25 ×.

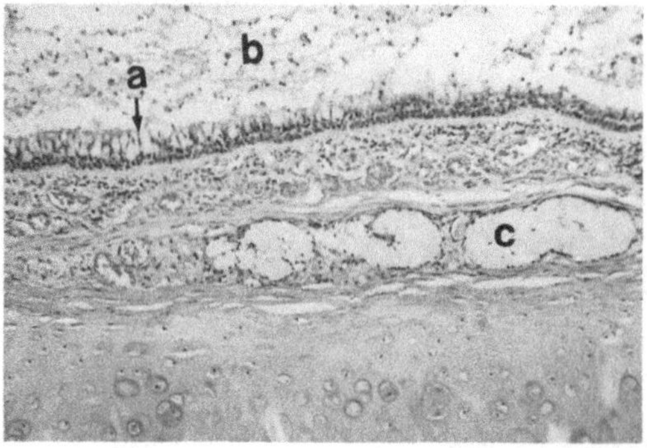

Abb. 5: Bronchuswand bei chronischer katarrhalischer Bronchitis. Becherzellhyper- und -metaplasie (a) im Deckepithel. Reichlich Schleim über der Epitheloberfläche (b). Muköse Transformation peribronchialer Drüsen (c). Lichtmikroskopische Aufnahme: HE, 10 ×.

peribronchialen Drüsen, deren Drüsenzellen muzinös transformiert sind (Abb. 5). Zähvisköse (dyskrine) Schleimmassen obstruieren die Bronchuslichtungen, hemmen den Zilienschlag der Flimmerepithelien und schränken somit die mukoziliare Clearance erheblich ein. Die bronchiale Reinigung muß jetzt im wesentlichen über die ineffektivere tussive Clearance erfolgen. Das entzündliche Infiltrat steht bei dieser Entzündungsform eher im Hintergrund. Im subepithelialen Stroma treten meist nur wenige Lymphozyten, Plasmazellen und Granulozyten auf. Die Basalmembran kann diskret verdickt sein. Folgenschwere strukturelle Schäden an der Bronchuswand und am nachgeschalteten Lungengewebe treten bei dieser Erkrankung in der Regel nicht auf, so daß funktionelle Einbußen in den meisten Fällen nicht zu erwarten sind. Anders bei der chronischen intramuralen Bronchitis. Die bronchiale Epithelbarriere weist z. T. größere Defekte auf und in Regeneratepithelien findet man erste Dysplasien. Ganz im Vordergrund steht das entzündliche Infiltrat und die protrahierte Fibrose. Die Bronchuswand wird mit Schwerpunkt in epithelnahen Schleimhautbezirken massiv von lymphatischen Zellen durchsetzt. Vermehrt gebildete kollagene Bindegewebsfasern verbreitern die Basalmembran und bilden relativ dichte Fasermäntel um Muskelfaserbündel, Drüsenazini und Blutgefäße, so daß Diffusionsvorgänge und funktionelle Abläufe in der Bronchuswand erheblich beeinträchtigt werden können. Den stärksten Wandumbau findet man bei der chronischen destruierenden Bronchitis. Neben Epitheldefekten, einem massiven überwiegend lymphozytären Entzündungszellinfiltrat und einer fortschreitenden Fibrose tritt eine beträchtliche Destruktion des Wandknorpels, der Drüsen und der Muskulatur auf. Die genannten Strukturen sind z. T. bis auf kümmerliche Regeneratreste abgeräumt (Abb. 6). Die Schrumpfungsneigung kollagener Fasern kann bei einer erheblichen Wandfibrose im Verlauf der chronischen intramuralen und der chronischen destruktiven Bronchitis zur Ausbildung einer Lichtungsstenose mit einem chronischen obstruktiven Lungenemphysem führen. Bei der chronischen destruktiven Bronchitis kann sich andererseits auch eine Bronchusektasie mit Emphysembildung entwickeln.

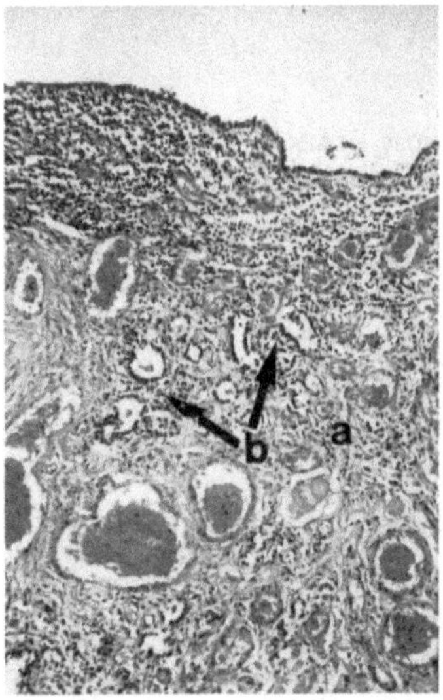

Abb. 6: Bronchuswand bei chronischer destruierender Bronchitis. Massive Entzündungszellinfiltration und Stromafibrose (a). Entzündlich bedingter Knorpelverlust, Untergang der Muskulatur und Drüsenschwund bis auf spärliche Regeneratreste (b). Lichtmikroskopische Aufnahme: HE, 25 ×.

Als weitere Subklassifikation der Bronchitiden grenzt man von den chronischen unspezifischen die chronischen spezifischen Entzündungen ab (Tab. 1). Ihr wichtigster Vertreter in unseren Breitengraden war und ist die Tuberkulose. Sie tritt als Ableitungsbronchitis tuberkulöser Kavernen, als Perforationsbronchitis eines tuberkulösen peribronchialen Lymphknotens oder als primäre Bronchitis caseosa des Bronchialtraktes auf. Man findet im Bronchialsystem entweder an der Oberfläche Käsemassen mit säurefesten Stäbchen als hochfloride Form der Tuberkulose und/oder eine granulomatöse Reaktionsform mit typischen epitheloid- und riesenzellhaltigen Granulomen im subepithelialen Bindegewebe der Bronchuswand (Abb. 7). Das Deckepithel ist z. T. metaplastisch in ein Plattenepithel umgewandelt. Ähnliche Granulome treten bei der Sarkoidose auf. Sie sind meist schärfer bindegewebig abgegrenzt als bei der Tuberkulose,

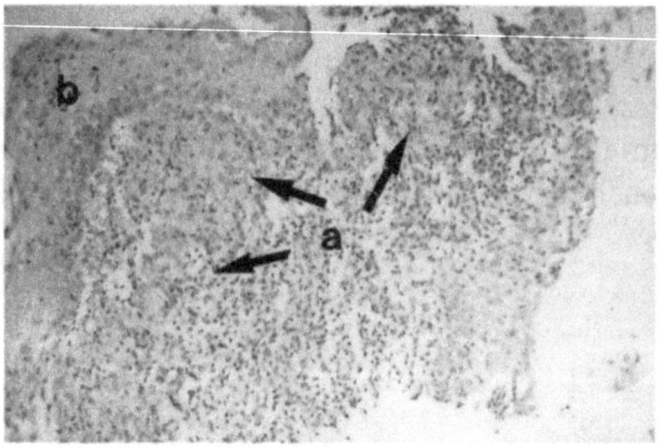

Abb. 7: Bronchusbiopsie bei Tuberkulose. Tuberkulöse Bronchitis mit subepithelialer Granulombildung (a) und Plattenepithelmetaplasie des Deckepithels (b). Lichtmikroskopische Aufnahme: HE, 4 ×.

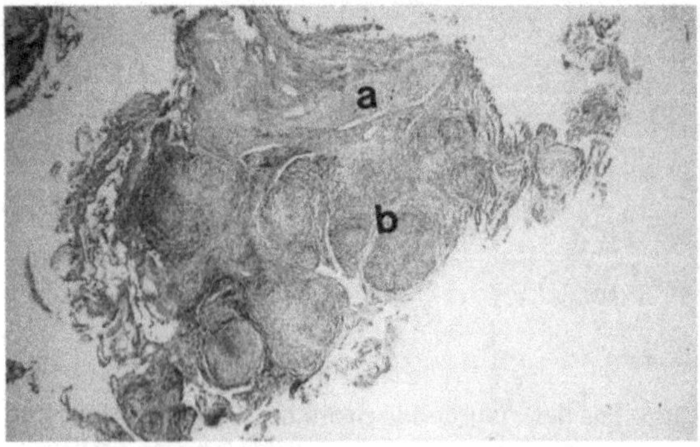

Abb. 8: Bronchusbiopsat bei Sarkoidose. In der Bronchuswand unterhalb des Knorpels (a) multiple Granulome (b). Lichtmikroskopische Aufnahme: HE, 4 ×.

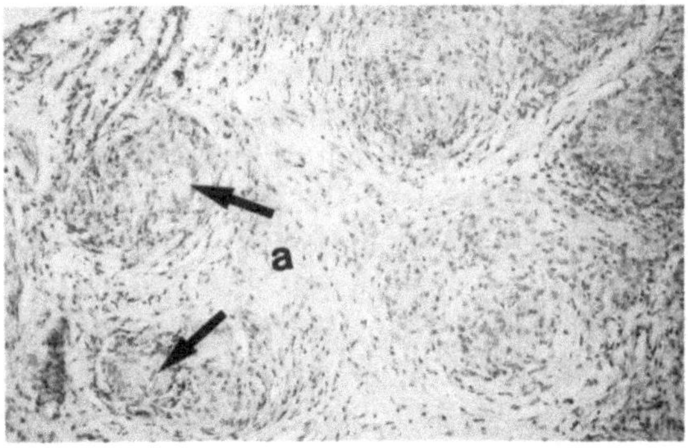

Abb. 9: Bronchusbiopsat bei Sarkoidose, Detail aus Abb. 8. Relativ scharf begrenzte Granulome mit mehrkernigen Riesenzellen (a). Lichtmikroskopische Aufnahme: HE, 40 ×.

haben häufig mehr und größere Langhans'sche Riesenzellen und bilden keine käsige Nekrose aus (Abb. 8, 9). Auch die Granulombildungen destruieren die Bronchuswand mit konsekutiver Bronchusobstruktion oder -ektasie.

Entzündungen der Bronchiolen

Die im vorausgegangenen Kapitel beschriebenen Entzündungsformen der Bronchien treten als fortgeleitete Entzündungen häufig auch in den Bronchioli auf (Tab. 2). Wegen der meist erheblichen Folgen für die Ventilation kommt der chronischen obliterierenden Bronchiolitis eine besondere Bedeutung zu. Das entzündliche Agens ulzeriert und destruiert die Bronchioluswand erheblich. Wundschorf lagert sich auf den Oberflächendefekt und wird vom Ulkusgrund her durch einsprießendes Granulationsgewebe organisiert. Das Granulationsgewebe stenosiert die Bronchioluslichtung und der nachgeschaltete Lungenlo-

Tab. 2: Entzündungen der Bronchiolen

akute Bronchiolitiden
katarrhalisch-eitrige Bronchiolitis
Riesenzellenbronchiolitiden
intramurale Bronchiolitis
obliterierende Bronchiolitis
spastische Bronchiolitis
(Peribronchiolitis)
Sonderformen: allergisches Asthma bronchiale
Mukoviszidose

bulus wird atelektatisch bzw. obstruktiv emphysematös umgebaut. In anderen Fällen kann die Bronchioluswanddestruktion eine Bronchiolusektasie mit zentrolobulärer Lungenemphysembildung zur Folge haben.
Als Sonderformen der Bronchiolitiden werden häufig das allergische Asthma bronchiale und die Mukoviszidose behandelt. Die Mukoviszidose soll hier wegen der Komplexität des Krankheitsbildes unberücksichtigt bleiben. Beim IgE-vermittelten Asthma bronchiale findet man im akuten Anfallsrezidiv in der Bronchialschleimhaut Zeichen einer akuten entzündlichen Reaktion und zwar eine Kapillarhyperämie, ein perikapillär betontes Stromaödem mit Schleimhautschwellung als Zeichen einer Kapillarschädigung und schließlich ein oft massives Infiltrat aus eosinophilen Granulozyten (Abb. 10). Die Basal-

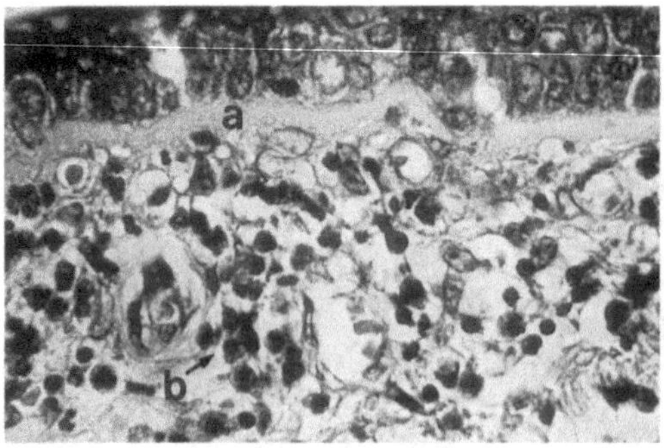

Abb. 10: Bronchuswand bei Asthma bronchiale. Unscharf begrenzte verdickte Basalmembran an der Epithelbasis (a). Kräftiges eosinophiles Entzündungszellinfiltrat (b). Lichtmikroskopische Aufnahme; Giemsa, 160 ×.

membran ist meist verdickt und durch Verquellung wolkig unscharf begrenzt. Eine exzessive dyskrine Schleimbildung wird von einer Becherzellhyper- und metaplasie im Deckepithel und von einer Hyperplasie muzinös transformierter peribronchialer Drüsen unterhalten. Schleimhautschwellung, Schleimpfropfbildung und eine massive Konstriktion der Bronchus- bzw. Bronchiolusmuskulatur bilden die elementaren Mechanismen der akuten obstruktiven Ventilationsstörung des Asthma bronchiale. Im Schleim sind häufiger spiralig gewundene Schleimfäden (sog. Curschmann-Spiralen) und Charcot-Leydensche Kristalle aus untergegangenen eosinophilen Granulozyten [6] zu beobachten. Sofern das allergische Asthma bronchiale nicht von zusätzlichen Entzündungen überlagert wird, entwickelt sich kein Umbau der Bronchus- bzw. Bronchioluswand und des nachgeschalteten Lungenläppchens. Funktionelle Einbußen bezüglich der Ventilation treten dann nicht auf.

Strukturelle und funktionelle Entzündungsfolgen an den Atemwegen

Die chronische entzündliche Irritation der Atemwege bleibt meist nicht ohne Folgen für die verschiedenen morphologischen Kompartimente der Bronchus- bzw. Bronchioluswand (Tab. 3). Das Deckepithel unterliegt am stärksten der entzündlichen Alteration. Bleibende Strukturschäden sind vor allem und zuerst dort zu erwarten. Anfangs treten Atypien der Kinozilien auf mit Kompaktzilienbildungen (Compound-Zilien), Zilienschwellungen mit blasig kolbiger Auftreibung der Zilienapices, Zilienabbrüche und Zilieninkorporationen [1]. Die Bewegungsarmut der atypischen Zilien und eine protrahierte Zilienreduktion an den Flimmerepithelien mindern schließlich die Effizienz des Schleimtransportes. Eine ineffektive Schleimbildung in Becher- und Drüsenzellen in Verbindung mit einer Atrophie der peribronchialen Drüsen insbesondere bei fibrosierenden und destruierenden Entzündungsformen reduziert zusätzlich das Schleimangebot an die Atemwege, so daß insgesamt eine mukoziliare Insuffizienz mit Einschränkung der bronchialen Reinigung resultiert. Unter der kontinuierlichen Alteration chronischer Entzündungen kann sich das sehr vulnerable zylindrische Deckepithel in das widerstandsfähigere mehrschichtige Plattenepithel metaplastisch umwandeln (Abb. 11). Der Gewinn an mechanischem

Tab. 3: Strukturelle Entzündungsfolgen an der Bronchus-/Bronchioluswand

epithelial:	Metaplasie, Dysplasie, Karzinom
mesenchymal:	Bronchiektasie
peribronchial:	Pneumonie, Fibrose

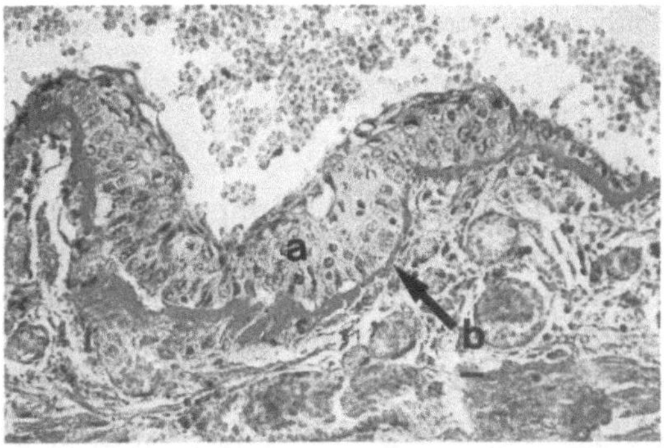

Abb. 11: Bronchuswand mit Plattenepithelmetaplasie. An der Oberfläche ein herdförmig verbreitertes mehrschichtiges Plattenepithel (a) bei scharf begrenzender Basalmembran (b). Lichtmikroskopische Aufnahme: E. v. G., 40 ×.

Schutz wird mit einem Verlust an Transportkapazität bezahlt, denn die Plattenepithelien entwickeln keine funktionstüchtigen Kinozilien. Großflächige metaplastische Epitheltransformationen begünstigen eine intrabronchiale Schleimtransportstagnation mit Verlust der schützenden Schleimschicht, Infektetablierung und Entzündungsrezidiven. Die sich jetzt häufenden Epithelschäden beantwortet das metaplastische Plattenepithel mit einer Hyperplasie. Tritt Dysplasie hinzu, ist mit einer neoplastischen Transformation des Plattenepithels zu rechnen [4, 11]. Überdurchschnittlich oft entwickelt sich aus dieser Epithelstörung ein invasives Plattenepithel-Karzinom (Abb. 12).

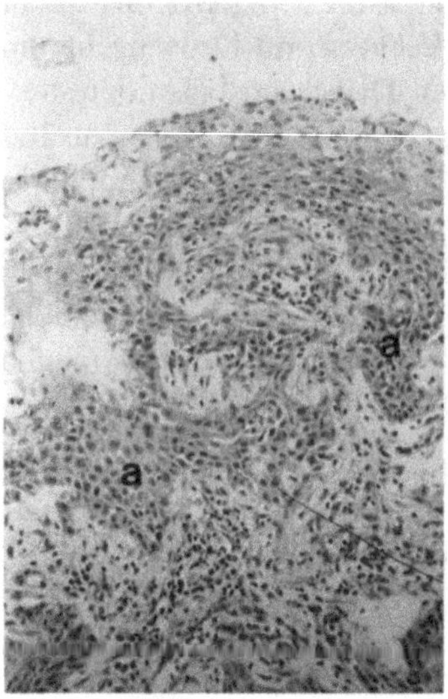

Abb. 12: Bronchusbiopsie mit invasivem Plattenepithelkarzinom. Fingerförmige Fortsätze (a) des malignen Deckepithels infiltrieren das subepitheliale Stroma. Lichtmikroskopische Aufnahme: HE, 25 ×.

In die entzündliche Texturstörung werden auch subepitheliale Bronchialwandstrukturen einbezogen. Vor allem die chronische destruierende Bronchitis kann die stützenden Substrukturen derart massiv zerstören, daß eine Wandinstabilität resultiert und die elastische Retraktion des umgebenden Lungengewebes die Bronchus- bzw. Bronchioluslichtungen ektatisch weitet (Abb. 13, 14). Schleimretentionen in den ektasierten Atemwegen unterhalten Entzündungsrezidive, die ihrerseits die Bronchialwandzerstörung protrahieren und schließlich auf das umgebende Lungengewebe als Peribronchitis/Peribronchiolitis bzw. als Pneumonie übergreifen können.

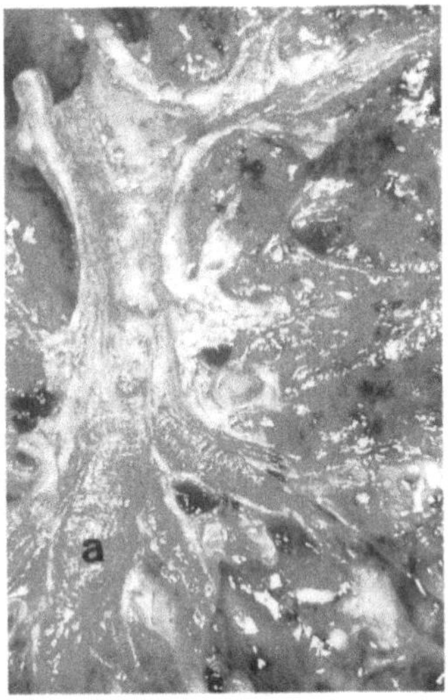

Abb. 13

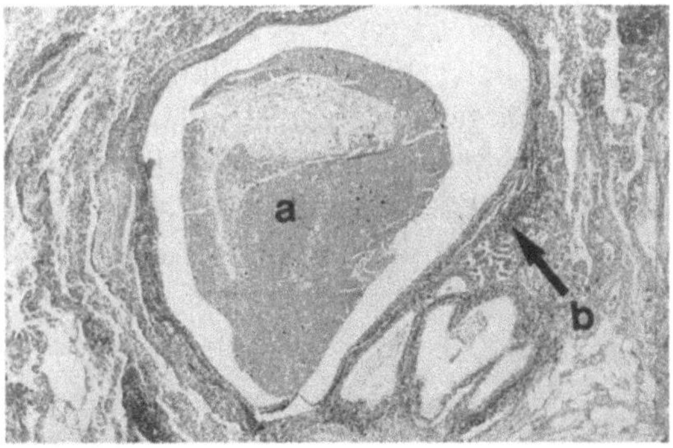

Abb. 14

Abb. 13: Lungenschnitt mit eröffnetem Bronchialsystem. Zylindrische Ektasie eines Lappenbronchus (a) mit walzenförmig aufgeweiteter Bronchuslichtung. Makroskopische Aufnahme in einem Abbildungsmaßstab von ca. einviertel der natürlichen Größe.

Abb. 14: Intrapulmonaler Bronchus mit Ektasie. In der Lichtung reichlich Schleim (a). Entzündungsinfiltrate in der Bronchuswand (b). Lichtmikroskopische Aufnahme: HE, 25×.

Folgezustände für das alveoläre Lungengewebe

Die Etablierung einer Atemwegsobstruktion stellt im Verlauf einer chronischen Bronchitis den entscheidenden pathophysiologischen Mechanismus für die Entwicklung einer oft verhängnisvollen Ventilationsstörung dar [9]. Die Obstruktion kann muskulär (z. B. Asthma bronchiale), sekretorisch (z. B. chronisch katarrhalische Bronchitis, Asthma bronchiale) oder durch eine protrahierte Vernarbung der Brochialschleimhaut (z. B. chronische intramurale und chronische destruierende Bronchitis) bedingt sein. Als Folge der Obstruktion tritt je nach Entstehungsmodus ein atelektatischer Kollaps oder ein Emphysem am poststenotischen Lungengewebe auf (Tab. 4). In der Regel bilden nur die fibrosierenden und destruierenden chronischen Entzündungsformen eine dau-

Tab. 4: Folgezustände für das alveoläre Lungengewebe

Atelektasen: Obstruktions-(Resorptions-)Atelektase
Emphysem (morpholog. und funktionelle Gesichtspunkte)

erhafte Lichtungsstenose der Atemwege und ein chronisches bronchostenotisches (obstruktives) Lungenemphysem aus. Dabei wird das Lungengewebe poststenotisch chronisch überbläht mit Erweiterung der Ductus und Alveolen des azinären Systems. Unter fortschreitender Überdehnung verstreichen schließlich die Alveolarwände und die Lungenazini werden zu luftreichen irreversibel erweiterten sackförmigen Gebilden [6, 7]. Die ebenfalls stark überdehnten Kohn'schen Poren bilden breite Verbindungen zwischen den erweiterten Alveolargängen. Die Alveolargänge werden schließlich abgebaut. Auf diesem Wege entstehen größere Emphysemblasen bis hin zu sog. Bullae (Emphysemblasendurchmesser ab 2 cm, Abb. 15). Mit dem Abbau der Alveolarwände schwindet auch das alveoläre Kapillarnetz. Der Gesamtquerschnitt der Lungenblutstrombahn wird kleiner.

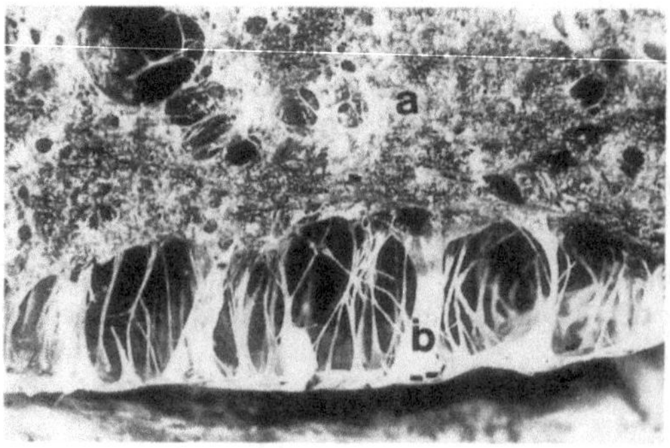

Abb. 15: Chronisches obstruktives Lungenemphysem. Strukturelle Mischform mit vesikulären, kleinblasigen (a) und großblasigen (b) Emphysembezirken. Fixiertes Lungenpräparat. Makroskopische Aufnahme mit einem Abbildungsmaßstab von ca. der Hälfte der natürlichen Größe.

Die Klassifikation des chronischen Lungenemphysems nach klinisch und morphologisch korrelierbaren Größen ist bis heute nicht befriedigend gelöst [8]. Zur Zeit haben sich 2 Einteilungsprinzipien durchgesetzt (Tab. 5). Die morphologisch-deskriptive Klassifikation benutzt die Topographie der Veränderungen als Einteilungsprinzip. Überdehnte atrophisierte Wände der Bronchioli respiratorii bei erhaltener Alveolarstruktur in der Azinusperipherie zeichnen das zentrolobuläre Emphysem aus. Beim panlobulären Emphysem sind alle Azinusstrukturen eines Lobulus gleichmäßig aufgeweitet und umgebaut. Auch das zentrolobuläre Emphysem kann sich schließlich auf die Läppchenperipherie ausdehnen. Beide Emphysemformen sehen im Endzustand sehr ähnlich aus. Das zentrolobuläre und das panlobuläre Lungenemphysem sind die typischen Emphysemformen im Gefolge einer chronischen Bronchitis/Bronchiolitis mit Atemwegsstenosen. Die pathogenetische Klassifikation verwendet den Entste-

Tab. 5: Formen des chronischen Lungenemphysems (nach morphologischen Gesichtspunkten)

morphologisch-deskriptive Klassifikation
panlobuläres Emphysem
zentrolobuläres Emphysem
paraseptales Emphysem
irreguläres Emphysem
unklassifiziertes Emphysem

pathogenetische Klassifikation

1. primäre Emphyseme
   primär-atrophisches (seniles) Emphysem
2. sekundäre Emphyseme
   bronchostenotisches (obstruktives) Emphysem
   destruktiv-bronchiolitisches Emphysem
   Narbenemphysem: perinodales Emphysem
   Überdehnungsemphysem
   paraseptales Mantelemphysem
   bullöses Emphysem

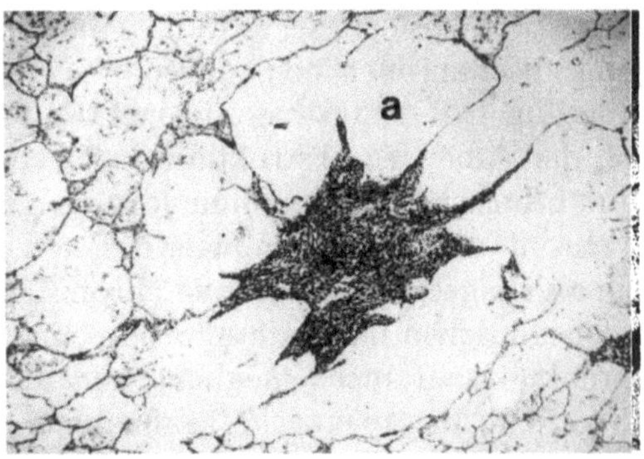

Abb. 16: Narbenemphysem bei Pneumokoniose. Kranzförmig um einen Narbenherd ausgebildete emphysematös aufgeweitete Azinusstrukturen (a). Lichtmikroskopische Aufnahme: 4×.

hungsmechanismus als Einteilungsprinzip, was sich gut am Narbenemphysem bei Pneumokoniosen demonstrieren läßt (Abb. 16). In eine entzündlich bedingte intrapulmonale Narbenbildung werden die Gang- und Alveolarwände der perifokalen Azini unter Strukturverlust mit einbezogen. Die inhalierte Atemluft weitet sekundär die verzogenen und destruierten Azinusreststrukturen kranzförmig um den Narbenherd auf. Das bronchitisch bzw. bronchiolitisch ausgelöste Emphysem wird nach diesem Einteilungsprinzip in die Gruppe der sekundären Emphyseme als bronchostenotisches (obstruktives) bzw. destruktiv-bronchiolitisches Emphysem eingeordnet, wobei die Struktur des Emphysems

unberücksichtigt bleibt. Es können sowohl vesikuläre als auch kleinblasige sowie großblasige (bullöse) Formen auftreten.
In nicht wenigen Fällen entwickelt sich durch die Ventilations- und Perfusionsstörung des chronischen Lungenemphysems über einen pulmonalen Hypertonus eine protrahierte Rechtsherzbelastung mit Ausbildung eines chronischen Cor pulmonale. Die Muskulatur des rechten Ventrikels hypertrophiert und die rechte Herzkammer wird spitzenbildend. Bei Progredienz der Rechtsherzbelastung kann sich schließlich eine chronische Rechtsherzinsuffizienz entwickeln mit Dilatation des rechten Herzens und einer chronischen venösen Blutstauung mit Ödembildung vorgeschalteter Organe. Ein derart vorgeschädigtes Herz kann bei relativ geringen zusätzlichen Belastungen irreversibel versagen.

Zusammenfassung

Die pathologisch-morphologischen Befunde an den Atemwegen zeigen, daß vor allem diejenigen Entzündungsformen, die mit einer Fibrosierung und/oder Destruktion der Schleimhaut und tiefergelegener Wandstrukturen einhergehen, die Atemwegsfunktion nachhaltig stören können, sei es durch eine Beeinträchtigung der bronchialen Reinigungsmechanismen oder durch eine obstruktive Widerstandserhöhung der Ventilation. Die mangelhafte bronchiale Reinigung begünstigt Entzündungsrezidive, der Atemwegsobstruktion droht ein chronisches Lungenemphysem und ein chronisches Cor pulmonale zu folgen. Rund zweidrittel der Fälle mit einem chronischen Cor pulmonale basieren auf einer obstruktiven Ventilationsstörung als Folgeerkrankung einer chronischen Bronchitis. Es sollte somit Aufgabe der klinischen und pathomorphologischen Diagnostik sein, die relevanten Erkrankungsparameter möglichst genau und frühzeitig zu erfassen, damit durch gezielte therapeutische Maßnahmen die zum Teil bedrohlichen Komplikationen vor allem der chronischen Bronchitis vermieden werden können.

Literatur

[1] Ailsby, R. L., F. N. Ghadially: Atypical cilia in human bronchial mucosa. J. Path. *109* (1973) 75.
[2] Bucher, O.: Die Zellmembran. In: Cytologie, Histologie und mikroskopische Anatomie des Menschen, S. 30–34, 57–59. Verlag Hans Huber, Bern–Stuttgart–Wien 1977.
[3] Eliasson, R., B. Mossberg, P. Camner et al. The immotile-cilia syndrome. New Engl. J. Med. *297* (1977) 1.
[4] Gonzalez, S., D. B. von Bassewitz, E. Grundmann et al.: The ultrastructural heterogenity of potentially preneoplastic lesions in the human bronchial mucosa. Path. Res. Pract. *181* (1986) 408–417.

[5] Hartung, W.: Tracheitis und Bronchitis. In: W. Remmele (Hrsg.): Pathologie 1, S. 731–739. Springer Verlag, Berlin–Heidelberg–New York–Tokyo 1984.
[6] Hartung, W.: Morphologie des Asthma bronchiale. In: W. Doerr, G. Seifert, F. Uehlinger (Hrsg.): Spezielle pathologische Anatomie, Pathologie der Lunge I, S. 222–225. Springer Verlag, Berlin–Heidelberg–New York–Tokyo 1983.
[7] Hartung, W.: Lungenanalysen, Morphologie, Pathogenese und funktionelle Bedeutung. Springer Verlag, Berlin–Heidelberg–New York–Tokyo 1964.
[8] Hartung, W.: Lunge. In: W. Remmele (Hrsg.): Pathologie 1, S. 757–763. Springer Verlag, Berlin–Heidelberg–New York–Tokyo 1984.
[9] Hartung, W.: Pathologische Anatomie der Bronchitis und Bronchiektasie des Lungenemphysems und der Atelektase. In: W. T. Ulmer (Hrsg.): Handbuch der inneren Medizin. Springer Verlag, Berlin–Heidelberg–New York 1979.
[10] Hilding, A. C.: On cigarette smoking, bronchial carcinoma and ciliary action. II. Experimental study on filtering action of cow's lungs, deposition of tar in bronchial tru and removal by ciliary act. New Engl. J. Med. *254* (1956) 1155.
[11] Müller, K. M.: The ultrastructure of preneoplastic changes of the bronchial mucosa. Current Topics in Pathology 73, S. 233–263. Springer Verlag, Berlin–Heidelberg–New York 1983.
[12] Reifenrath, D.: Funktionelle Überlegungen zu Sekreteigenschaften der kleinen Atemwege. In: H. Rensch (Hrsg.): Mukustransport. Dustri Verlag, München–Deinhofen 1980.

Ontogenese und Funktion der Mastzelle

A. Möller, B. M. Czarnetzki

Einführung

Mastzellen sind zwar ubiquitär in allen Geweben vorhanden, sie finden sich aber besonders zahlreich in der Umgebung von Blutgefäßen, in der Lunge und in der Haut. Bei Nagetieren und seit kurzem auch beim Menschen unterscheidet man anhand morphologischer, biochemischer und funktioneller Kriterien zwei Mastzellformen. Bei Nagetiermastzellen haben sich entsprechend der hauptsächlichen Lokalisation die Bezeichnungen Bindegewebsmastzelle („connective tissue mast cell" = CTMC) und Mukosamastzelle („mucosa mast cell" = MMC) eingebürgert. Beim Menschen unterscheidet man die Chymase-negative und die Tryptase-positive Mastzelle (T-Mastzelle) von der Chymase- und Tryptase-positiven Mastzelle (TC-Mastzelle). T-Mastzellen und MMC kommen vorwiegend in der Lunge, der Mucosa des Magendarmtrakts und in verschiedenen Epithelien vor, TC-Mastzellen und CTMC dagegen vorwiegend in der Haut und in submukösem Gewebe. Die beiden Mastzellpopulationen unterscheiden sich nicht nur in ihrer Lokalisation, sondern auch in ihrem Färbeverhalten, Mediatorgehalt und Sekretionsverhalten. Wie aus Tab. 1 hervorgeht, stimmen die Eigenschaften der menschlichen und der Rattenmastzellsubpopulationen nicht überein, so daß die MMC der Ratte nicht uneingeschränkt mit den Chymase-negativen Mastzellen des Menschen und die CTMC der Ratte nicht mit den Chymase-positiven Mastzellen des Menschen gleichgesetzt werden dürfen.

Die Forschungsergebnisse verschiedener Labore haben in den letzten Jahren bereits erste Hinweise auf die Ontogenese der Mastzellen gegeben. Über ihre physiologische Rolle ist dagegen noch wenig bekannt, und Kenntnisse in Bezug auf ihre Funktion im pathologischen Geschehen blieben bis vor kurzem auf die sehr gründlich erforschten allergischen Effektormechanismen beschränkt.

Im folgenden sollen neuere Ergebnisse bezüglich der Mastzellentwicklung und der Mechanismen, die zu vermehrter Ansammlung von Mastzellen im Gewebe führen, vorgestellt werden. Des weiteren werden Konzepte diskutiert, die der Mastzelle potentielle immunologische Funktionen zuweisen, welche über die der Typ I-Allergie hinausgehen.

Tab. 1: Vergleich verschiedener Mastzellpopulationen von Ratte und Mensch (↑ Aktivierung; ↓ Inhibition; – neg. oder keine Wirkung, n. B. = nicht bekannt)

Vergleichsparameter	MMC (Mukosa-Mastzellen)	CTMC (Bindegewebs-mastzellen)	T-MC (Chymase-neg. Mastzellen)	TC-MC (Chymase-pos. Mastzellen)
Mediatoren				
Histamin pg/Zelle	0,1 – 2	1 – 30	1,5	1,9
RMPC I pg/Zelle	–	20 – 30		
RMPC II pg/Zelle	10 – 40	–		
Tryptase pg/Zelle	n. b.	0,5	10	35
Chymase pg/Zelle	n. b.	n. b.	< 0,05	5
Heparin	(+)	+++	+++	(+)
Chondroitinsulfat	+++	(+)	(+)	(+)
Färbungsverhalten				
Safranin	–	+	keine klare Unter-	
Berberin-Sulfat	–	+	scheidung möglich	
Formalinresistenz	–	+	75 – 90% –	75 – 55% –
Sekretionsverhalten				
Stimulation durch:				
– Substanz 48/80	–	↑	–	↑
– Ionophor A23187	↑	↑	↑	↑
– Anti-IgE	↑	↑	↑	↑
Inhibition durch:				
Dinatriumcromoglycat	–	↓	↓	–
Lokalisation				
Haut	–	+++	12%	88%
Lunge	+++	–	90%	10%
Magendarmtrakt:				
– Mukosa	+++	–	98%	2%
– Submukosa	–	+++	12%	87%

Mastzellontogenese

Ergebnisse eigener und anderer Untersuchungen deuten darauf hin, daß Mastzellen aus der myeloischen Zellreihe stammen und sich aus Makrophagen-ähnlichen Zellen entwickeln. So konnten wir z. B. mit Überständen einer Mäusefibroblastenlinie unter Zugabe von Pferdeserum aus hochgereinigten Peritonealmakrophagen der Ratte sowie aus Elutriator-gereinigten peripheren Blutmonozyten innerhalb von 1 – 2 Wochen die Differenzierung von Monozyten/Makrophagen in Zellen mit mastzelltypischen Eigenschaften induzieren [9, 10]. Bereits Parwaresch et al. [34] hatten aufgrund der gemeinsamen Enzyme und immunphänotypischen Eigenschaften von Mastzellen und Makrophagen

sowie der Entstehung von maligner Mastozytose bei Patienten mit myeloischer Leukämie 1971 solche Zusammenhänge vermutet.
Mastzellen können außerdem unter dem Einfluß der Interleukine (Il) 3 und 4 aus Knochenmarkszellen sowie aus peripherem Lymphknotengewebe in vitro angezüchtet werden [17, 21, 41]. Nach neueren Befunden gibt es zusätzlich sogenannte „mast cell enhancing activities" aus mononukleären Zellen, die sich in ihren biochemischen Eigenschaften klar von Il 3 und Il 4 trennen lassen [31]. Hinweise auf die Existenz weiterer, bisher noch nicht identifizierter, die Mastzelldifferenzierung beeinflussender Faktoren geben Untersuchungen von Levi-Schaffer et al. [27], die zeigen, daß bei Verwendung von Fibroblasten als Fütterzellen die Umwandlung von MMC in histaminreiche, heparinhaltige CTMC induziert werden kann.
Diese und andere Untersuchungen deuten darauf hin, daß sich die beiden schon eingangs erwähnten Mastzellpopulationen CTMC/TC und MMC/T nicht bereits auf einer frühen Entwicklungsstufe in zwei irreversibel determinierte Mastzellformen differenzieren, sondern daß sie ihre Funktion an die örtlichen Gegebenheiten und Milieuänderungen in weit größerem Maße anpassen können, als das bisher angenommen wurde [22].
Bei vielen chronisch entzündlichen oder fibrotischen Prozessen und bei benignen oder malignen Tumoren wurde eine vermehrte Ansammlung von Mastzellen im erkrankten Gewebe beobachtet (Tab. 2) [4, 6, 13, 20, 25, 29, 42]. Es ist ungeklärt, über welchen Mechanismus es zu dieser Mastzellvermehrung kommt. Am wahrscheinlichsten ist die durch chemotaktische Faktoren induzierte Einwanderung von Mastzellvorläufern aus dem Blut, die sich dann unter dem Einfluß der eben erwähnten und bisher noch nicht identifizierten Differenzierungsfaktoren in Richtung Mastzelle entwickeln. Eine weitere Möglichkeit ist die chemotaktisch induzierte Einwanderung reifer Mastzellen aus benachbartem Gewebe. Zwar konnte gezeigt werden, daß reife peritoneale Rattenmastzellen in vitro auf keinen der bisher bekannten chemotaktischen Faktoren eine gerichtete Wanderung zeigen, während diese Fähigkeit sehr wohl bei Vorläufermakrophagen und frühen Mastzellstufen zu beobachten ist [11].

Tab. 2: Krankhafte Reaktionen, bei denen eine pathogenetische Beteiligung der Mastzellen diskutiert wird bzw. bereits bewiesen ist

- Allergische Reaktionen vom Soforttyp [32, 36]
- Allergische Reaktionen vom verzögerten Typ [1, 14, 15]
- Interstitielle Zystitis [24]
- Parasitäre Infektionen und nicht parasitäre entzündliche Affektionen des Magendarmtrakts [2, 25, 29, 38]
- Rheumatoide Arthritis [44]
- Sclerodermie [13]
- Bullöses Pemphigoid [16]

Unter dem Einfluß von Il 3 und von aus Tumoren sezernierten Peptiden kann man jedoch auch eine gezielte Wanderung von reifen Mastzellen in vitro beobachten [30, 37]. Nach Kitamura et al. 1986 [22] ist unter bestimmten Bedingungen auch eine Proliferation von normalerweise nicht mehr teilungsfähigen CTMC/TC-Mastzellen denkbar.

Funktion der Mastzelle

Neben der bereits gründlich studierten IgE-vermittelten Mediatorfreisetzung aus der Mastzelle gibt es zahlreiche andere Reize, die durch Einwirkung auf die Mastzellmembran Vorgänge induzieren, die auf weitere, sowohl spezifische, als auch unspezifische und noch wenig verstandene Effektorfunktionen der Mastzelle hinweisen. Zur langen Reihe der Stimuli, die die Mediatorfreisetzung aus Mastzellen provozieren bzw. in Menge und Qualität modulieren können, gehören neben Anaphylatoxinen, Alloantigenen, phagozytischen Reizen und Zytokinen auch basische Proteine, Medikamente, Neuropeptide und Wachstumsfaktoren [7, 26, 32, 35]. Die genannten Stimuli bewirken sowohl eine Freisetzung präformierter und in den Granula gespeicherter Proteine bzw. Proteoglykane, als auch die de novo Synthese diverser, hochaktiver Lipidmediatoren aus Lipiden ihrer Membranen.

Zu den präformierten Mediatoren gehören neben Histamin und Heparin diverse Enzyme und bisher noch nicht näher charakterisierte Faktoren mit chemotaktischer Aktivität auf neutrophile Granulozyten. Zu den neu generierten Faktoren zählen chemotaktische und vasoaktive Leukotriene, der plättchenaggregierende Faktor sowie Prostaglandine, insbesondere PGD_2 ([40] Abb. 1)

Die diesen Mediatoren zugeschriebenen muskelaktiven, ödemfördernden und nervenreizenden Wirkungen können insgesamt die Symptomatik und Pathologie der akuten allergischen Erkrankungen erklären und tragen insbesondere zu den bei allen länger anhaltenden anaphylaktischen Reaktionen, chronischen Reizen und Krankheiten beobachteten entzündlichen Symptomen bei.

Die Einbeziehung von Endothel- und Epithelzellen sowie von Fibroblasten und einwandernden Blutleukozyten als Quelle und Zielobjekt der oben genannten oder ähnlicher Mediatoren ins Entzündungsgeschehen macht die oft beeindruckende chronische Schädigung der Gewebe verständlich.

Inzwischen gibt es Hinweise dafür, daß die Mastzellen neben ihrer unbestrittenen anaphylaktischen Effektorfunktion auch bei der verzögerten Immunreaktion eine gewisse Rolle spielen, deren Signifikanz für in vivo ablaufende Geschehnisse allerdings noch nicht absehbar ist. Auch bei einigen anderen, mit dem Immunsystem assoziierten Erkrankungen wird eine pathogenetische Beteiligung der Mastzellen diskutiert. Sicher ist, daß sie zur Phagozytose [11] und

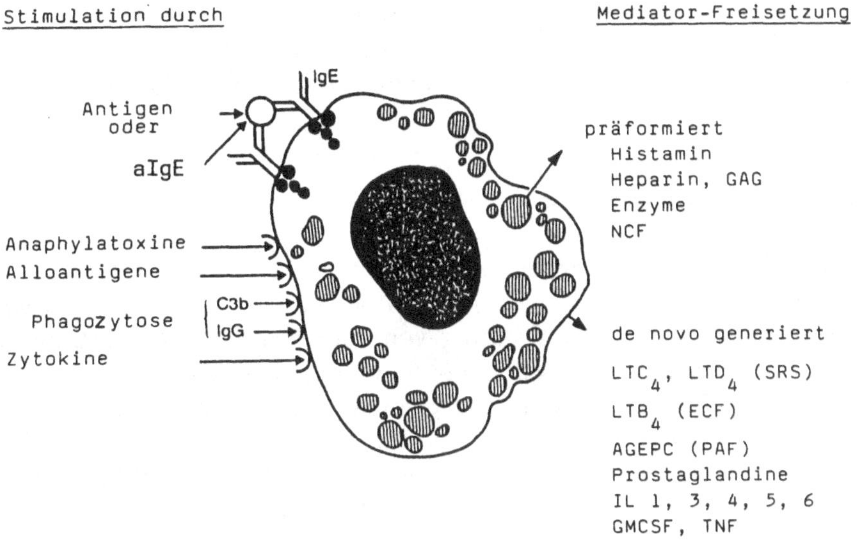

Abb. 1: Übersicht über einige Rezeptor-vermittelte Stimulationsmöglichkeiten der Mastzelle, wobei entweder präformierte Mediatoren aus den zytoplasmatischen Granula oder de novo generierte Lipidmediatoren aus den Membranen sezerniert werden.
NCF = Neutrophilen-chemotaktischer Faktor;
LT = Leukotriene;
SRS = slow-reacting substance;
AGEPC = Acetyl-glycerol-ether-phosphorylcholine;
PAF = Plättchen-aktivierender Faktor.

damit zur Aufnahme von Antigen befähigt sind, und daß sie nach mehrtägiger Inkubation mit IFNγ zu einem hohen Prozentsatz MHCII exprimieren [3]. Außerdem haben mehrere Gruppen in den vergangenen Jahren nachgewiesen, daß Mastzellen die Gene für die Interleukine 1, 3, 4, 5 und 6, Interferon γ, GM-CSF, TNF und einiger noch wenig charakterisierter chemotaktischer und pyrogener Zytokine besitzen. Bezüglich der Interleukine 1, 3, 4 und 6 sowie GM-CSF und TNF fand man nicht nur die Gensequenzen, sondern konnte nach adäquater Stimulation in vitro auch die entsprechenden Proteine extrazellulär nachweisen [5, 39, 43]. Obwohl es bisher noch keine Daten über die quantitativen Aspekte dieser Aktivitäten gibt, welche die Bedeutung dieser Befunde transparenter machen könnten, deuten sie doch auf eine weitere Effektorfunktion der Mastzelle in diversen, spezifisch immunologischen und entzündlichen Prozessen hin (Tab. 2). Wie zu erwarten und weiter oben auch schon erwähnt, werden die Freisetzung der konventionellen Mastzellmediatoren und wahrscheinlich auch die Sekretion der eben erwähnten Interleukine 1, 3 und 6 sowie andere Mastzellfunktionen durch Zytokine, u. a. durch GM-CSF,

Il 3 und IFNγ; moduliert [37]. Kontrovers diskutiert wird zur Zeit der Wirkungsmechanismus, über den diese Zytokine ihre Effekte entfalten. Zur Diskussion stehen u. a. auch eigene Zytokinrezeptoren auf Mastzellen [23, 28].

Mastzellen und Fibrose

Abschließend sei noch darauf hingewiesen, daß Mastzellen eventuell eine wichtige Rolle in der Pathogenese von fibrotischen Prozessen in Haut und Lunge spielen könnten. Auf die Wirkung von Fibroblasten auf Mastzellwachstum und Differenzierung ist zu Eingang schon hingewiesen worden [10]. Zudem ist bekannt, daß Fibroblasten Mastzellgranula phagozytieren und daß sie Heparin degradieren können [2]. Andererseits hat man zeigen können, daß Histamin die Proliferation und Kollagensynthese von Fibroblasten in vitro stimulieren kann [18]. Zudem konnte bei in vivo Experimenten gezeigt werden, daß Injektionen von Substanz 48/80, einem unspezifischen Mastzelldegranulator, eine Proliferation von Rattenperitonealzellen induzieren [33]. Fibrosierende Prozesse wiederum können zum Teil durch Inhibitoren der Mastzelldegranulation negativ beeinflußt werden [42].

Schlußbetrachtung

Zusammenfassen darf man sagen, daß Mastzellen aufgrund der Vielzahl der Reize, auf die sie ansprechen, sowie aufgrund der mindestens ebenso großen Anzahl von Mediatoren, die sie ins Gewebe abgeben können, eine wichtige Rolle bei physiologischen und pathophysiologischen Prozessen spielen dürften. Aufgrund ihrer Lokalisation und ihrer biochemischen Eigenschaften ist zu erwarten, daß Mastzellen einen regulierenden Einfluß auf Blutdruck, Blutfluß, den Austausch von Plasma zwischen Zirkulation und Gewebe, der Angiogenese (auf die nicht weiter eingegangen worden ist) und den Bindegewebsmetabolismus haben. In pathologischen Situationen induzieren Mastzellen Gewebeödeme und die Einwanderung von Entzündungszellen, sie beeinflussen die lokale Immunreaktion, und sie spielen eventuell eine Rolle in der Negativregulation der Mediatorfunktionen und Entzündungsreaktionen sowie in der für die Wiederherstellung des Gewebes wichtigen Fibrose (Tab. 2). Viele dieser Vorgänge bedürfen noch intensiver Abklärung, insbesondere um ihre Relevanz für pathologische Prozesse in Perspektive zu rücken.

Literatur

[1] Askanase, P. W., H. Van Loveren, S. Kraeuter-Kops et al.: Defective elicitation of delayed -type hypersensivity in W/W^v and Si/Si^d mast celldeficient mice. J. Immunol. *131* (1983) 2687–2694.

[2] Atkins, F. M., D. D. Metcalfe: Degradation of the heparin matrix of mast cell granules by cultured fibroblasts. J. Immunol. *131* (1983) 1420.

[3] Banovac, K., D. Neylan, J. Leone et al.: Are the mast cells antigen presenting cells? Immunol. logical Invest. *18* (1989) 901–905.

[4] Baum, C. A., P. Bhatia, B. P. Miner: Increased colonic mucosal mast cells associated with severe watery diarrhea and microscopic colitis. Dig. Dis. Sci. *34* (1989) 1462–1465.

[5] Burd, P. R., H. W. Rogers, J. R. Gordon et al.: Interleukin 3 dependent and independent mast cells stimulated with IgE and antigen express multiple cytokines. J. Exp. Med. *170* (1989) 245–257.

[6] Claman, H. N.: On scleroderma – mast cells, endothelial cells and fibroblasts. J. Am. Med. Assoc. *262* (1989) 1206–1209.

[7] Czarnetzki, B. M.: Release of mediators from purified rat mast cells during phagocytosis. Scand. J. Immunol. *15* (1982) 581–586.

[8] Czarnetzki, B. M.: Mechanisms and mediators in urticaria. Seminars Dermatol. *6* (1987) 272–286.

[9] Czarnetzki, B. M., C. G. Figdor, G. Kolde et al.: Development of human connective tissue mast cells from purified blood monocytes. Immunol. *51* (1984) 549–554.

[10] Czarnetzki, B. M., W. Sterry, H. Bazin et al.: Evidence that tissue mast cells derive from mononuclear phagocytes. Int. Arch. Allergy Appl. Immunol. *67* (1982) 44–48.

[11] Czarnetzki, B. M., I. Wüllenweber: In vitro migratory response of rat peritoneal macrophages and mast cells towards chemotactic factors and growth factors. J. Invest. Dermatol. *91* (1988) 224–227.

[12] Czarnetzki, B. M., I. Wüllenweber: Modulation of lymphocyte mitogenesis by glycosaminoglycans and histamine. Skin Pharmacol. *2* (1989) 10–14.

[13] Falanga, V., N. A. Soter, R. D. Altmann et al.: Elevated plasma histamine levels in systemic sclerosis (scleroderma). Arch. Dermatol. *126* (1990) 336–338.

[14] Galli, St. J., A. M. Dvorak: What do mast cells have to do with delayed hypersensitivity? Lab. Invest. *50* (1984) 365–368.

[15] Galli, St. J., J. Hammel: Unequivocal delayed hypersensitivity in mast cell deficient and beige mice. Science *226* (1984) 710–713.

[16] Goldstein, S. M., S. I. Wassermann, B. U. Wintroub: Mast cell and eosinophil mediated damage in bullous pemphigoid. In: D. A. Norris (Hrsg.): Immune mechanisms in cutaneous disease, S. 527–545. M. Decker, New York 1989.

[17] Hamaguchi, Y., Y. Kanakura, J. Fujita et al.: Interleukin 4 as an essential factor for in vitro clonal growth of murine connective tissue-type mast cells. J. Exp. Med. *165* (1987) 237–268.

[18] Hatamochi, A., K. Fujiwara, H. Ueki: Effects of histamine on collagen synthesis by cultured fibroblasts derived from guinea pig skin. Arch. Dermatol. Res. *277* (1985) 60–64.

[19] Irani, A. M., L. B. Schwartz: Mast cell heterogeneity. Clinical and Experimental Allergy *19* (1989) 143–155.

[20] Johnson, M. D., J. Kamspratt, J. Federspiel et al.: Mast cell and lymphoreticular infitrates in neuro-fibromas: comparison with nerve sheath tumors. Arch. Pathol. Lab. Med. *113* (1989) 1263–1270.

[21] Kitamura, Y., T. Nakano, Y. Kanakura et al.: Factors influencing mast cell differentiation, S. 154–158. Proc. XII Int. Congress Allergologie and Immunologie 1986.

[22] Kitamura, Y., T. Nakano, T. Sonoda et al.: Probable transdifferentiation between connective tissue and mucosal mast cells. In: A. D. Befus et al. (Hrsg.): Mast cell differentiation and heterogeneity, S. 135–140. Raven Press, New York 1986.

[23] Kurimoto, Y., A. L. deWeck, C. A. Dahinden: Interleukin 3 dependent mediator release in basophils triggered by C5a. J. Exp. Med. *170* (1989) 467–479.

[24] Larsen, S., S. A. Thompson, T. Hald et al.: Mast cells in interstitial cystitis. Br. J. Urol. *54* (1982) 283–286.

[25] Lavo, B., L. Knutson, L. Loof et al.: Challenge with gliadin induces eosinophil and mast cell activation in the jejunum of patients with celiac disease. Am. J. Med. *87* (1989) 655–660.

[26] Lettbrown, M. A., R. Lalm, J. R. Grant: Regulation of basophil and mast cell activation by cytokines. Yearb. Immunol. *5* (1989) 195–204.

[27] Levi-Schaffer, F., K. F. Austen, P. M. Gravallese et al.: Coculture of interleukin 3 dependent mouse mast cells with fibroblasts results in a phenotypic change of the mast cells. Proc. Natl. Acad. Sci. USA *83* (1986) 6485–6488.

[28] MacDonald, S. M., R. P. Schleimer, A. K. Sobotka et al.: Recombinant Il 3 induces histamin release from human basophils. J. Immunol. *142* (1989) 3527–3532.

[29] Mangham, D. C., K. M. Newbold: Mucosal mast cells in reflux gastritis and chronic (type b) gastritis. Histopathol. *15* (1989) 531–535.

[30] Matsuura, N., B. R. Zetter: Stimulation of mast cell chemotaxis by Interleukin 3. J. Exp. Med. *170* (1989) 1421–1426.

[31 Moeller, J., L. Hültner, E. Schmitt et al.: Partial purification of a mast cell growth-enhancing activity and its separation from Il 3 and Il 4. J. Immunol. *142* (1989) 3447–3451.

[32] Mousli, M., C. Bronner, J. L. Bueb et al.: Activation of rat peritoneal mast cells by substance P and mastoparan. J. Pharmacol. Exp. Ther. *250* (1989) 329–335.

[33] Norrby, K.: On the 48/80 induced secretion of tissue mast cells and its mitogenic effect on nearby cells. Virchows Arch. Cell Pathol. *38* (1981) 57–65.

[34] Parwaresch, M. R., H. K. Müller-Hermelink, J. F. Desaga et al.: Die Herkunft der Gewebsmastzellen bei der Ratte, zugleich ein Beitrag zur quantitativen Cytologie der sterilen Peritonitis. Virchows Arch. Abt. B. Zellpath. *8* (1971) 20–35.

[35] Pearce, F. L., T. A. Kassessinoff, W. L. Liu: Characteristics of histamine secretion induced by neuropeptides: implication for relevance of peptide – mast cell interactions in allergy and inflammation. Int. Arch. Allergy Appl. Immunol. *88* (1989) 129–131.

[36] Pipkorn, U., G. Karlsson, L. Enerback: Secretory activity of mucosal mast cells and histamine release in hay fever. Int. Arch. Allergy Appl. Immunol. *87* (1988) 349–360.

[37] Poole, T. J., B. R. Zetter: Stimulation of rat peritoneal mast cell migration by tumor-derived peptides. Cancer Res. *43* (1983) 5857.

[38] Reed, N. R.: Function and regulation of mast cells in parasite infections. In: St. J. Galli, K. F. Austen (Hrsg.): Mast cell and basophil differentiation and function in health and disease, S. 205–215. Raven Press Ltd., New York 1989.

[39] Steffen, M. M., M. Abboud, G. K. Patter et al.: Presence of tumor necrosis factor or a related factor in human basophil/mast cells. Immunol. *66* (1989) 445–450.

[40] Stevens, R. L., K. F. Austen: Recent advances in the cellular and molecular biology of mast cells. Immunol. today *10* (1989) 381–386.

[41] Tsuji, K., T. Nakata, M. Tagaki et al.: Effects of interleukin 3 supports their survival and interleukin 4 triggers and supports their proliferation. Blood *75* (1990) 421–427.

[42] Walker, M. A., R. A. Harley, E. C. LeRoy: Inhibition of fibrosis in TSK mice blocking mast cell degranulation. J. Rheumatol. *14* (1987) 299–301.

[43] Wodnar-Filipowicz, A., Chr. H. Heusser, Chr. Moroni: Production of the haematopoetic growth factors GM-CSF and Interleukin 3 by mast cells in response to IgE receptor-mediator activation. Nature *339* (1989) 150–152.

[44] Wolley, D. E., J. S. Bartholomew, D. J. Taylor et al.: Mast cells and rheumatoid arthritis. In: St. J. Galli, K. F. Austen (Hrsg.): Mast cells and basophil differentiation and function in health and disease, S. 183–193. Raven Press, Ltd., New York 1989.

Mediatoren der Entzündung aus Mastzellen und anderen Zellen des Immunsystems

W. König

„Schutz und Schaden" – Grundlegende Betrachtungen

Die Lunge hat als Manifestations- und Expositionsorgan von Infektionskrankheiten maßgeblich die allgemeingültigen Vorstellungen zur Infektabwehr geprägt. Frühzeitig wurde erkannt, daß der Respirationstrakt zu einer Immunbeantwortung befähigt ist. Die gegen das Antigen gerichtete spezifische, lokale Immunität tritt in der Abwesenheit einer Antikörperantwort im Serum auf. IgA-Vorläuferzellen finden sich in der Schleimhaut; sie gelangen nach Stimulation in die periphere Zirkulation und siedeln sich wiederum im Schleimhautgewebe ab. Das Mukosaassoziierte lymphytische Gewebe (MALT) ist somit ein Ort der präferentiellen IgA-Synthese, von dem B-Lymphozyten in andere lymphatische Gewebe (z. B. Respirationstrakt, sekretorische Drüsen) einwandern und nach Kontakt mit dem Antigen proliferieren. Zellspezifische Adhäsions-Antigene sind für die gerichtete Wanderung verantwortlich. Im Rahmen der mikrobiellen Infektabwehr kommt der Bildung von IgA folgende Bedeutung zu: es stellt eine Schleimhautbarriere dar, die Anlagerung, Penetration, Vermehrung und Ausbreitung des Mikroorganismus bis hin zur Gewebsschädigung durch bakterielle Enzyme abfängt. Die spezifische wie auch nichtspezifische Infektabwehr (Abb. 1) kann durch mikrobielle Pathogenitätsfaktoren unterlaufen werden. Dazu gehören Glykoproteine, Glykolipide, K-Antigene, M-Proteine sowie spezifische Adhäsine, die an der Adhärenz zu mukösen Membranen beteiligt sind. Bakterielle Oberflächenkomponenten können die Aufnahme der Mikroorganismen durch phagozytierende Zellen inhibieren. Mukoide Stämme von P.aeruginosa widerstehen der Phagozytose selbst in der Anwesenheit von opsonisierenden Antikörpern. Mikrobielle Toxine führen zum Ziliarschaden; sie mobilisieren und töten Phagozyten. Virale Infektionen schädigen die Mukosaabwehr durch lokalen Zelltod und zerstören somit die Integrität des Epithels. Ein Beispiel hierfür ist die Infektion mit dem Influenza Virus; es kommt zu epithelialen Läsionen, die eine Besiedlung von S. aureus, St.pneumoniae zusammen mit H.influenzae ermöglichen.

Die molekularbiologischen Erkenntnisse der letzten Jahre haben unser Verständnis zu den Mechanismen, die Schutz- oder Schadensreaktionen vermitteln,

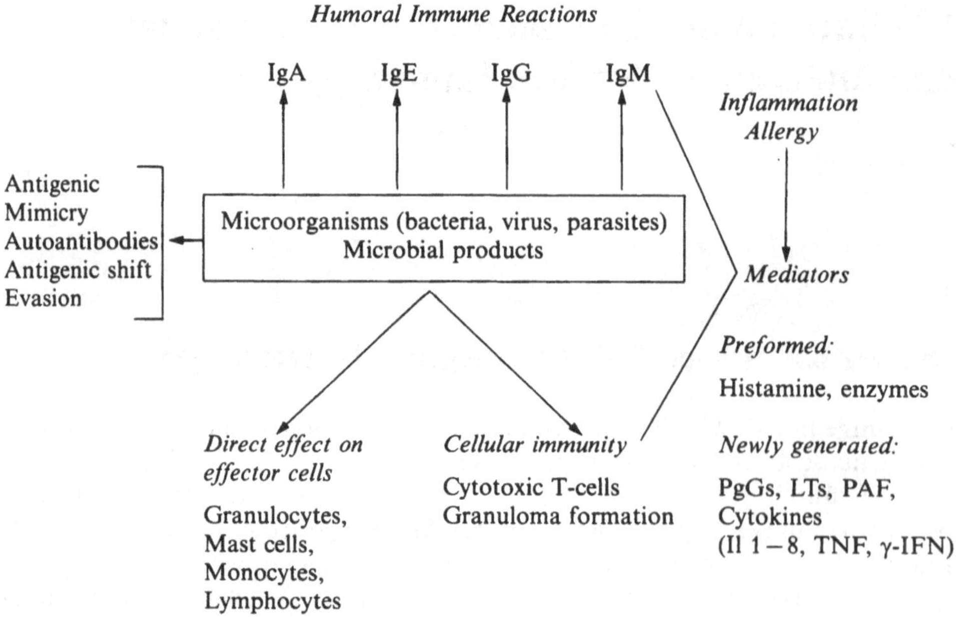

Abb. 1: Mikroorganismen und mikrobielle Pathogenitätsfaktoren auf Parameter der zellulären und humoralen Infektabwehr.

vertieft. Die Entdeckung des Immunglobulin E ermöglichte zunächst die Darlegung eines kausalen Mechanismus, in welcher Weise allergische und entzündliche Reaktionen durch Aktivierung entsprechender Effektorzellen und durch Freisetzung von Mediatoren der Entzündung immunpathologische Vorgänge induzieren können [1, 4, 12]. Die vertiefende Analyse zum Gesamtkomplex der Entzündungsmediatoren sowie die Kenntnis über die Vielfältigkeit interzellulärer Reaktionen führte zu der Feststellung, daß nicht ein einzelner Faktor sondern die Summe der Mediatoren wie auch die Wechselwirkung von Entzündungszellen für ein allergisches und entzündliches Geschehen verantwortlich sind (Abb. 2). Neben einer genetischen Disposition zu einer allergischen Antwort muß darüber hinaus die Freisetzungsaktivität sowie die Empfänglichkeit der Entzündungszellen für ein aktivierendes Signal bedacht werden [6]. Die Beschreibung der Interleukine als zelluläre Signalübermittler hat das komplexe Bild noch verstärkt; sowohl T-Zell- wie auch T-B-zellvermittelte Reaktionen werden über eine Kaskade von Mediatoren weitergeleitet (Tab. 1). Mit Recht ergibt sich daraus die Frage, ob es unter den Mediatoren eine Hierarchie gibt, die als Grundlage zum Verständnis immunpathologischer Vorgänge herangezogen werden kann. Um diese Frage zu beantworten müssen die grundlegenden Vorgänge der immunologischen Induktor- sowie Effektorphasen analysiert werden. Bislang verstehen wir nur ausschnittsweise diejenigen Vorgänge, die

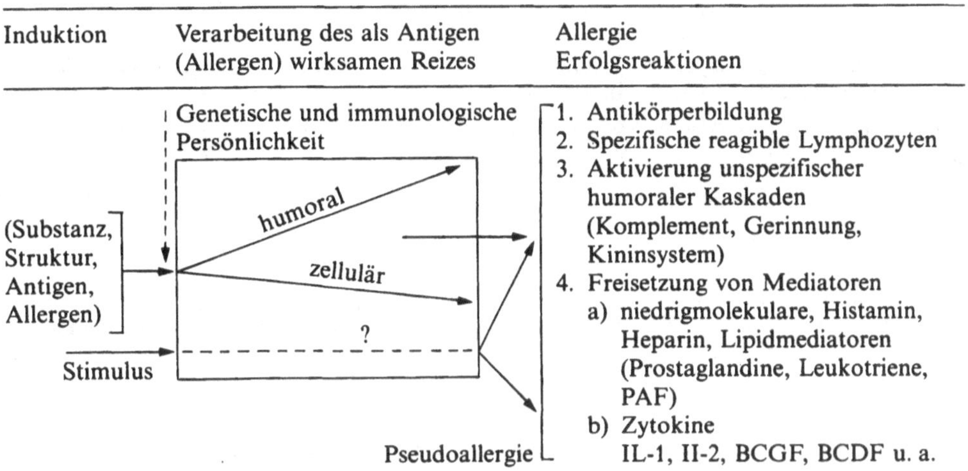

Kontinuum der allergischen Reaktion; pseudoallergische Induktoren führen zur Freisetzung von Mediatoren ohne eine immunologische Spezifitätserkennung

Abb. 2: Abgrenzung der allergischen und pseudoallergischen Reaktion.

zur allergischen Reaktion und hier insbesondere zum Asthma führen. Im folgenden sollen die Erkenntnisse zur Ig-Regulation insbesondere von IgE wie auch zu den Mediatoren der Entzündung dargestellt werden. Es ist offensichtlich, daß nicht nur ein einzelner Mediator sondern die wechselseitige Beeinflussung von Zellen und Mediatoren für den Ausgang der immunpathologischen Reaktion verantwortlich sind. Nicht nur immunologische Signale sondern auch mikrobielle (virale, bakterielle) Stimuli können dabei die Entzündungskaskaden einleiten und somit direkt Entzündungsmediatoren freisetzen oder über die Begünstigung einer IgE induzierten Reaktion eine Allergie verstärken [7, 8].

Zellbiologische Mechanismen der IgE- und IgA-Regulation

Eine koordinierte Kooperation von T- und B-Lymphozyten sowie Makrophagen/Monozyten findet über die Ausbildung von Zell-Zellkontakten sowie durch die Freisetzung regulatorischer, löslicher Faktoren (Zytokine) statt. Zu den Zytokinen gehören die Interleukine, Interferone, Tumornekrosefaktoren und die Koloniestimulierenden Faktoren. Wie in Tab. 1 dargestellt üben sie u. a. vielfältige Wirkungen auf Aktivierungs-, Wachstums- und Differenzierungsprozesse von immunologischen Effektorzellen aus [16]. Die Spezifität einer zellulären Immunantwort wird durch den antigenspezifischen T-Zellrezeptor

Tab. 1: Zytokine und ihre biologischen Funktionen

Interleukin 1 (IL-1), lymphocyte activating factor (LAF)	T- und B-Zellaktivierung, Induktion von Zytokinen, Fibroblastenstimulation, Akutphase-Mediator
Interleukin 2 (IL-2), T cell growth factor (TCGF)	T-Zellproliferation, Kostimulation der B-Zelldifferenzierung, Aktivierung von Killerzellen
Interleukin 3 (IL-3), multipotenter colonystimulating factor (multi-CSF)	Mastzellentwicklung, Wachstumsfaktor für multipotente hämatopoetische Zellen
Interleukin 4 (IL-4), B cell stimulatory factor 2 (BSF-1), B cell growth factor (BCGF)	Kostimulation der B-Zellproliferation, Synergismus mit IL-3 bezüglich Mastzellentwicklung, Erhöhung der IgG_1- und IgE-Synthese, Stimulation der Klasse II Transplantationsantigene auf T- und B-Zellen, Kostimulation der Proliferation hämatopoetischer Vorläuferzellen
Interleukin 5 (IL-5), T-cell replacing factor (TRF), B cell growth factor II (BCGF II)	Kostimulation der B-Zellproliferation, Erhöhung der IgA-Synthese, Differenzierung von Eosinophilen
Interleukin 6 (IL-6), B cell stimulatory factor II (BSF II), hepatocyte stimulating factor (HSF)	Kostimulation der T-Zellproliferation, Induktion von IL-2 Rezeptoren, Erhöhung der Ig-Synthese, Akutphase-Mediator
Interleukin 7 (IL-7)	Stimulation der Proliferation von Prä-B-Zellen, Thymozyten, T-Zellen, Induktion von IL-2 und des IL-2 Rezeptors
Interleukin 8 (IL-8), neutrophil activating peptide 1 (NAP-1)	Stimulation neutrophiler Granulozyten (Chemotaxis, Degranulation, Sauerstoffradikalbildung, Rezeptorexpression CD11b/CD18)
Tumornekrosefaktor α, (TNFα), Kachektin	Stimulation neutrophiler Granulozyten (Phagozytose, Bakterizidie, Endotheladhärenz), Stimulation der antikörperabhängigen zellulären Zytotoxizität (ADCC), der IL-1 Synthese und der Expression von Klasse I Transplantationsantigenen, antivirale Aktivität, Akutphase-Mediator
Interferon γ (IFNγ), macrophage activating factor (MAF)	Hemmung der viralen Replikation, Induktion von Klasse II Transplantationsantigenen, funktioneller Antagonismus zum IL-4 bezüglich B-Zellen
Granulocyte Macrophage Colony-Stimulating Factor (GM-CSF)	Stimulation des Wachstums von Granulozyten und Makrophagen sowie von Knochenmarks-Vorläuferzellen

(TCR)-CD3-Komplex vermittelt, der Fremdantigene in Assoziation mit den Transplantationsantigenen des Haupthistokompatibilitätskomplexes (MHC) auf antigenpräsentierenden Zellen (APC = Makrophagen, B-Zellen) erkennt. Da das IgE als Effektormolekül eine besondere Rolle im Rahmen entzündlicher Reaktionen spielt, ist den IgE spezifischen Aspekten der B-Zelldifferenzierung in den letzten Jahren erhöhte Aufmerksamkeit geschenkt worden [17]. Wie im

Tiermodell, so erscheint auch beim Menschen die Art des Antigens eine bedeutende Rolle in der Regulation der IgE-Antwort zu spielen. Neben parasitären Antigenen sind eine Reihe von Allergenen in der Lage bei besonders prädisponierten Menschen eine IgE-Antwort zu induzieren. Biochemische bzw. strukturelle Gemeinsamkeiten der Allergene und parasitären Antigene sind vermutlich die Ursachen für die IgE spezifische Induktion. T-Zellen von Patienten mit Hyper-IgE-Syndrom sezernieren einen Bindungsfaktor (BF) mit IgE potenzierender Qualität, durch den B-Lymphozyten gesunder Spender zu einer erhöhten IgE-Freisetzung stimuliert werden. Frühzeitig wurde erkannt, daß die IgE BFs (soluble CD23) aus Zellen produziert werden, die einen sogenannten Low-Affinity Rezeptor für IgE (Fcε-Rezeptor II = CD 23) tragen. Die Zusammenhänge zwischen dem stadienspezifischen Auftreten des IgE Rezeptors, seine mögliche Funktion beim Isotypen „Switch" und seine IgE regulierende Wirkung als Lymphokine sind Gegenstand der derzeitigen Forschung [8]. Man nimmt an, daß die IgE-Bindefaktoren (soluble CD 23) als IgE induzierende und supprimierende Faktoren innerhalb der „Feedback Regulation" der IgE-Synthese eine kontrollierende Funktion ausüben. Darüber hinaus wird die Fähigkeit der IgE-Synthese durch unterschiedliche T-Helferzellen mit verschiedenen Lymphokinmustern moduliert (Abb. 3a, b) [3, 14]. Aus Untersuchungen in der Maus werden heute TH1 und TH2 Zellen unterschieden. Die neueren Erkenntnisse zeigen aber auch, daß nicht eindeutig zuzuordnende T-Helferzellen u. U. für die IgE-Synthese gegenläufige Lymphokine sezernieren können. TH1-Zellen sezernieren z. B. Interferon γ und Interleukin 2 während TH2 Zellen, die Interleukine 4 und 5 freisetzen. Andere Lymphokine werden bevorzugt aber nicht ausschließlich von einem T-Helferzelltyp freigesetzt. Die Interleukine 4 und 5 scheinen an der Regulation des Immunglobulin „Switch" beteiligt zu sein. Il-4 ist für den „Switch" der IgM-B-Zelle zu IgE verantwortlich und verstärkt die Fcε-RII Expression auf B-Lymphozyten [13, 15]. Il-5 wird nicht als „Switch" Faktor der B-Zelle für IgA betrachtet, sondern eher als ein Promotor der Eosinophilie. Zugabe von Il-6 zu Il-4 stimuliert die Lymphozyten und erhöht die IgE-Synthese. Die Regulation der B-Zelle ist insgesamt an vielen Punkten ungeklärt. Es ist noch nicht bekannt wie Proliferation und Differenzierung der Zelle miteinander verknüpft sind. Die entzündliche Reaktion wird in der Folge des Antigenkontaktes oder in der Wechselwirkung mit einem Pathogen somit durch ein Gleichgewicht von positiv und negativ wirkenden Lymphokinen kontrolliert. Zugabe von anti-Il-4 supprimiert die parasitär induzierte IgE-Synthese in der Maus. Niedrigaffine Rezeptoren für IgE (FcεRII-CD23) finden sich an Lymphozyten von Allergikern in einer erhöhten Konzentration als bei Nichtallergikern. Die Zugabe des relevanten Antigens (Allergens) zu den Lymphozyten führt zur gesteigerten Expression von CD23 und zur Freisetzung von Molekülen, die mit monoklonalen Antikörpern gegen CD23 reagieren. Während die optimale Konzentration von Il-4 zur CD23

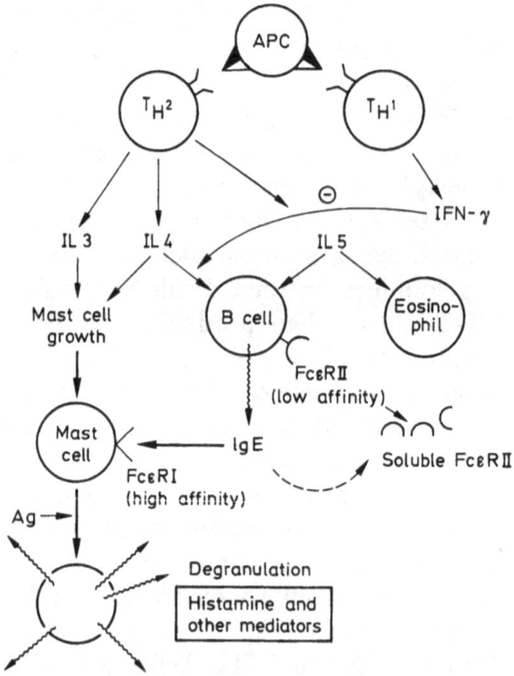

Abb. 3 a: Regulatorische Kontrolle der IgE-Synthese durch unterschiedliche T-Helferzell-populationen.

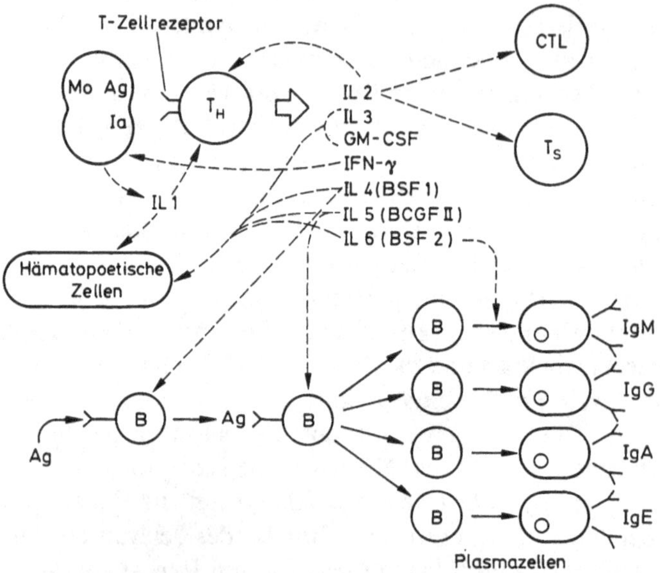

Abb. 3 b: Interleukine als Wachstums- und Differenzierungsfaktoren und ihr Einfluß auf die Ig-Synthese.

Expression und zur IgE-Synthese führen, gelingt dies bei suboptimalen Konzentrationen von Il-4 nur in Anwesenheit von Il-5. Durch γ- und α-Interferon werden die Il-4 und Antigen induzierte CD23 Expression inhibiert. γ- und α-Interferon supprimieren ebenfalls die spontane IgE-Synthese aus Atopiker-Lymphozyten. Somit wirken TH1-Zellen oder auch bisher nicht charakterisierte TH-Zellen, die ein gegensätzliches Lymphokinmuster sezernieren, den IgE induzierenden Signalen der TH2-Zelle entgegen. Lösliche CD23 Moleküle finden sich im Serum von Normalpersonen und zeigen dort charakteristische Molekulargewichte; bei Allergikern sowie bei Atopikern findet sich ein lösliches CD23 Molekül mit einem Molekulargewicht von 60KD im Serum. Diesem Faktor wurden in der Vergangenheit IgE induzierende oder IgE-steigernde Fähigkeit zugeschrieben [3]. Die Funktion der IgE-Bindefaktoren hinsichtlich der IgE-Regulation und der möglichen Modulation entzündlicher Reaktionen ist z. Zt. nicht geklärt [9]. Die Vorstellung, daß Lymphozyten assoziierte Antigene (z. B. CD23) als Lymphokine bedeutsam sind, erweitert das heutige Konzept IgE induzierter allergischer Reaktionen beträchtlich.
Hinsichtlich der IgA-Synthese haben jüngste Untersuchungen zu folgenden Erkenntnissen geführt [11] (Abb. 4):
Interleukin-7 wird über die zelluläre Wechselwirkung von dendritischen- und T-Helferzellen gebildet und wirkt auf Prae-B-Zellen. Klassenspezifische T „Switch"-Zellen werden durch mikrobielle Antigene aktiviert. Sie entlassen TGFβ und Il-4 und wirken somit als „Switch"-Faktoren für die Expression

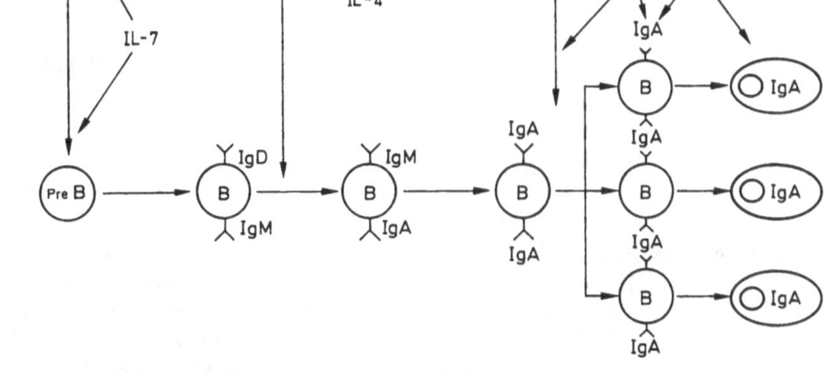

Abb. 4: Zelluläre und molekulare Regulation der IgA-Synthese.

von IgA. Im Rahmen einer terminalen Differenzierung sollen von TH2-Zellen IgA-Bindefaktoren, Il-5 und Il-6 für die terminale Differenzierung des IgA-tragenden B-Lymphozyten zur IgA-sezernierenden Plasmazelle verantwortlich sein.

Mediatoren der Entzündung

Neben der Aktivierung von Mastzellen und Basophilen über hochaffine IgE-Rezeptoren (FcεRII) können somit Makrophagen, Thrombozyten sowie Eosinophile über niedrigaffine Rezeptoren für IgE (FcεRII) zur Freisetzung präformierter und neugenerierter Mediatoren veranlaßt werden [2, 9, 10] (Tab. 2). Durch die Amplifizierung der Entzündungsreaktion kommt es zu einem verstärkten Einstrom von Effektorzellen (Neutrophile, Eosinophile, mononukleäre Zellen), die ihrerseits nach Aktivierung das Entzündungsausmaß verstärken.

Tab. 2: Charakteristika der hoch affinen und niedrig affinen Rezeptoren für IgE

	$Fc_{\varepsilon}RI$	$Fc_{\varepsilon}RII$
Verteilung	Mastzellen Basophile	Subpopulationen von: Makrophagen, Monozyten, Eosinophile, Thrombozyten, T- und B-Lymphozyten
Anzahl/Zelle	10^4 (Basophile) 10^6 (Mastzelle)	10^3 (Thrombozyten) bis $5 \cdot 10^5$ (Makrophagen)
Assoziations-Konstante	$10^9\ M^{-1}$	IgE Monomere: $10^7\ M^{-1}$ IgE Dimere: $10^8\ M^{-1}$
Struktur	Tetramer 1 α-Kette 45 KD 1 β-Kette 33 KD 2 γ-Ketten 9 KD	Trypsin-sensitives Dimer α-Kette 45 – 50 KD β-Kette 25 – 33 KD
Bindung	„hinge"-Region zwischen CH_2 und CH_3	über die CH_4 Domain
Modulation	u. U. IgG-Immunkomplexe	Expression verstärkt durch IgE
Zellaktivierung	Aggregiertes, komplexiertes IgE	Aggregiertes, komplexiertes IgE
$Fc_{\varepsilon}R$-abhängige Aktivierung	Mediatorenfreisetzung	Sekretion unterschiedlicher Entzündungsmediatoren: Entzündungszellen: isotypische Regulation der IgE-Antwort durch IgE-Bindefaktoren, Lymphozyten

Die unterschiedliche Präsentation des Antigens durch Monozyten über TH1- oder TH2-Zellen könnte dafür verantwortlich sein, daß entweder eine zellvermittelte oder humoral induzierte Immunreaktion ausgelöst wird. Dabei kommt naturgemäß den einzelnen Entzündungszellen eine differenzierte Funktion hinsichtlich der Freisetzung von Mediatoren zu. Das Ausmaß der von diesen Zellen gebildeten Mediatoren muß jedoch in Abhängigkeit vom Stimulus und von der Freisetzung induzierender, wie auch metabolisierender, Enzyme gesehen werden. Der Endwert einer Mediatorenmessung ist somit die Resultante von Mediatorenfreisetzung und Metabolisierung. Zur Ausprägung einer allergischen Symptomatik tragen in der Regel mehrere Mechanismen und zahlreiche Einzelkomponenten bei. Ihre Aktivität unterliegt einer feinsinnigen Balance von Aktivierung und Inaktivierung. Jedes Mediatorsystem läßt sich durch immunologische und nichtimmunologische Abläufe induzieren. Mediatoren sind biologische Effektormoleküle, die mit spezifischen Rezeptoren an Organen oder Zielzellen reagieren. Es erfolgt die sekundäre Aktivierung von biochemischen Mechanismen an den Zellen oder Endorganen. Zelluläre Faktoren, z. B. Enzyme aus Mastzellen, können humorale Vorläufer von Mediatoren aus dem

Tab. 3: Präformierte Mediatoren aus Mastzellen

Mediatoren	Molekulargewicht	Funktionen
Histamin	111 D	proinflammatorisch (H 1) antiinflammatorisch (H2)
Eosinophil	300 D	
chemotaktische Tetra-Oligopeptide (ECF-A)	2 500 D	Chemotaxis von eosinophilen und neutrophilen Granuloxyten
Neutrophil-chemotaktischer Faktor (NCF)	750 000 D	Chemotaxis, Deaktivierung von Neutrophilen
Heparin	750 000 D	Antikoagulans, antikomplementär
Chymase (Ratte)	25 000 D	Proteolyse
Tryptase (Mensch)	130 000 D	Proteolyse
Kallikrein	1 200 000 D	Bradykinin-Synthese
Präkallikrein-Aktivator		Kinin, Komplement-Gerinnungssystem
Hagemann-Faktor		Kinin, Komplement-Gerinnungssystem
N-acetyl-β-D-Glukosaminidase	150 000 D	
Glukosaminidase, β-Glukuronidase	280 000 D	
Arylsulfatase A	115 000 D	Abbau von Kollagen
Oxidative Enzyme		
Superoxiddismutase		bindet sich an Heparin Proteoglykan, Umwandlung von O_2 zu H_2O_2
Peroxidase		katalysiert die Bildung von Wasser aus H_2O_2, H_2O_2 führt direkt zu Mastzelldegranulation, tumorzytotoxisch

Tab. 4: Biologische Aktivitäten von Leukotrienen und PAF

LTB_4	LTC_4, D_4, E_4	PAF
Neutrophile Granulozyten: Chemotaxis (auch Eos.*) Chemokinese (auch Eos.) Aggregation Freisetzung lysosomaler Enzyme Superoxidproduktion Stimulation des Ca^{++}- und Na^{+}-Influx Freisetzung von intrazellulärem Ca^{++} Erhöhung des intrazellulären c-AMP Verstärkung der C3b-Rezeptorexpression (auch Eos.) Verstärkung komplementabhängiger zytotoxischer Reaktionen (auch Eos.) Makrophagen, Monozyten: Chemotaxis Chemokinese Lymphozyten: Induktion von Suppressor-Zellen Suppression der Proliferation Verstärkung von T-Zell-Faktoren (Il-2, IFN-γ) Verstärkung der Zytotoxizität (NK- und NC-Zellen) Gewebe: Verstärkung der vaskulären Permeabilität in Anwesenheit von PGE_2 Kontraktion von Lungengewebe (über TxA_2) Stimulation der Myelopoese Sekretionserhöhung von Insulin	Gewebe: Kontraktion glatter Muskulatur (Ileum, Bronchien, Trachea, Uterus, Lungenparenchym) Vasokonstriktion Erhöhung der vaskulären Permeabilität (Plasmaexsudation) Stimulation der Mukusproduktion Stimulation der Prostazyklin-Freisetzung (Endothelien) Freisetzung des luteinisierenden Hormones, LH (Hypophyse) Proliferation von glomerulären Endothelzellen Makrophagen: Freisetzung von Prostaglandinen und Thromboxan Lymphozyten: Verstärkung der zytotoxischen Zellaktivität	Trombozyten: Aggregation Mediatorfreisetzung (z. B. TxB_2) Proteinphosphorylierung Monozyten: Aggregation Neutrophile Granulozyten: Aggregation Mediatorfreisetzung (z. B. LTs) Superoxidproduktion (respiratory burst) Gewebe: Anstieg der vaskulären Permeabilität (Ödembildung) Kontraktion glatter Muskulatur (Ileum, Bronchien) Systemische Hypotension Pulmonale Hypertension Verstärkte Glykogenolyse (Leber) Neutropenie Intestinale Nekrosen

* auch Eos.: gilt auch für eosinophile Granulozyten

Komplement, Kinin- und Gerinnungssystem aktivieren. In diesem Zusammenhang kann die Mastzelle akute, subakute und chronische Entzündungsprozesse einleiten. Bei den Mediatoren der Entzündung, die von Mastzellen nach immunologischer- und nichtimmunologischer Stimulierung freigesetzt werden, unterscheiden wir die präformierten von den neugenerierten Faktoren (Tab. 3 und 4). Jüngste Arbeiten weisen darauf hin, daß nach Mastzellaktivierung ebenfalls mRNA Transkripte der Zytokine Il-3, Il-4, GMCSF und u. U. auch sezernierte Zytokine nachzuweisen sind. Die Funktion unterschiedlicher Mastzell-Populationen in der Haut, Darm und anderen Geweben wie ihre immunologische Kontrolle über T-zellabhängige und T-zellunabhängige Faktoren ist Gegenstand intensiver Forschung. Zu den neugenerierten Faktoren zählt man den Thrombozyten aggregierenden Faktor (PAF), die Leukotriene C4, D4 und E4, die als „Slow-Reacting Substance of Anaphylaxis" identifiziert wurden, die chemotaktischen Faktoren (das Leukotrien B4, und dessen Isomere wie auch 5-HETE und 12-HETE), sowie die Zyklooxygenaseprodukte der Arachidonsäure, die Prostaglandine. Insgesamt können Mediatoren synergistische und antagonistische Effekte aufweisen. So können neugenerierte Mediatoren ihrerseits das Ausmaß der Histaminfreisetzung steigern, andererseits läßt

Tab. 5: Leukotriene und Erkrankung des Menschen

Krankheitsbilder	Stimulus	Produkte
Asthma		
Plasma	Asthmaattacke	SRS, C_4
Sputum		C_4, D_4
Lungengewebe	allergischer Stimulus	C_4, D_4, E_4
Allergie		
allergische Rhinitis (Nasenlavage)		B_4, C_4, D_4, E_4
allergische Rhinoconjunktivites (Tränenflüssigkeit)		B_4, C_4, D_4, E_4
Hautblasenflüssigkeit		C_4, D_4
Hauterkrankungen		
Psoriasis, Hautblasenflüssigkeit		C_4, D_4
Urticaria pigmentosa		B_4
Entzündliche Erkrankungen		
Darmmukosa		B_4
rheumatoide Arthritis (Synovialflüssigkeit)		B_4
Gicht (Synovialflüssigkeit)		B_4
chronisch granulomatöse Erkrankungen (Neutrophile)	Cal + AA	B_4
Hypereosinophile, Eosinophile	Cal	B_4, C_4, D_4
ARDS		B_4, C_4, D_4
Chronische Bronchitis, Sputum		B_4, C_4, D_4
Cystische Fibrose, Sputum		B_4, D_4

sich die Freisetzungskapazität durch Histamin modulierende Faktoren beeinflussen. Akute Reaktionen, die durch Mastzellen eingeleitet werden, sind durch die Freisetzung von Mastzell-Mediatoren bedingt. Sie werden einerseits aus den sekretorischen Granula freigesetzt (präformierte Mediatoren) und andererseits durch neugenerierte Mediatoren (Prostaglandin D2, PAF, Leukotriene) induziert. Die verzögert, einsetzenden IgE-abhängigen kutanen, wahrscheinlich aus pulmonalen Reaktionen bedingen einen Einstrom von Eosinophilen, Neutrophilen und mononukleären Zellen und können durch deren Aktivierung aufrechterhalten werden. Tab. 5 faßt Krankheitsbilder zusammen, in denen Leukotriene nachgewiesen wurden. Ihre Bedeutung für die Pathophysiologie unterliegt weiteren Studien.

Signaltransduktion, Rolle mikrobieller Aktivatoren für die Entzündung

Ein wesentliches Verständnis zur Freisetzung der neugenerierten Mediatoren wurde durch Untersuchungen an Granulozyten gewonnen. Direkte oder indirekte Stimulation der Leukozyten führt als erstes zu einer schnellablaufenden Veränderung des Membranpotentials. Parallel zu diesen Vorgängen wird auch die Phosphatidylinositolantwort ausgelöst. In anderen Zellen beginnt sie mit dem Abbau von Phosphatidylinositol (PI) bzw. Phosphatidylinositol-4,5 bisphosphat (PiP2) zu Diacylglyzerol (DG) und den Inositolphosphaten (IP3 usw.). Diacylglyzerol stimuliert im folgenden die Ca 2+ und Phospholipid abhängige Proteinkinase C (PKC), während die Inositolphosphate die Kalziumfreisetzung aus intrazellulären Speichern induzieren. Bakterielle Toxine haben sowohl einen hemmenden als auch einen stimulierenden Einfluß auf den Phosphatidylinositolmetabolismus [7]. Die Einwirkung von Pertussis-Toxin verändert den Rezeptor-induzierten Abbau von Polyphosphoinositol an intakten, neutrophilen Granulozyten. Außerdem wird auch die Bildung von IP3 und 1,2 Diacylglyzerol (DG) reduziert. Pertussis-Toxin interagiert mit GTP regulierenden Proteinen und verhindert damit die Aktivierung der Phospholipase C. In neutrophilen Granulozyten ist die 2. Position von PI oftmals von ungesättigten Fettsäuren besonders der Arachidonsäure besetzt. Der neutrophile Granulozyt benutzt den molekularen Sauerstoff während der Phagozytose zur Umwandlung von ungesättigten Fettsäuren. So wird z. B Arachidonsäure zu biologisch, aktiven Substanzen wie Endoperoxiden, Prostaglandinen, Thromboxanen, Hydroxysäuren und Leukotrienen metabolisiert. Veränderungen der Signaltransduktionskaskade wie z. B. durch das „Priming" von Zellen mit Zytokinen oder auch durch Pharmaka können das Ausmaß der Mediatorfreisetzung modulieren. Mikrobielle Einwirkung, bakterielle Toxine (Exotoxine z. B. das α-Toxin von Staph.aureus, die Hämolysine von Pseudomonas aeruginosa und Endotoxine) sowie auch die mikrobielle Anheftung an Epithel- und Entzündungszellen können zur Aktivierung der sekundären Effektorzellen führen und Mediatoren der Entzündung (Histamin, Leukotriene) freisetzen. Je nach Qualität des mikrobiellen Erregers (extrazellulär, intrazellulär) wird ein definiertes Zytokinspektrum freigesetzt, daß entweder eine humorale oder zellvermittelte Immunantwort einleitet (Abb. 5). Die Einwirkung von isoliertem RS-Virus an neutrophilen Granulozyten supprimiert die nachfolgende LTB4 Freisetzung.

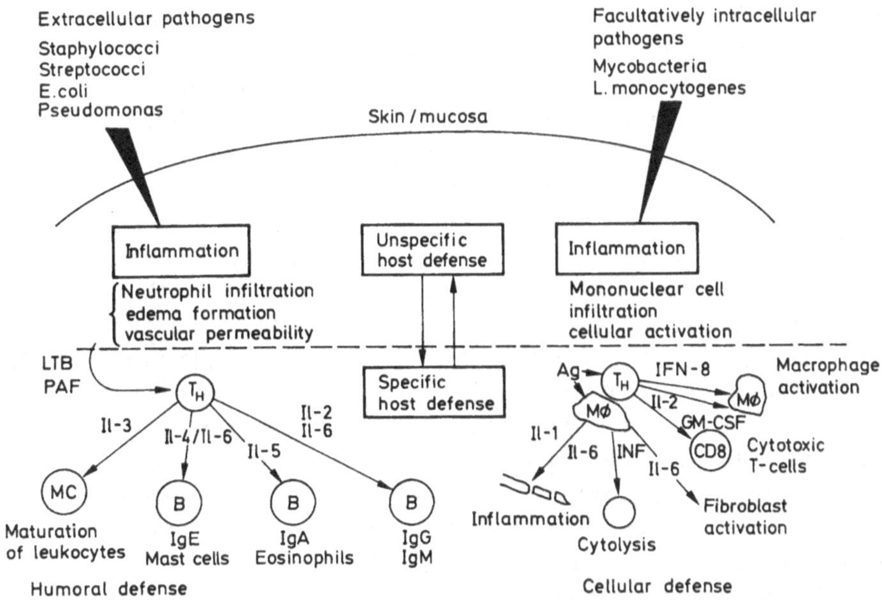

Abb. 5: Zytokin induzierte Steuerung der Immunantwort durch extra- und intrazelluläre Mikroorganismen.

Diese Befunde unterstreichen, daß in einem größerem Umfang als bisher angenommen, die mikrobiologischen Aktivierungssignale direkt zur Freisetzung von Entzündungsmediatoren führen. Unter der Vorstellung, daß Mastzellen wie andere Effektorzellen auch Zytokine sezernieren, ergibt sich als Folge, daß Mastzellprodukte, mit u. U. einer Il-4 Sekretion, direkt in IgE-Regulationsmechanismen eingreifen. Chronische Entzündungsvorgänge sind für die Auslösung wie auch für die Persistenz der allergischen und asthmatischen Reaktion verantwortlich. Dies gilt insbesondere für die chemotaktische Akkumulation von neutrophilen Granulozyten und Eosinophilen. Leukotrien B4 erweist sich dabei als neutrophil chemotaktisch. Es bindet sich über hochaffine

Rezeptoren, die für die chemotaktische Antwort verantwortlich sind, während die niedrigaffinen Rezeptoren bei der LTB4 induzierten Sekretion neutrophiler Granulozyten eine Rolle spielen [6, 8]. In jüngster Zeit ist die Bedeutung von Il-8 für die neutrophile Chemotaxis erkannt worden. Il-8 wird nach Aktivierung unterschiedlicher Zellpopulationen (Monozyten u. a.) gebildet und soll ähnliche biologische Aktivität wie das Leukotrien B4 haben. Leukotrien B4 wird zu den Metaboliten 20-Hydroxy LTB4 und 20-Carboxy LTB4 umgewandelt. Somit ergibt sich die komplexe Situation, daß der Ligand nach Wechselwirkung mit dem Rezeptor aus der aktiven in eine inaktive Form überführt wird. Damit ist der neutrophile Granulozyt gleichzeitig Produzent und Regulator der Lipoxygenaseprodukte. Somit kontrolliert der Granulozyt auch seine durch ihn ausgelösten Entzündungsreaktionen. Eine Fehlleistung dieses Regulationsmechanismus könnte für chronische Entzündungsprozesse verantwortlich sein. Während in vielen Untersuchungen nur das Mediatorenprofil der Einzelzelle untersucht wurde, wird durch Arbeiten aus jüngster Zeit offensichtlich, daß das Epoxid Leukotrien A4 von Thrombozyten zu Leukotrien C4 und von zytotoxischen T-Lymphozyten zu Leukotrien B4 umgewandelt wird. Leukotrien B4 führt fernerhin zur Aufregulation von CD23 und könnte somit für die Amplifikation des niedrigaffinen Rezeptors für IgE (CD23) verantwortlich sein. Die Aktivierung von Lipidmediatoren greift direkt wie auch indirekt in IgE Regulationsmechanismen ein und erhöht die Expression des niedrigaffinen Rezeptors (CD23) auf unterschiedlichen Entzündungszellen. Inwieweit hierdurch ein „Circulus vitiosus" für die allergischen Reaktionen durch das persistierende, entzündliche Infiltrat ausgelöst wird, bleibt weiteren Untersuchungen vorbehalten. Der Thrombozyten aktivierende Faktor (PAF) wirkt stark eosinophilotaktisch auf humane eosinophile Granulozyten. Der Aktivierungszustand der eosinophilen Granulozyten wird durch Zytokine (u. a. Il-3) moduliert. Die Viabilität der eosinophilen Granulozyten kann durch direkten Kontakt mit Epithelzellen und Interleukin 3 erhöht werden, so daß die Persistenz des eosinophilen Granulozyten mit den möglichen sekretorischen Produkten u. U. die epithelschädigende Wirkung erklären könnte. Eosinophile entlassen nach ihrer Aktivierung über immunologische und nichtimmunologische Stimuli eine Vielzahl granulärer Proteine, die einerseits zytotoxische sowie neurotoxische Auswirkungen haben. Die Ergebnisse zeigen, daß das Ausmaß der Entzündungsprozesse nicht durch die Endkonzentration eines einzelnen Mediators bestimmt wird, sondern daß eine komplexe Kaskade unterschiedlicher Mediatorsysteme für die pathophysiologische Reaktion verantwortlich sind. Lipidmediatoren wie Leukotriene und PAF greifen in zellvermittelte Immunreaktionen ein, andererseits modulieren Zytokine die Freisetzung präformierter und neugenerierter Mediatoren. Die Wechselwirkung von Lymphokinen und niedrigmolekularen Mediatoren bei allergisch-entzündlichen Reaktionen ist z. Zt. Gegenstand der aktuellen Forschung.

Interzelluläre Wechselwirkungen

Immunpathologische Veränderungen bedienen sich unterschiedlicher zellbiologischer Abläufe [15]. Es handelt sich dabei um ein Kontinuum von Wechselwirkungen, die nach heutigen Kenntnissen durch Neurotransmittersubstanzen usw. moduliert werden. Infektionen können fernerhin das Gesamtbild überlagern, so daß eine eindeutige Zuordnung des immunologischen Reaktionsbildes erschwert wird. Es gibt Hinweise dafür, daß Oberflächendeterminanten der B-Lymphozyten selber wie auch T-Zellfaktoren in Form von Ig-bindenden Faktoren für die Klassenspezifität der humoralen Antwort verantwortlich sind. In dieser Hinsicht kommt dem B-Zell-Marker CD23 (FcεRII) als Regulator allergischer Reaktionen für die Induktion wie auch Suppression der IgE-Synthese wohl eine entscheidende Bedeutung zu. Inwieweit durch die Anwesenheit niedrigaffiner Fcε-Rezeptoren auf einer Vielzahl von Entzündungszellen (Makrophagen, Monozyten, Eosinophile, Thrombozyten) eine zusätzliche Regulation lymphozytärer Abläufe eingeleitet wird, ist derzeit unklar. Dennoch muß man davon ausgehen, daß IgE induzierte Reaktionen im Gegensatz zu früheren Vorstellungen durch Bindung an hoch- sowie niedrigaffine Rezeptoren für IgE zu einer verstärkten Bildung neugenerierter, wie auch präformierter Mediatoren führen (Abb. 6). Eosinophile oder neutrophile Granulozyten können Mediatoren produzieren, die Mastzellen oder Basophile aktivieren. So können Eosi-

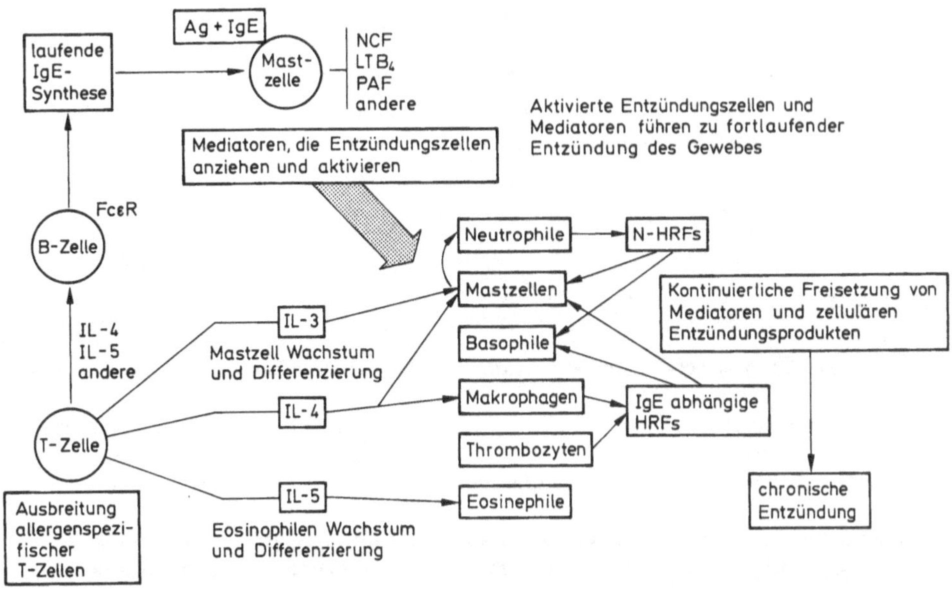

Abb. 6: Rolle von Zytokinen und Entzündungsmediatoren für die frühe und spät einsetzende allergische Reaktion.

nophile kationische Proteine und Leukotrien C4 freisetzen; die kationischen Proteine (wie z. B. das Major Basic Protein – MBP) führen zur Schädigung des Epithels im Respirationstrakt und zur Verschlechterung der Zilienfunktion. Andererseits können Mastzellprodukte z. B. Zytokine ihrerseits in die Regulation der IgE-Synthese wie auch in die Freisetzungskapazität sekundärer Entzündungszellen eingreifen. Lösliche Antigen-Antikörperkomplexe aktivieren das Komplementsystem. Die anaphylaktischen Peptide führen ihrerseits an Mastzellen und basophilen Granulozyten zur Sekretion von präformierten und neugenerierten Mediatoren. An neutrophilen Granulozyten und Monozyten, Makrophagen und Thrombozyten kommt es zur Freisetzung von Eicosanoiden und lysosomalen Enzymen. Eine Zytokinfreisetzung aus unterschiedlichen Zielzellen (Il-1, TNF) durch aktivierte Komplementbruchstücke ist beschrieben. Sensibilisierte T-Lymphozyten können nach Antigenkontakt Lymphokine freisetzen. Lymphozytäre Faktoren mit chemotaktischer Aktivität für Basophile und Eosinophile sind bekannt. Lymphozytäre Faktoren modulieren und verstärken das Sekretionsausmaß. Histamin-freisetzende Faktoren sind aus unterschiedlichen Zellquellen beschrieben worden. Die Bedeutung der Neuropeptide für die Induktion und Modulation immunpathologischer Vorgänge und ihr Einfluß auf die Effektorzellen des Immunsystems ist unbestritten. Unter dem Einfluß der umgebenden zellulären Signale kann die zelluläre Reagibilität von sekundären Entzündungszellen verändert sein. Inwieweit die Heterogenität der Mastzellen mit unterschiedlichen Reifungsstadien verbunden ist und somit die Zusammensetzung des entzündlichen Infiltrates für die „Topie“ allergischer Erkrankungen mitverantwortlich ist, ist nicht klar. Insgesamt unterliegen immunpathologische Abläufe in ihrer Induktion und Persistenz einer Vielzahl von Mediatorkaskaden. Es bleibt weiteren Untersuchungen vorbehalten, über eine gemeinsame immunpathogenetische Endstrecke neue Therapiemaßnahmen zu entwickeln.

Literatur

[1] Bach, M. K.: Prospects for the inhibition of leukotriene synthesis. Pharmacol. *33* (1984) 515–521.

[2] CIBA Foundation. D. Chadwick, D. Evered, J. Whelan (Hrsg.): IgE, mast cells and the allergic response. John Wiley and Sons Ltd, Chichester, U.K. 1989.

[3] Ishizaka, K.: Regulation of immunoglobulin E biosynthesis. Adv. Immunol. *47* (1989) 1–44.

[4] Coffmann, R. L., D. A. Lebman, B. Shrader: Transforming growth factor B specifically enhances IgE-production by lipopolysaccharide-stimulated murine B-lymphocytes. J. Exp. Med. *170* (1989) 1039–1044.

[5] Kishimoto, T., T. Hirano: Molecular regulation of B-lymphocyte response. Ann. Rev. Immunol. *6* (1988) 485–512.

[6] König, W., Ph. Pfeiffer, W. Schönfeld et al.: Immunpathologie des oberen Respirationstraktes. In: K. Fleischer, K. Terrahe (Hrsg.): Archives of Oto-Rhino-Laryngology, Supplement I, S. 1–84. Verhandlungsbericht der Deutschen Gesellschaft für Hals-, Nasen-, Ohren-Heilkunde, Kopf- und Hals-Chirurgie, Springer, Berlin–Heidelberg 1987.

[7] König, W.: Microbial interactions with inflammatory cells. Allergologie *12* (1989) 91–95.

[8] König, W., W. Schönfeld, M. Raulf et al.: The neutrophil and leukotrienes – role in health and disease. EICOSANOIDS (Review). Springer Verlag *3* (1990 a) 1–22.

[9] König, W., A. Fischer, Th. Pfeil et al.: Role of CD23 (FcεRII), soluble CD23, cytokines and inflammatory mediators on IgE-synthesis in human peripheral leukocytes (Review). In: Gordon et al. (Hrsg.): Monographs in Allergy, Vol 29, pp 94–123, 1991.

[10] Marone, G., V. Casolaro, R. Cirillo et al.: Pathophysiology of human basophils and mast cells in allergic disorders. Clin. Immunol. Immunopathol. *50* (1989) 24–40.

[11] McGhee, J. R., J. Mestecky, C. D. Elson et al.: Regulation of IgA-synthesis and immune responses by T-cells and interleukins. J. Clin. Immunol. *9* (1989) 175–199.

[12] Metzger, H.: Molecular aspects of receptor and binding factors for IgE. Adv. in Immunol. *43* (1988) 277–312.

[13] Mossmann, T. R., R. L. Coffmann: Heterogeneity of cytokine secretion pattern and functions of helper T-cells. Adv. in Immunol. *46* (1989) 111–147.

[14] Paul, W. E., J. Ohara: B-cell stimulatory factor 1/Interleukin-4. Ann. Rev. Immunol. *5* (1987) 429–459.

[15] Ricci, M.: Immunoregulation in Clinical Disease: An Overview. Clin. Immunol. and Immunopathol. *50* (1989) 3–12.

[16] Schlüter, B., W. König: Microbial pathogenicity and host defense mechanisms – crucial parameters of posttraumatic infections. The Thoracic and Cardiovascular Surgeon. G. Thieme Verlag, Stuttgart *38*, 339–347, 1990.

[17] Vercelli, D., H. H. Jabara, K. I. Arai et al.: Induction of human IgE-synthesis required Interleukin-4 and TIB cell interactions involving the T-cell receptor/CD3 complex and MHC class II antigens. J. Exp. Med. *169* (1989) 1295–1307.

Das Kallikrein-Kinin-System und entzündliche Lungenerkrankungen

G. Kunkel, B. Lehmkuhl, T. Brunnée, J. Kleine-Tebbe, P. Dorow, S. Thalhofer, H. Frank, R. Loddenkemper, C. R. Baumgarten

Einleitung

In den letzten Jahren ist das Verständnis bestimmter pathophysiologischer Abläufe bei Lungenerkrankungen insbesondere durch die Untersuchung bronchoalveolärer Lavageflüssigkeit erheblich bereichert worden. Bei einigen Krankheitsbildern gehört die Untersuchung der BAL Flüssigkeit bereits zur Routine in der Diagnostik und zur Verlaufskontrolle (z. B. Lungenfibrose, Sarkoidose, Pneumonien). Bei anderen Krankheitsbildern wiederum wie z. B. chronische Bronchitis, bronchiale Hyperreaktivität und Asthma bronchiale hat diese Methode noch einen überwiegend wissenschaftlichen Stellenwert.
Neben der reinen Zelldifferenzierung spielten in den letzten Jahren insbesondere Bestimmungen von Entzündungsmediatoren, Enzymen (Plasminogenaktivator, Elastase-Aktivität, Proteasen, Antiproteasen) immunologischen Faktoren (Interleukine, Zytokine, Wachstumsfaktoren, Immunglobuline, Verhalten nach Antigenprovokation) sowie Verlaufskontrollen unter Therapie eine Rolle. An Hand der einzelnen Untersuchungsergebnisse lassen sich langsam für einzelne Krankheitsbilder die pathophysiologischen Mechanismen erahnen, allerdings muß kritisch angemerkt werden, daß man von einem eindeutigen Verständnis der Zusammenhänge bisher weit entfernt ist. Insbesondere fehlen Untersuchungen über die Zell-Zell-Interaktionen bei den einzelnen Krankheitsbildern und deren Auswirkungen auf den weiteren pathophysiologischen Ablauf bei Entzündungen der Bronchialschleimhaut und des Lungenparenchyms.
Es ist wohl unumstritten davon auszugehen, daß nach gesetztem Entzündungsreiz (virale, bakterielle Infektionen, Antigenstimulation, etc.), den verschiedensten Zellen eine besondere Bedeutung in dem jeweiligen Entzündungsprozeß zukommen muß. Hierbei ist von besonderer Wichtigkeit, auf die Charakterisierung und die Funktion der einzelnen in der BAL nachweisbaren Zellen genauer einzugehen, da sie der Ausgangspunkt für die sich anschließenden biochemischen und immunologischen Konsequenzen sind. Die normale Zusammensetzung der Zellzahl von BAL Flüssigkeit zeigt ein eindeutiges Überwiegen der Makrophagen und Lymphozyten mit den entsprechenden Subtypen. Poly-

morphkernige Leukozyten einschließlich Eosinophile und Basophile machen normalerweise nicht mehr als 3% aus [12] (Tab. 1). Dabei ist davon auszugehen, daß unter nicht krankhaften Bedingungen diese Zellen eine Reihe von Aktivitäten im Ruhezustand nicht entfalten, während nach Stimulation (Entzündungsreaktion) zusätzliche Funktionen in Gang kommen.
Ganz im Mittelpunkt steht dabei der Alveolarmakrophage, der durch die Beeinflussung anderer Zellen (Lymphozyten, Mastzellen, Eosinophile) den Entzündungsvorgang in Gang bringt. Die Funktion des Alveolarmakrophagen (Abb. 1) wird in einem Zusammenspiel (up and down regulation) über FiM (Factor increasing monocytopoesis) und MiF (makrophage migration inhibitory factor) reguliert und ist für den Beginn der Entzündungsreaktion haupt-

Tab. 1: Profil der zellulären Bestandteile aus normaler bronchoalveolärer Lavageflüssigkeit (Nichtraucher, 100–300 ml Lavagen)

Zellzahl	$10-15 \times 10^6$
vitale Zellen	>85%
Differentialzählung nach Cytospin	
Zellfärbung [%]	
– Makrophagen	85
– polymorphkernige Neutrophile	1–2
– Eosinophile/Basophile	<1
– Zilienzellen	1–5
Lymphozyten	7–12
– Lymphocyten-Untergruppen [%]	
– T-Zellen	70
– T-Helferzellen*	50
– T-Suppressorzellen*	30
– T-Killerzellen	7
– B-Zellen** (Plasmazellen)	10
– unklassifiziert	10

* prozentual der T-Zellen, T_H/T_S Verhältnis ca. 1,5–1,8
** ein Teil der Plasmazellen setzen Immunglobuline frei: IgG = IgA > IgM > IgE

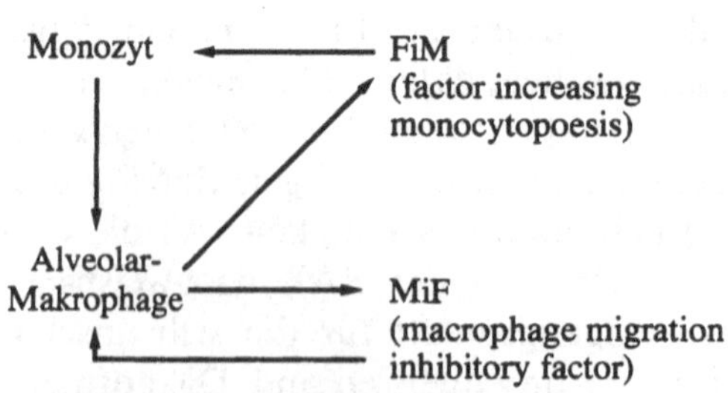

Abb. 1: Auf- und Ab-Regulation (Beginn der entzündlichen Immunantwort mit Auslösung der verzögerten Sofort-Typ Reaktion)

sächlich verantwortlich. Die zytochemischen Charakteristika und die Funktionen sind in Tab. 2 zusammengestellt [13]. Nach Stimulation kommt es ebenso zu einem vermehrten Auftreten von Arachidonsäuremetaboliten wie LTC_4, LTD_4, PAF und einer Erhöhung der O_2Radikale [7]. Obwohl bis heute nicht klar ist, welcher Stellenwert dem Alveolarmakrophagen in Bezug auf Antigenpräsentation und immunregulatorische Eigenschaften zugeschrieben werden kann, besteht kein Zweifel daran, daß er eine wichtige Rolle bei der akuten und chronischen Entzündungsreaktion einnimmt. Neben dem Alveolarmakro-

Tab. 2: Zytochemische Charakteristika und Funktionen zu Beginn der Entzündungsreaktion

Zytochemisches Profil	
Esterase-Aktivität	100%
Peroxidase-Aktivität	1%
Lysozym	100%
Glucoronidase	100%
F4/80 Antigen	100%
25F9 Antikörper	100%
Fcγ Rezeptor	72%
C3b Rezeptor	2%
Funktion	
Phagozytose	
intrazelluläre „Killerfunktion“	
DNA Synthese 3% (keine Proliferation)	
PGE_2 (Inhibition der Fibroblasten-Proliferation)	
Freisetzung von:	
Fibroblasten-Wachstumsfaktoren	
platelet derived growth factor (PDGF)	
Fibronectin	
alveolar macrophage derived growth factor (AMDGF)	
cachectin/tumor necrosis factor α (TNF-α)	

phagen spielen Neutrophile und Eosinophile bei der Entzündungsreaktion eine bedeutsame Rolle. Ihre Beteiligung an dem Entzündungsprozeß ist in Tab. 3 für Neutrophile [9] und für Eosinophile in Tab. 4 [5] dargestellt. Die Beteiligung von Mastzellen und Lymphozyten ist gut beschrieben für die allergische Manifestation an den Atemwegen. Eine gute Übersicht findet sich bei Kay [6].
Über die Funktion der einzelnen Zellbestandteile hinaus konnte in den letzten Jahren in alveolären Lavageflüssigkeiten eine Reihe von wichtigen Bestandteilen nachgewiesen werden [12] (Tab. 5).
Aus diesen Vorbemerkungen wird ersichtlich, wie wichtig für die Pathophysiologie die Zell-Zell-Interaktionen mit den sich anschließenden biochemischen Vorgängen sind.

Tab. 3: Beteiligung von Neutrophilen am Entzündungsprozeß

NCF (aus Mastzellen oder Makrophagen)
LTB_4
Immunkomplexen (Arthusreaktion)
→ Komplement-Aktivierung
→ C5a Bildung (chemotaktisch)
C-reaktives Protein
→ Komplement-Aktivierung

Funktion
Freisetzung von lysosomalen Enzymen
→ Digestion von Immunkomplexen
→ Ingestion von C-reaktivem Protein
Freisetzung von Elastase
→ degradiert:
- Elastin
- Proteoglykan
- Typ III Kollagen

Tab. 4: Beteiligung von Eosinophilen am Entzündungsprozeß

Enzyme
Histaminase
saure Phosphatase
Phospholipase A + D
Arylsulfatase
Peroxidase (zytotoxisch, Stimulation von Mastzellen)
Kollagenase (Degradierung von Typ I + III Kollagen)

kationische Proteine
MBP (major basic protein)
→ Histaminfreisetzung aus Mastzellen und Basophilen
→ toxisch für Epithelialzellen
ECP (eosinophil cathionic protein)
eosinophil derived neurotoxin
eosinophil protein X

Mediatoren aus Membran-Phospholipiden
LTC_4
PAF

andere
O_2-Radikale
FCε-Rezeptoren (IgE)

Tab. 5: Zusammensetzung der nicht-zellulären Bestandteile normaler bronchoalveolärer Lavageflüssigkeit

Albumin	
Transferrin	
Immunologische Proteine	Immunglobuline
	IgA
	– 11S dimer, gebundene sekr.
	– Komponente, J-Kette (>90%)
	– monomer (<10%)
	IgG
	– IgG_1 65%
	– IgG_2 28%
	– IgG_3 4%
	– IgG_4 5%
	Komplementfaktoren
	– Properdin B
	– C3, C4, C5, C6
	– Lactoferrin
Bronchialepithel	freie sekretorische Komponente
	carzinoembryonales Antigen
	Keratin
	Mucus-Glycoproteine
Strukturproteine	Fibronectin
	Laminin
Enzyme	Präkallikrein-Aktivator
	Angiotensin converting enzyme
Enzym-Inhibitoren	α_1-Antitrypsin
	niedermolekularer Trypsin-Inaktivator
	α_2-Makroglobulin
Sekretionsprodukte aus Makrophagen	Lysozym
	Angiotensin converting enzyme
	Leukotriene (LTB_4)
Surfactant	

Inhalt der vorgelegten Untersuchungen ist es, die Bedeutung des Kallikrein-Kinin-Systems für die untersuchten Kollektive (Pneumonien, Sarkoidose, Fibrose, chronische Bronchitis) zu untersuchen.

Material und Methoden

Insgesamt wurden in dieser Studie 59 Patienten mit unterschiedlichen Grundkrankheiten im Vergleich zu acht Kontrollen (dabei handelt es sich um Lavageflüssigkeit von der gesunden Seite bei Patienten mit Bronchialkarzinom) einbezogen. Die demographischen Daten finden sich in Tab. 6. Die Diagnose-

Tab. 6: Demographische Daten des untersuchten Patientenkollektivs

	n	Alter [Jahre]	Geschlecht m	w
Pneumonien	15	58	10	5
chronische Bronchitis	19	59	11	8
Sarkoidose	6	49	3	3
Fibrose	11	56	7	4
Kontrollen	8	32	4	4
Σ	59		35	24

sicherung der einzelnen Kollektive erfolgte über klinischen Verlauf, Röntgen und/oder Biopsie.
In der der BAL wurden folgende Parameter bestimmt:

1. Albumin (HSA) (Doppel-Antikörper RIA)
2. Histamin (fluorometrisch)
3. Kinin (RIA)
4. TAME-Esterase-Aktivität (radiometrisch)

Ergebnis

In Abb. 2 sind die HSA-Konzentrationen dargestellt. Im Vergleich zu dem Kontrollkollektiv findet sich eine signifikante Erniedrigung bei Patienten mit Pneumonien und chronischer Bronchitis. Für Patienten mit Fibrosen findet

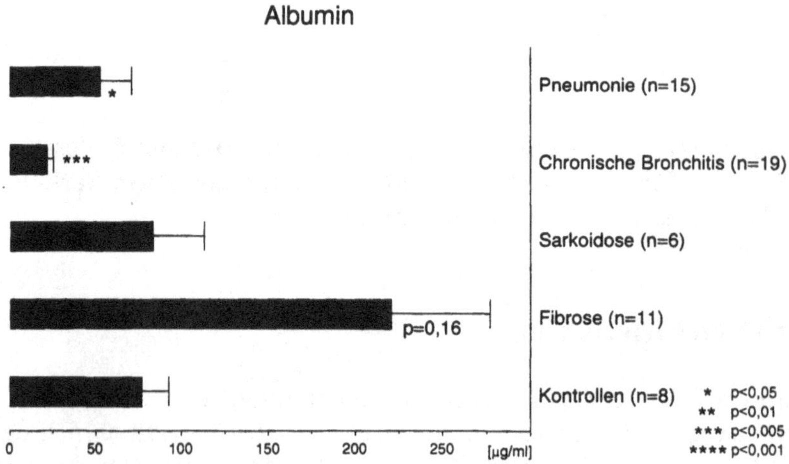

Abb. 2: Proteinkonzentration in bronchoalveolären Lavagen

sich eine Erhöhung, während bei Sarkoidose ein Unterschied zum Kontrollkollektiv nicht zu erkennen ist.
In Abb. 3 sind die Ergebnisse für die Histaminkonzentration dargestellt. Hier findet sich für alle untersuchten Patientengruppen eine deutliche Erhöhung der Histaminkonzentration im Vergleich zum Kontrollkollektiv. Allerdings sind auch hier die signifikanten Erhöhungen bei Pneumonie und chronischer Bronchitis am geringsten ausgeprägt.
In Abb. 4 finden sich die nachweisbaren Bradykininkonzentrationen, die für alle untersuchten Kollektive eine signifikante Erhöhung ergaben, jedoch für

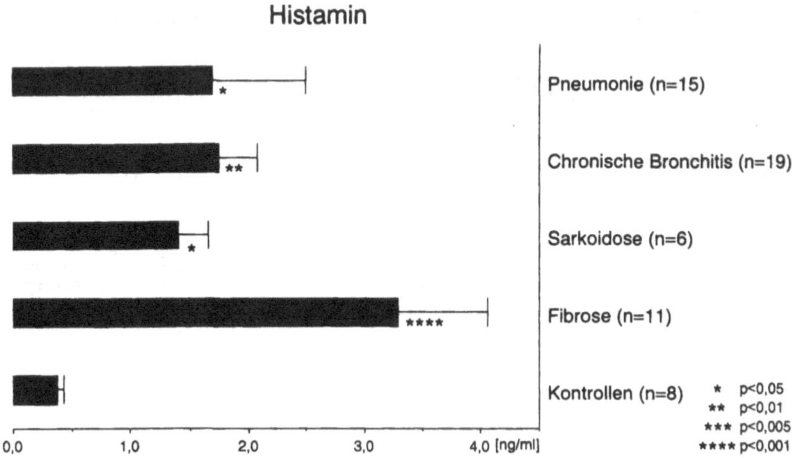

Abb. 3: Mediatorkonzentration in bronchoalveolären Lavagen

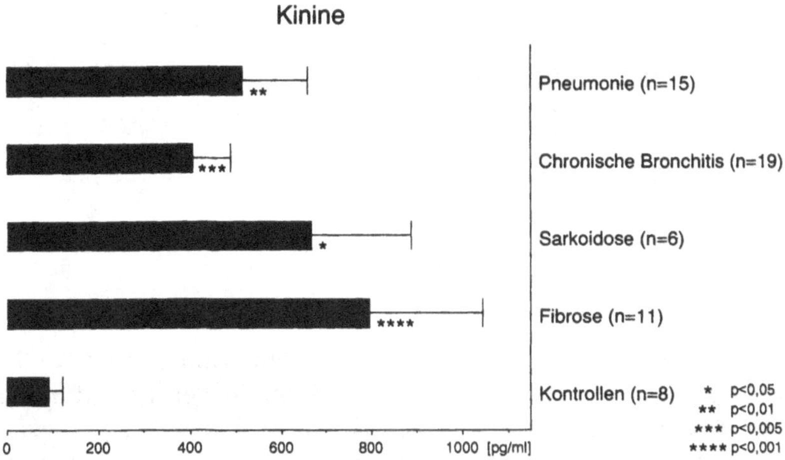

Abb. 4: Mediatorkonzentration in bronchoalveolären Lavagen

Sarkoidose am geringsten ausfielen. Ein paralleles Bild ergibt sich für die TAME-Esterase-Aktivität (Abb. 5) (Kallikrein-Aktivität), wobei auch hier wiederum zu bemerken ist, daß bei Sarkoidosepatienten die Signifikanz am geringsten war. Eine zusammenfassende Darstellung der Signifikanz findet sich in Tab. 7.

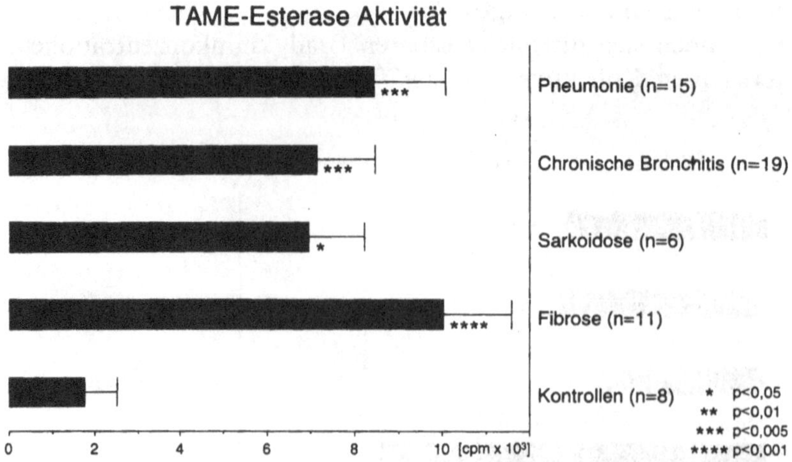

Abb. 5: Mediatorkonzentration in bronchoalveolären Lavagen

Tab. 7: Signifikanzniveau (Mediatorkonzentrationen versus Kontrollkollektiv)

	HSA	Histamin	Kinine	TAME
Pneumonien	$p < 0{,}05$ (< Kontrollen)	$p < 0{,}05$	$p < 0{,}01$	$p < 0{,}005$
chronische Bronchitis	$p < 0{,}005$ (< Kontrollen)	$p < 0{,}01$	$p < 0{,}005$	$p < 0{,}005$
Sarkoidose	∅	$p < 0{,}05$	$p < 0{,}05$	$p < 0{,}05$
Fibrose	$p = 0{,}16$	$p < 0{,}001$	$p < 0{,}001$	$p < 0{,}001$

Diskussion

Untersuchungsergebnisse über die Bedeutung von Kininen und Kallikrein bei den untersuchten Kollektiven finden sich bisher in der Literatur nicht. Am besten ist das Kallikrein-Kinin-System bisher bei der allergischen Rhinitis beschrieben [10]. Hier konnte nachgewiesen werden, daß nach Antigenprovokation Bradykinin und TAME-Esterase-Aktivität bei normalen Ausgangswerten erheblich ansteigen. Dieser Befund wird als Reaktion auf die Histaminfreisetzung mit nachfolgender Plasmaexsudation und Bereitstellung von Kininogenen erklärt, wobei wahrscheinlich der Hauptanteil der Kallikrein-Aktivität ebenfalls aus dem Plasma stammt und nur ein geringer Teil aus den exkretorischen Drüsen der nasalen Mucosa in Form von glandulärem Kallikrein direkt in das Nasenlumen sezerniert wird [2]. Auch im BAL-Fluid konnte bei Patienten mit allergischem Asthma bronchiale erhöhte Bradykinin-Konzentration gegenüber Normalpersonen nachgewiesen werden, die parallel zur ansteigenden TAME-Esterase-Aktivität signifikant nach bronchialer Provokation ansteigt [1, 8]. Sowohl in Nasenlavagen als auch in BAL-Flüssigkeit wurde aktiviertes glanduläres Kallikrein nachgewiesen, wobei der Anteil dieser Enzyme an der Kinin-Aktivierung in der Lunge noch unklar ist [3, 4]. An der Beteiligung des Kallikrein-Kininsystems bei der allergischen Entzündungsreaktion im oberen und unteren Respirationstrakt besteht heute kein Zweifel mehr. Bei der hier vorgestellten Untersuchung konnte folgendes festgestellt werden:

1. Die Plasmaexsudation bei Fibrose ist signifikant erhöht, während diese sich für Pneumonie und chronische Bronchitis erniedrigt findet. Bei Sarkoidose war kein Unterschied gegenüber dem Kontrollkollektiv feststellbar. Dies bedeutet, daß eine erhöhte Plasmatranssudation nur bei Fibrosepatienten vorhanden ist.
2. Die Histaminkonzentration ist in allen untersuchten Kollektiven signifikant erhöht, allerdings mit unterschiedlicher Ausprägung. So findet sich die geringste Erhöhung bei Pneumonie und chronischer Bronchitis, während für Sarkoidose und Fibrose ein erheblicher Anstieg zu verzeichnen war.
3. Die Kininkonzentration und TAME-Konzentration haben einen wie gewohnt, da voneinander abhängig, parallelen Verlauf, wobei auffällig ist, daß die geringste Signifikanz für den Anstieg bei Sarkoidosepatienten nachweisbar war.

Die Interpretation der nachgewiesenen Meßwerte gestaltet sich in einigen Fällen sehr schwierig. Für die rein entzündlichen Erkrankungen (bakteriell) findet sich auffälligerweise im Vergleich zum Kontrollkollektiv eine Erniedrigung der HSA-Konzentration als Ausdruck einer eher geringen Plasmatranssudation. Dies bedeutet, daß die Gefäßpermeabilität, gemessen am HSA-Austritt, entgegen der Erwartung eher erniedrigt ist, obwohl die Histaminkonzentration, allerdings mit geringster Signifikanz, für beide Krankheitsbilder erhöht war. Eine plausible Erklärung für diesen Befund wäre eine mehr überwiegend interstitielle und/oder intraalveoläre Transsudation bei diesen Krankheitsbildern, ohne daß genügend Albumin in das Bronchiallumen gelangt. Des weiteren könnte angenommen werden, daß aufgrund der Molekülgröße Kininogen in ausreichender Menge nach intrabronchial gelangt, um hier durch lokal sezerniertes glanduläres Kallikrein in Bradykinin gespalten zu werden. Eine gewisse

Menge an HSA ist in allen Lavagen nachweisbar, so daß Kininogen in jedem Fall vorhanden ist, ob diese Menge jedoch ausreicht, diesen Befund zu erklären, ist nicht sicher. Ähnlich sind die Befunde bei der Sarkoidose zu deuten, obwohl auf Grund der erhöhten Histaminkonzentration eine erhöhte Plasmatranssudation als Folge der Steigerung der Gefäßpermeabilität durch Histamin zu erwarten gewesen wäre. Auf jeden Fall reicht offenbar jedoch die Kininogenmenge aus, um Bradykinin durch Kallikrein entstehen zu lassen. Sehr auffällig sind die Ergebnisse bei den Patienten mit Lungenfibrose, wobei für alle Entzündungsparameter wie Histamin und Bradykinin und indirekt TAME-Esterase-Aktivität die höchste Signifikanz nachweisbar ist, obwohl die Plasmatranssudation, aufgrund der hohen Streuung bei den HSA-Konzentrationen, sich nicht signifikant von dem Kontrollkollektiv abhebt. Individuell ist jedoch hier davon auszugehen, daß in einzelnen Fällen eine hohe Plasmatranssudation stattfindet, die die erhöht gefundenen Meßwerte einfach erklärt. Auch die hohe Konzentration von Histamin ist bemerkenswert, da bisher davon ausgegangen werden konnte, daß Fibrosen mehr den Endzustand einer wohl anfänglich entzündlichen Reaktion darstellen ohne noch wesentlich nachweisbare Entzündungsmechanismen, was mit den vorgelegten Befunden widerlegt ist.
Unter Einbeziehung der Zellverschiebungen bei den untersuchten Krankheitsbildern ist zu postulieren, daß bei der Sarkoidose und Fibrose Mastzellen, als einzige Quelle der Histaminfreisetzung, deutlich mehr beteiligt sind als bei der Pneumonie und chronischen Bronchitis. Dieser Befund ist außerordentlich interessant, da von Bradykinin bekannt ist, daß es die Kollagenbildung verstärkt [11], ein Befund wie er sowohl für die Sarkoidose als auch für die Fibrose charakteristisch ist. Bei Pneumonien und chronischer Bronchitis stehen mehr granulozytäre Zellelemente im Vordergrund der Pathologie, so daß hier weniger histaminliberierende Zellen beteiligt sind. Im Hinblick auf die mit Fibrose einhergehenden Lungenerkrankungen wäre möglicherweise ein therapeutischer Ansatz über Antihistamine oder Bradykininantagonisten denkbar, um die Entwicklung zur Fibrose zu vermeiden.
Insgesamt legen diese Befunde weitere Untersuchungen nahe, bronchoalveoläre Lavagen bei den genannten Krankheitsbildern unter Einbeziehung von Untersuchungen über Zell-Zell-Interaktionen, Entzündungsmeditoren und immunologischen Parametern anzuschließen, um über die lokale Pathophysiologie der hier untersuchten Krankheitsbilder Aufschluß zu erzielen.

Literatur

[1] Baumgarten, C. R.: Kallikrein-kinin system and the inflammatory reaction. Proceedings of XIVth Congress of the European Academy of Allergology and Clinical Immunology. Allergologie *12* (1989) 248–254.

[2] Baumgarten, C. R., R. C. Nichols, R. M. Naclerio et al.: Plasma kallikrein during experimentally-induced allergic rhinitis: Role in kinin formation and contributation to TAME-esterase activity in nasal secretion. J. Immunol. *137* (1986) 977–982.
[3] Baumgarten, C. R., R. C. Nichols, R. M. Naclerio et al.: Concentration of glandular kallikrein in human nasal secretions increase during experimentally-induced allergic rhinitis. J. Immunol. *137* (1986) 1323–1328.
[4] Christiansen, S. C., D. Proud, B. L. Zuraw et al.: Inhibition of bronchial kallikrein by alpha-I-proteinase inhibitor (alpha-I-PI) in asthma. J. Allergy Clin. Immunol. *79* (1987) 257.
[5] Goddard, P., J. Bousquet, B. Lebel et al.: Le lavage bronchoalvéolaire chez l'asthmatic, Clinical Respiratory Physiology *23* (1987) 73–83.
[6] Kay, A. B.: Allergy and Inflammation. Academic Press 1987.
[7] König, W., J. Knöller, W. Schönfeld: Mediators and cellular interaction in the lung. In: C. Sorg (Hrsg.): The Alveolar Macrophage, S. 119–138. Regensberg und Biermann 1988.
[8] Lehmkuhl, B., R. Henning, T. Brunnée et al. Bradykinin and other inflammatory mediators in BAL-Fluid from patients with active pulmonary inflammation. J. Allergy Clin. Immunol. *85* (1990) 158.
[9] Parish, W. E.: Neutrophils in Allergic Reactions. Proceedings of the XIIth International Congress of Allergology and Clinical Immunology. C. V. Mosby, Q. 1986.
[10] Proud, D. and C. R. Baumgarten: Kinins in nasal lavage fluid. In: N. Mygind, U. Pipkorn (Hrsg.): Allergy and vasomotor Rhinitis. Pathophysiological aspects, S. 198–207. Munksgaard, Copenhagen 1987.
[11] Regoli, D.: Kinins. British Medical Bulletin *43*, 2 (1987) 270–284.
[12] Reynolds, H. Y.: Bronchoalveolar Lavage. In: J. F. Murray, J. A. Nadel (Hrsg.): Textbook of Respiratory Medicine, S. 597–610. 1988.
[13] 1: Van Furth, R., A. Blussé, P. H. van Oud Alblas et al.: Origin, Characteristics and Functions of Alveolar Makrophages. In: C. Sorg (Hrsg.): The Alveolar Macrophage, S. 1–14. Regensberg und Biermann 1988. 2: Martinet, Y.: Idiopathic pulmonary fibrosis. A model for the role of macrophage profibiotic mediators in fibrosis. In: C. Sorg (Hrsg.): The Alveolar Macrophage, S. 64–79. Regensberg und Biermann 1988.

Das Kallikrein-Kinin-System und die allergische Entzündungsreaktion

C. R. Baumgarten

Kinine sind potente vasoaktive Peptide, die aus Alpha-2-Globulinen, den sogenannten Kininogenen durch die Aktion verschiedenster Enzyme (Kininogenasen) freigesetzt werden. Wir haben mehrere Gründe, daß Kinine zur spezifisch allergischen und unspezifischen Entzündungsreaktion des Respirationstraktes beitragen können:

1. die pharmakologischen Eigenschaften von Kininen, wie periphere Vasodilatation, die Zunahme des kapillären Blutflusses und der vaskulären Permeabilität, Ödembildung und Schmerzauslösung. Weiterhin Kontraktion der glatten Muskulatur, Stimulation des Ionenflusses und Anstoß der Prostaglandinproduktion
2. unterstützt wird diese Rolle durch die Beobachtung einer Bronchokonstriktion nach bronchialer Provokation mit Bradykinin [5, 6], lokale Bradykininapplikation auf die Nasenschleimhaut erzeugt Symptome der Rhinitis [4, 10]
3. Proud et al. [11] demonstrierten als erste Kiningenerationen in vivo in der Nase nach lokaler Antigenprovokation bei Patienten mit allergischer Rhinitis.

Es sind verschiedene Mechanismen der Kininformation bekannt. Abb. 1 zeigt schematisch den Plasma-Pathway, die Hagemann-Faktor abhängige Plasma-Kallikreinaktivierung und den sogenannten Tissue-Pathway, die Formation von Lysyl-Bradykinin durch Gewebekallikrein. Unabhängig vom Plasma- und Gewebekallikrein sind einige andere Kininogenaseaktivitäten bekannt, welche zur Freisetzung von Kininen während entzündlicher Vorgänge (zelluläre Proteasen) führen.
Im menschlichen Plasma interagieren Hagemann-Faktor (HF), Präkallikrein und high molecular weight kininogen (HMWK) mit negativ geladenen Oberflächen, der HF wird aktiviert, Präkallikrein zu aktivem Kallikrein konvertiert und aus HMWK das biologisch aktive Peptid Bradykinin (Bk) freigesetzt. In einem positiven Feedback-Mechanismus aktiviert das freigesetzte Kallikrein, welches sich ebenfalls an der Oberfläche anlagert, rasch fast den gesamten HF [12]. Sofort nach Freisetzung von Bradykinin beginnt seine Digestion durch

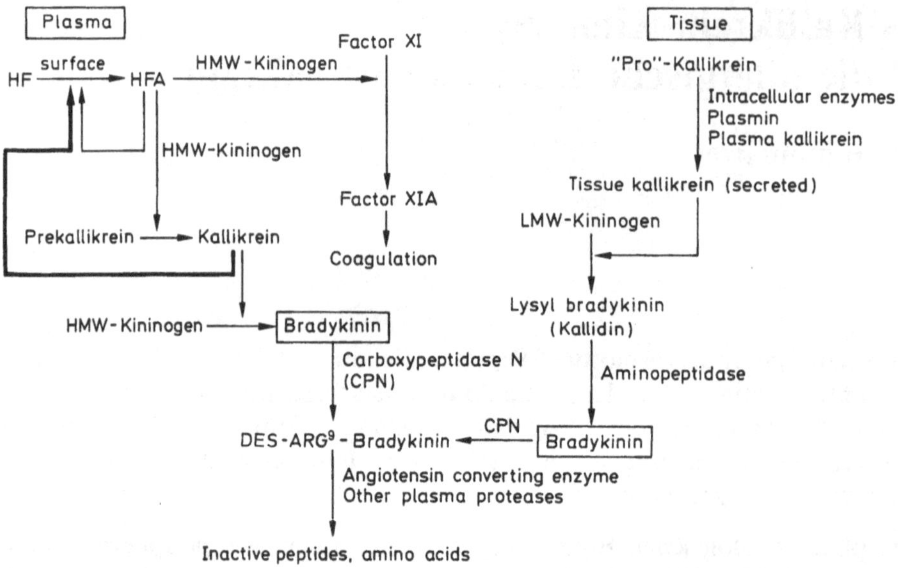

Abb. 1: Mechanismen der Kinin-Formation:
Plasma-(Kontaktaktivierung) und Gewebe-Pathways und die ersten Schritte des Kininabbaus.

Kininasen (Carboxypeptidase N und ACE). Über des-arg^9-Bk zu einem Pentapeptid und einem Tripeptid und schließlich erfolgt die komplette Degradation zu Aminosäuren.

Immunologisch und physikochemisch vom Plasmakallikrein zu unterscheidendes Gewebekallikrein setzt Kinine sowohl aus HMWK als auch aus low molecular weight kininogen (LMWK) frei. Gewebekallikrein ist weit verbreitet im Organismus, so in vielen exokrinen Organen, welches die potentielle Rolle für eine Beteiligung an der Kiningeneration an vielen Orten darstellt. Diese Rolle wird noch unterstützt durch die relative Resistenz gegenüber Inhibitoren und durch den größeren Pool verfügbaren Substrates.

Die allergische Rhinitis ist ein Beispiel einer allergischen Erkrankung mit akuter IgE-abhängiger Entzündung mit einer sogenannten early phase und einer late phase Reaktion (LPR). Die Demonstration von Kinin im Nasensekret nach intranasaler Antigenprovokation ist ein erster direkter in vivo Nachweis der Kininfreisetzung. Abb. 1 zeigt den Zeitverlauf der Bradykinin freisetzung, der parallel zur Histaminfreisetzung verläuft. Auch bei der LPR kommt es parallel zur Histaminfreisetzung zur Ausschüttung von Kininen. HPLC-Analysen des immunoreaktiven Kinins ergaben ca. 70% Bradykinin und 30% Lysylbradykinin [9, 11].

Unter Verwendung des von Naclerio entwickelten Nasenprovokationsmodells [8] wurden die Mechanismen der Kininformation studiert. Der Nachweis von Lysylbradykinin mittels HPLC-Analyse läßt uns annehmen, daß Gewebekallikrein bei der Kininbildung in der Nase beteiligt ist. Bradykinin kann also gebildet werden direkt vom HMWK durch HPK-Aktivierung oder durch Lysin-Entfernung vom Lys-Bk durch ebenfalls nachgewiesene Aminopeptidasen. Mittels spezifischer RIAs für Kininogen konnten wir signifikante Anstiege der Kininkonzentration und Albumin bei Allergikern nachweisen, weiterhin eine hoch signifikante Parallelität zwischen den Proteinen und Mediatoren. Diese Ergebnisse zeigen an, daß die Mastzell-Mediatoren zu einer Zunahme der vaskulären Permeabilität führen und daß die Kininogene vom Plasma in das Nasensekret während der allergischen Antwort transfundieren. Weitere Studien konnten beide Kallikreine im Nasensekret nach Antigenprovokation nachweisen [1, 2] und wir wissen heute, daß Gewebekallikrein in den kleinen seromukösen Drüsen und Becherzellen des Epithels lokalisiert ist [3] (Abb. 2).

Bevor ich die Kiningeneration beim Asthma demonstriere, seien zwei Beispiele der Interaktion von anderen Mediatoren mit Bradykinin genannt.

1. Die antigenbedingte Kiningeneration ist an Mastzellaktivierung gekoppelt. Ein ähnliches Mediator-Muster wurde in der nasalen Sekretion nach kalter trockener Luft (CDA) gesehen, was ebenfalls die Annahme unterstützt, daß CDA in einer Mastzellaktivierung resultiert [14]. Die Mastzellaktivierung parallel zur Kiningeneration ist jedoch keine automatische Konsequenz. Histaminprovokationen sollten wie Allergenprovokationen zu einer Zunahme der vaskulären Permeabilität und Plasmainflux von Proteinen wie Albumin, Kininogen und Plasmakallikrein führen, aber diese Stimulation mit Histamin sollte

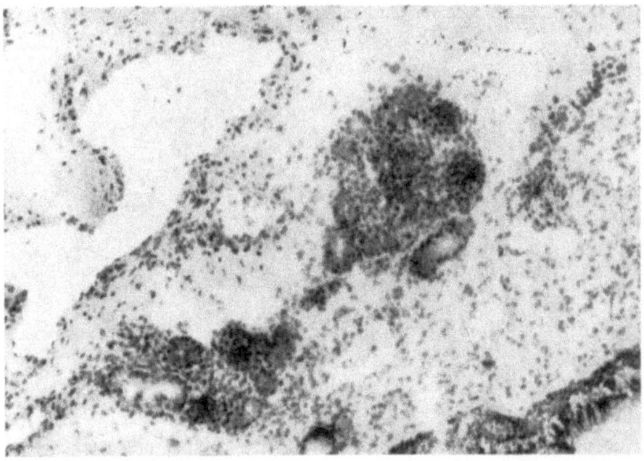

Abb. 2: Lichtmikroskopisches Bild der menschlichen Nasenmucosa aus der unteren Nasenmuschel mit der Lokalisation von Gewebekallikrein (rote Fuchsinfärbung) in den kleinen sero-mukösen Drüsen und in der Schleimschicht der apikalen Oberfläche.

Mastzellmediatoren selbst nicht freisetzen. Lavagen nach Histamintitration zeigen in der Tat Albumin, Plasma-Kallikrein, TAME-Esterase-Aktivität, assoziert mit Kininformationen (Abb. 3) [13]. Tryptase, in Gelfiltrationsexperimenten demonstriert, wurde im Gegensatz zur Antigenprovokation nicht nachgewiesen [1]. Die Ergebnisse unterstreichen, daß die Kiningeneration unabhängig von Mastzellaktivierung ablaufen kann.
2. Bradykinin lokal in der Nase appliziert kann Symptome der Rhinitis erzeugen, was ebenfalls nicht mit einer Mastzellaktivierung verbunden ist. Es kommt zum Anstieg von Plasma-abkömmlichen Mediatoren, Histamin oder PGD_2, das Haupt-Zyklooxygenase-Produkt der Mastzelle stieg nicht an (Abb. 4) [4, 10].

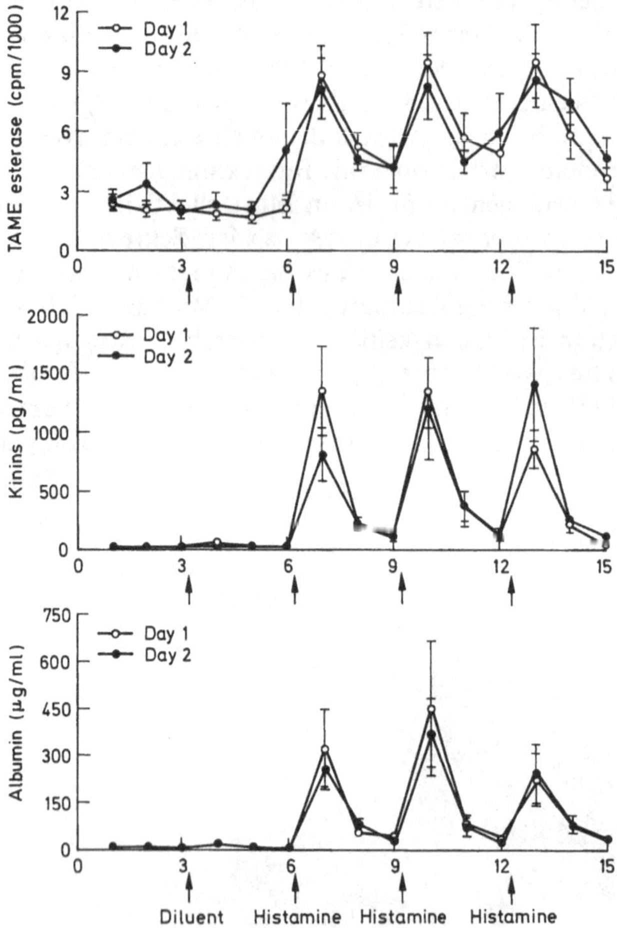

Abb. 3: Konzentrationen von Plasma-Marker (Mittelwerte und SEM) nach wiederholten Histaminprovokationen mit anschließenden Lavagen (Nummern der Abszisse) an 2 verschiedenen Tagen.

Die Fähigkeit der Kinine, relevante Symptome in der Nase zu erzeugen, zusammen mit dem Auftreten von Kininen bei nicht nur der allergischen Rhinitis macht sie zu bedeutenden Mediatoren des oberen Respirationstraktes. Prof. Kunkel et al. berichtete im vorangehenden Vortrag über erhöhte Kinin-Level in BAL-Fluid bei den verschiedensten entzündlichen Lungenerkrankungen im Vergleich zu gesunden Kontrollpersonen. Zusätzlich konnten wir in jüngsten Studien in BAL-Fluid erhöhte Level von immunoreaktiven Kininen nach lokaler bronchialer Antigenprovokation demonstrieren (Abb. 5). Bei asymptomatischen Asthmatikern ist in der BAL-Fluid im Vergleich zu gesunden Kontrollpersonen ein signifikant erhöhter Histaminlevel ebenso vorhanden wie bei anderen entzündlichen Lungenerkrankungen. Immunoreaktive Kinine selbst waren jedoch nicht signifikant erhöht. Nach lokaler intrabronchialer Allergenprovokation mit anschließender BAL kommt es jedoch zu einem signifikanten Anstieg der Kinine sofort nach der lokalen Antwort innerhalb von 10 Minuten mit Abfall nach 8 und 24 Stunden nach lokaler Antigenprovokation.

Abb. 6 zeigt die Kinetik der Kiningeneration bei einer 40jährigen Patientin mit deutlichem Anstieg 10 Minuten nach Antigenprovokation gegenüber dem Kiningehalt vor Provokation (Baseline). Die Erhöhung nach 8 bis 24 Stunden reflektiert möglicherweise die wiederholte Lavageprozedur, da auch bei Kon-

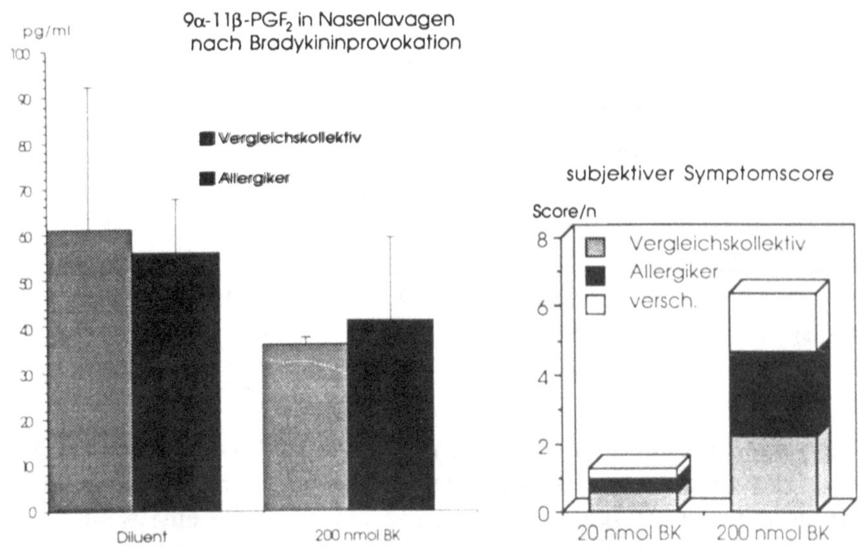

LTC_4 ließ sich in keiner der analysierten Proben (Diluent, nach 200 nmol Bradykinin) nachweisen (Nachweisgrenze: 20pg/ml).

Abb. 4a, 4b: Subjektiver Symptom-Score nach nasaler Bradykinin-Applikation (Schwellung, Sekretion, Niesen, Irritation) ohne Anstieg von Mastzell-Mediatoren.

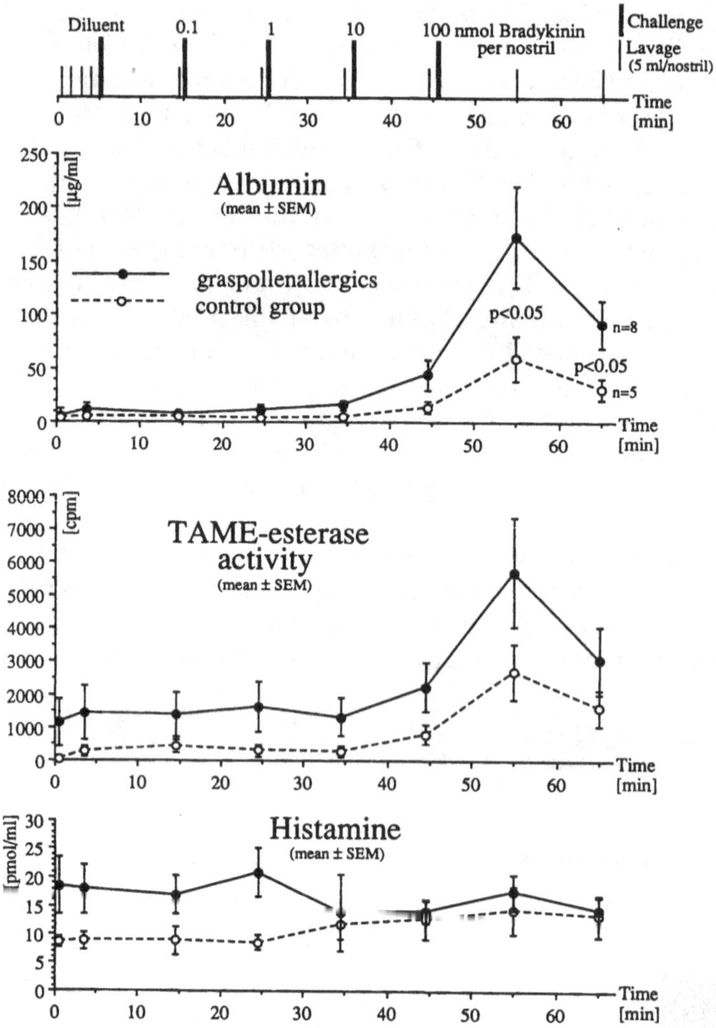

Abb. 4b

trollpersonen eine Erhöhungstendenz nachweisbar war [7]. Diese jüngsten Studien zeigen, daß Kinine auch an Lungenkrankheiten beteiligt sind. Die Studien mit lokaler bronchialer Antigenprovokation zeigen erstmalig eine Kiningeneration bei Asthmatikern als Folge der bronchialen Antigenprovokation.

Die demonstrierte Kiningeneration und ihre Wechselwirkungen mit anderen Mediatoren lassen den Schluß zu, daß Kinine nahezu in allen entzündlichen Erkrankungen des unteren Respirationstraktes in Analogie zum oberen eine Rolle spielen.

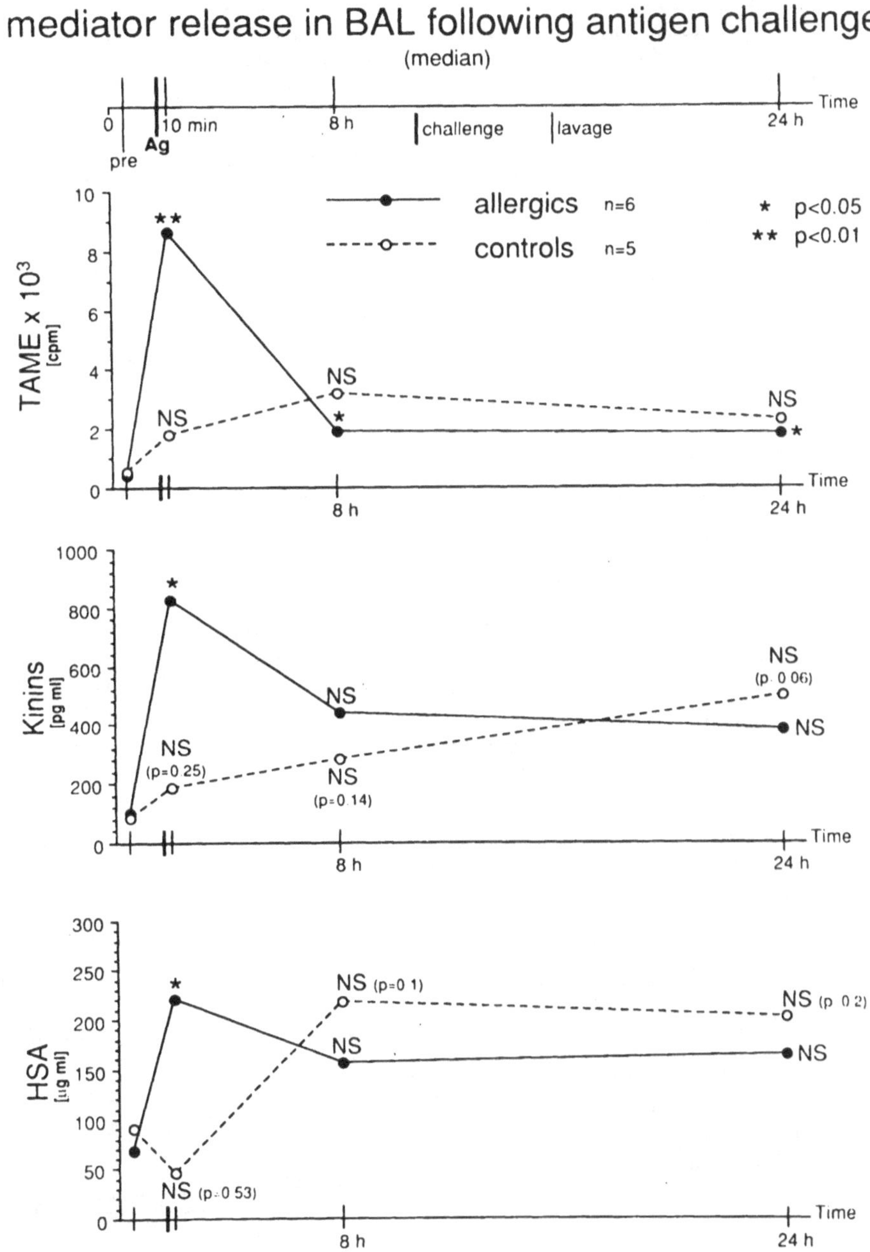

Abb. 5: Signifikante Anstiege von Kininen in BAL-Flüssigkeit 10 min. nach lokaler Segmentprovokation mit Abfall nach 24 h auf Ruhewerte.

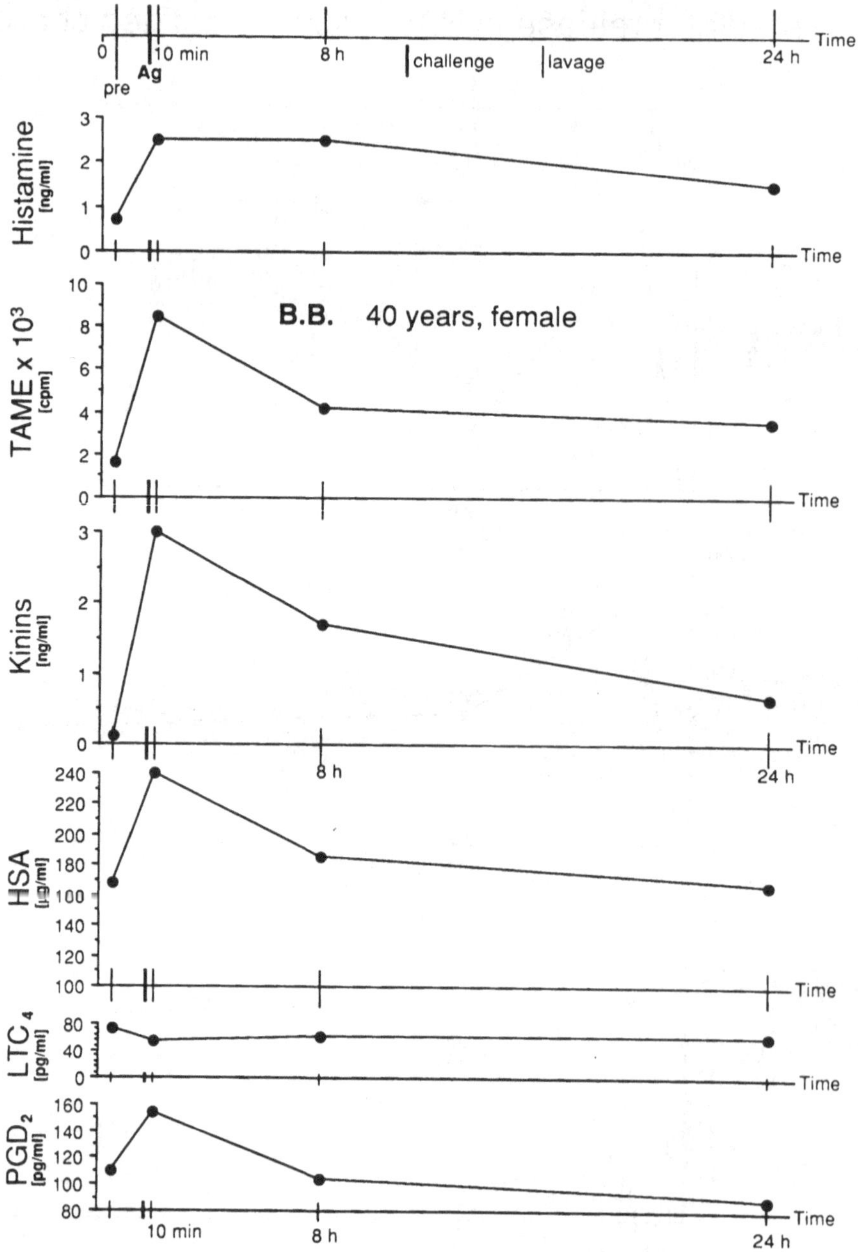

Abb. 6: Mediatoranstiege in der BAL-Flüssigkeit einer 40jährigen Patientin im Verlauf von 24 h nach lokaler bronchialer Antigenprovokation.

Literatur

[1] Baumgarten, C. R., R. C. Nichols, R. M. Naclerio et al.: Plasma kallikrein during experimentally-induced allergic rhinitis: Role in kinin formation and contribution to TAME-esterase activity in nasal secretions. J. Immunol. *137* (1986) 977–982.

[2] Baumgarten, C. R., R. C. Nichols, R. M. Naclerio et al.: Concentrations of glandular kallikrein in human nasal secretions increase during experimentally-induced allergic rhinitis. J. Immunol. *137* (1986) 1323–1328.

[3] Baumgarten, C. R., R. Schwarting, G. Kunkel: Localization of glandular Kallikrein in nasal mucosa of allergic and nonallergic individuals. Advances in experim. Medicine and Biology, Vol. *247 B* (1989) 523–528.

[4] Brunnee, T., G. Kunkel, C. R. Baumgarten: Nasal Provocation with Bradykinin (BK) and inflammatory mediator response in patients with seasonal allergic rhinitis. Allergologie *12* (Abst.) (1989) 78.

[5] Fuller, R. W., C. M. Dixon, M. C. Cuss et al.: Bradykinin-induced bronchoconstriction in humans. Am. Rev. Respir. Dis. *136* (1987) 176–180.

[6] Herxheimer, H., E. Stresemann: The effect of bradykinin aerosol in guinea pigs and man. J. Physiol. London *158* (1961) 38–39.

[7] Lehmkuhl, B., R. Hennig, T. Brunnee et al.: Bradykinin and other inflammatory mediators in BAL-Fluid from patients with active pulmonary inflammation. J. Allergy Clin. Immunol. *85* (Abst.) (1990) 158.

[8] Naclerio, R. M., H. L. Meier, A. Kagey-Sobotka et al.: Mediator release after nasal airway challenge with allergen. Am. Rev. Respir. Dis. *128* (1983) 597–602.

[9] Proud, D., C. R. Baumgarten, R. M. Naclerio et al.: The role of kinins in human allergic disease. N. Engl. Reg. Allergy Proc. *7* (1986) 213–218.

[10] Proud, D., C. J. Reynolds, S. LaCapra et al.: Nasal provocation with bradykinin induces symptoms of Rhinitis and a sore throat. Am. Rev. Respir. Dis. *137* (1988) 613–616.

[11] Proud, D., A. Togias, R. M. Naclerio at al.: Kinins are generated in vivo following nasal airway challenge of allergic individuals with allergen. J. Clin. Invest. *72* (1983) 1678–1685.

[12] Rosing, J., G. Tans, J. H. Griffin: Surface-dependant activation of human factor XII (Hageman factor) by kallikrein and its light chain. Eur. J. Biochem. *151* (1985) 531–538.

[13] Svensson, C., C. R. Baumgarten, U. Pipkorn et al.: Reversibility and reproducibility of histamine induced plasma leakage in nasal airways. Thorax *44* (1989) 13–18.

[14] Togias, A. G., D. Proud, A. Kagey-Sobotka et al.: The effect of a topical tricyclic antihistamine on the response of the nasal mucosa to challenge with cold, dry air and histamine. J. Allergy Clin. Immunol. *79* (1987) 599–604.

Sulphidopeptide Leukotrienes in Asthma

T. H. Lee

Introduction

Arachidonic acid (AA) released from membrane phospholipids during cell activation may be oxidatively metabolized by the enzymes of the cyclooxygenase or lipoxygenase pathways. AA ist metabolized by the cyclooxygenase pathway to prostaglandins and thromboxane. The 5-lipoxygenase pathway generates 5-hydroperoxyeicosatetraenoic acid (5-HPETE) or is converted enzymatically to the unstable intermediate leukotriene (LT) A4. LTA4 is metabolized by an epoxide hydrolase to LTB4, or by a glutathione-S-transferase termed LTC4 synthase to LTC4. LTC4 is cleaved by gamma-glutamyl-transpeptidase to LTD4, which is converted by a dipeptidase to LTE4. LTB4 is a potent chemoattractant for neutrophils, while the sulfidopeptide leukotrienes (LTC4, LTD4 and LTE4) are potent spasmogens for non-vascular smooth muscle and comprise the activity previously recognized as slow reacting substance of anaphylaxis (SRS-A).

Identification in asthma

Lam and colleagues [7] analysed the bronchoalveolar lavage (BAL) fluid from 17 subjects with mild to severe asthma and from 9 healthy controls. Leukotrienes were resolved from the BAL samples by reverse phase, high performance liquid chromatography (RP-HPLC). LTE4 was detected in the BAL fluid of 15 asthmatic subjects, LTD4 was found in the BAL fluid of 2 asthmatic subjects and LTC4 was not detected. The identity of LTE4 was confirmed by its ultraviolet absorbance spectrum and by fast atom bombardment mass spectroscopy. Leukotrienes were not detected in the BAL fluid of healthy subjects. The sulfidopeptide leukotrienes are potent bronchoconstrictor agents when inhaled. However, the airways of asthmatic subjects are not as hyperresponsive to these agonists as they are to histamine or methacholine. Griffin and colleagues [6] reported that the concentration of LTD4 required to elicit a 30% fall in airflow at 30% vital capacity (V30) in asthmatic subjects was on average only 1/3 that necessary to elicit a response in normal subjects. Barnes and

colleagues demonstrated that the airways of a group of 6 asymptomatic asthmatic subjects were 11-fold more reactive to histamine than those of normal controls, but were on 4- to 5-fold more responsive to LTC4 and LTD4.
Adelroth [1] demonstrated a significant correlation between airway responses to methacholine to those of LTC4 and LTD4 in 12 asthmatic and six non-asthmatic subjects. They also demonstrated a correlation between airways responsiveness to methacholine and relative responsiveness to LTC4 and LTD4 (i.e. the dose of methacholine required to elicit a given airway response ÷ the dose of LTC4 or LTD4 necessary to evoke the same response). Subjects with the most responsive airways demonstrated the lowest relative responsiveness to LTC4 and LTD4 as compared to methacholine. When the airways responses to LTE4 were compared with those to histamine and methacholine in 20 asthmatic subjects and 6 normal subjects [9] there was a correlation between the dose of LTE4 causing a 35% fall in sGaw (PD35 sGAW) with both the histamine PD35 sGaw or the methacholine PD35 sGaw. However, in contrast to the results reported for LTC4 and LTD4 the relative potency of LTE4 compared to histamine and methacholine was greater in asthmatic than in normal subjects [2].
The differences between our findings for LTE4 and those reported for LTC4 and LTD4 may have been due to patient selection, or to methodological differences between studies. We have therefore directly compared the potencies of histamine and methacholine to those of LTC4, LTD4 and LTE4 in 6 asthmatic and 6 normal subjects [2]. The airways of asthmatic subjects were 14-fold, 15-fold, 5-fold, 9-fold and 194-fold more responsive than the airways of normal subjects to histamine, methacholine, LTC4, LTD4 and LTE4, respectively. Furthermore, while LTC4 and LTD4 were 100- to 150-fold more potent than LTE4 in constricting the airways of normal subjects, they were only 4- to 5-fold more potent than LTE4 in asthmatic subjects [2].
Thus, the airways of asthmatic subjects demonstrated a selective and marked hyperresponsiveness to LTE4. These results may reflect the existence of leukotriene receptor subtype heterogencity within the human airway.

Aspirin-induced asthma

A clinical situation in which leukotrienes may play a role is in aspirin sensitivity. A proportion of subjects with asthma are intolerant of aspirin. In these individuals ingestion of aspirin is followed within 1 to 2 hours by the onset of bronchospasm which may be accompanied by rhinitis and/or urticaria. The majority of subjects with aspirin-induced asthma (AIA) may be desensitized to aspirin by the administration of incremental doses of aspirin orally, which may lead to an improvement in the severity of asthma and of rhinitis.

The mechanism of AIA is unknown but probably depends upon inhibition of cyclooxygenase. The evidence that inhibition of cyclooxygenase leads to bronchoconstriction via an increased generation of spasmogenic leukotrienes is compelling. In subjects with AIA ingestion of aspirin was accompanied by the release of immunoreactive LTC4 into nasal secretions [5]. LTC4 was not released following ingestion of aspirin in subjects without AIA or in subjects with AIA following desensitisation. In addition, an asthma attack as a result of aspirin challenge in aspirin sensitive asthmatic subjects leads to an increase in LTE4 levels in urine (Christie and Lee – unpublished).

An additional hypothesis for the mechanism of aspirin sensitivity suggests that there is an increased target organ sensitivity to leukotrienes. Airways responsiveness to histamine and LTE4 was therefore evaluated in five subjects with AIA and in a control group of asthmatic subjects without AIA [3]. LTE4 was on average 145 times more potent than histamine in eliciting bronchoconstriction in subjects without AIA. In contrast LTE4 was 1,870 times more potent than histamine in constricting the airways of subjects with AIA. Furthermore, following oral desensitisation to aspirin there was a mean 20-fold decrease in the sensitivity of the airways to LTE4, but no change in airways responsiveness to histamine. These data suggest that a selective airways hyperresponsiveness to LTE4 may contribute to the pathophysiology of AIA, and that the efficacy of desensitisation may be due in part to a specific down-regulation of receptors for LTE4 within the airways.

The role of leukotrienes in airways hyperresponsiveness in asthma

Pretreatment of guinea-pig tracheal spirals with LTE4, but not LTC4 or LTD4, in the presence of 1.3 mmol/litre of calcium enhanced the subsequent contractile response to histamine [8]. LTE4 in a concentration of 23 nmol/litre produced a mean 0.4 log decrease in the concentration of histamine required to elicit a 50% maximal contraction. In contrast concentrations of LTC4 and LTD4 which elicited the same contractile response as LTE4 did not increase the contractile response of guinea-pig tracheal spirals to histamine. In a separate study LTD4 enhanced the contractile response of guinea pig tracheal spirals only in the presence of very low concentrations of extracellular calcium (0.1 mmol/litre).

Since LTC4 and LTD4 are converted to LTE4 and because LTE4 may persist at the site of contraction for the longest period of time, we investigated the capacity of LTE4 to enhance airways histamine responsiveness in both asthmatic and normal subjects [4]. Inhalation of LTE4 to produce a mean fall in sGaw of 41% led to a mean 3.5-fold decrease in the dose of histamine required to elicit a 35% fall in sGaw (PD35 sGaw) ($p < 10^{-5}$). Inhalation of methacholine to elicit a comparable fall in sGaw was not followed by any significant change in airways histamine responsiveness. Changes in airways histamine responsivenes were maximal at 4 to 7 hours after inhalation of LTE4 and had returned to baseline values by one week. In addition a 50-fold higher dose of LTE4 in normal subjects which produced a 38% fall in sGaw did not enhance airways responsiveness to histamine. Recent work suggests that airways responsiveness to histamine is also enhanced to a comparable degree in asthmatic subjects following inhalation of LTC4 and LTD4 (O'Hickey and Lee – unpublished).

Summary

Bronchial asthma is characterized by airways inflammation and airways hyperresponsiveness. It is unlikely that the pathophysiology of asthma and bronchial hyperresponsiveness can be explained on the basis of a single cell or a single class of mediators. Nevertheless, the possibility that leukotrienes may contribute to the pathogenesis of the inflammatory, vasoactive and spasmogenic components of bronchial asthma is suggested by the properties of these lipid mediators, the preferential capacity of inflammatory cells to generate leukotrienes and the presence of leukotrienes in the airways of asthmatic subjects. The sulfidopeptide leukotrienes are potent bronchoconstrictor agonists when inhaled. The airways of asthmatic subjects are hyperresponsive to leukotrienes as to other bronchoconstrictor agonists. Nevertheless, the airways responsiveness of asthmatic subjects to these agonists demonstrate several unusual properties. While the airways of asthmatic subjects are relatively less responsive to LTC4 and LTD4, compared to agents such as histamine or methacholine, they demonstrate a marked and selective hyperresponsiveness to LTE4, suggesting a possibly unique role for this mediator in the pathogenesis of airways hyperresponsiveness. In addition an increased sensitivity of the airways to LTE4 may contribute to the mechanism of aspirin-induced asthma. The capacity of the sulphidopeptide leukotrienes to increase the airways responsiveness of normal subjects to methacholine and of asthmatic subjects to histamine is further evidence for a role for these substances in the pathogenesis of bronchial asthma.

Literature

[1] Adelroth, E., M. M. Morris, F. E. Hargreave et al.: Airway responsiveness to leukotrienes C4 and D4 and to methacholine in patients with asthma and normal controls. N. Engl. J. Med. *315* (1986) 480.

[2] Arm, J. P., S. P. O'Hickey, R. J. Hawsworth et al.: Asthmatic airways have a unique and substantial hyperresponsiveness to LTE4 but not to LTC, methacholine and histamine. Am. Rev. Resp. Dis. (In press).
[3] Arm, J. P., S. P. O'Hickey, B. W. Spur et al.: Airways responsiveness to histamine and leukotriene E4 in subjects with aspirin-induced asthma. Am. Rev. Respir. Dis. (In press).
[4] Arm, J. P., B. W. Spur, T. H. Lee: The effects of inhaled leukotriene E4 on the airways responsiveness to histamine in asthmatic and normal subjects. J. Allergy Clin. Immunol. *82* (1988) 654.
[5] Ferreri, N. R., W. C. Howland, D. D. Stevenson et al.: Release of leukotrienes, prostaglandins and histamine into nasal secretions of aspirin-sensitive asthmatics during reaction to aspirin. Am. Rev. Respir. Dis. *137* (1988) 847.
[6] Griffin, M., J. W. Weis, A. G. Leitch et al.: Effects of leukotriene D4 on the airways in asthma. N. Engl. J. Med. *308* (1983) 436.
[7] Lam, S., H. Chan, J. C. Le Riche et al.: Release of leukotrienes in patients with bronchial asthma. J. Allergy Clin. Immunol. *81* (1988) 711.
[8] Lee, T. H., K. F. Austen, E. J. Corey et al.: Leukotriene E4-induced airway hyperresponsiveness of guinea pig tracheal smooth muscle to histamine and evidence for three separate sulphidopeptide leukotriene receptors. Proc. Natl. Acad. Sci. USA. *81* (1984) 4922.
[9] O'Hickey, S. P., J. P. Arm, P. J. Rees et al.: The relative responsiveness to inhaled leukotriene E4, methacholine and histamine in normal and asthmatic subjects. European, Resp. J. *1* (1988) 913.

Nervale und neurohumorale Mechanismen beim Asthma bronchiale

H.-L. Hahn

Zusammenfassung

Nervale und neurohumorale Mechanismen spielen eine große Rolle beim Asthma bronchiale. Nervale Mechanismen umfassen die sog. klassischen Reflexe, die sowohl pulmonal wie auch extrapulmonal ausgelöst werden können, ferner psychische Reize. Über efferente Nervenbahnen wirken diese Reize auf das respiratorische System einschließlich der Atmungsregulation. Die Wirkung nervaler Auslöser tritt oft massiv und plötzlich ein, ist aber in der Regel kurzfristig. Chronisches Asthma ist allein durch nervale Mechanismen schwer erklärbar, relevant sind hier neurohumorale Abläufe. Hier gibt es mannigfache Interaktionen zwischen Mediatoren und efferenten muskarinartigen Nervenenden (Serotonin, Prostaglandinen, Thromboxanen, Adenosin, Substanz P), die in Bronchospasmus oder vermehrter Schleimsekretion resultieren. Neben dem traditionellen adrenergen/cholinergen System gibt es peptidhaltige Nervenfasern. Wir finden sie in Assoziation mit afferenten und efferenten Vagusfasern, mit Fasern des N. sympathicus und mit somatischen Afferenzen. Inhalative Reize (Zigarettenrauch, SO_2) wirken auf afferente Nervenenden, was eine örtlich begrenzte Antwort mit vermehrter Gefäßdurchlässigkeit, Oedem, Spasmus, evtl. auch Hypersekretion auslöst. Dieser Interaktion liegt möglicherweise die lokale Freisetzung von Tachykininen aus Nervenenden zugrunde, die einen Axonreflex mit antidromer Impulsleitung in afferente Nervenenden umliegender Organellen auslösen. Normalerweise werden Tachykinine durch neutrale Endopeptidase rasch inaktiviert, reichern sich daher an, wenn ihr Abbau durch Hemmung dieser Protease infolge viraler Infekte, durch die hyperreagibilitätsauslösende Substanz Toluendiisozyanat (TDI) oder durch pharmakologischen Eingriff verzögert wird. Immunhistochemische Studien zeigen eine vermehrte Frequenz tachykinin-positiver Nervenfasern beim Asthma bronchiale. Neben dieser Verstärkung eines konstriktorisch wirksamen Einflusses gibt es die Abschwächung eines dilatorisch wirkenden. Ein mit efferenten Vagusfasern assoziiertes inhibitorisches peptiderges Nervensystem benutzt als Neurotransmitter möglicherweise VIP (Vasoaktives Intestinales Peptid). Es gibt Hinweise darauf, daß dieses System bei Asthma zu schwach oder gar nicht ausgeprägt ist; die Befunde verschiedener Untersucher sind allerdings noch widersprüchlich.

Nervale Mechanismen, klassische Reflexe

Hier sind zunächst die klassischen Reflexe zu nennen. Ein Reiz trifft auf sensorische Neurorezeptoren, ein afferentes Signal geht zum Zentralnervensystem, als Reaktion geht ein efferentes Signal vom Zentralnervensystem zu den Erfolgsorganen. Ausgangs- und Zielorgan variieren. Ein Beispiel für einen pulmonal-pulmonalen Reflex wurde von Gold und Kollegen beschrieben [33] (Abb. 1). In Experimenten, in denen rechte und linke Lunge über einen Carlens-Tubus getrennt beatmet wurden, führte Histaminapplikation in nur eine Lungenhälfte zur Bronchokonstriktion auch der Gegenseite, die durch Vagusblokkade ausschließlich der ipsilateralen Seite (d.h., der Seite, die Histamin erhielt) verhindert werden konnte. Dies wäre nicht gelungen, wenn die Bronchokonstriktion der Gegenseite z. B. durch eine Steigerung der Histaminkonzentration im Blut zustandegekommen wäre. Ein pulmonal-pulmonaler Reflex war somit bewiesen. Ein neueres Beispiel für einen pulmonal-pulmonalen Reflex ist die Steigerung der Schleimsekretion submuköser Drüsen durch Jet-Ventilation. Die durch Jet-Ventilation induzierte vermehrte Schleimsekretion ist keine Direktwirkung, sondern beruht auf einer Reizung rasch adaptierender sensorischer

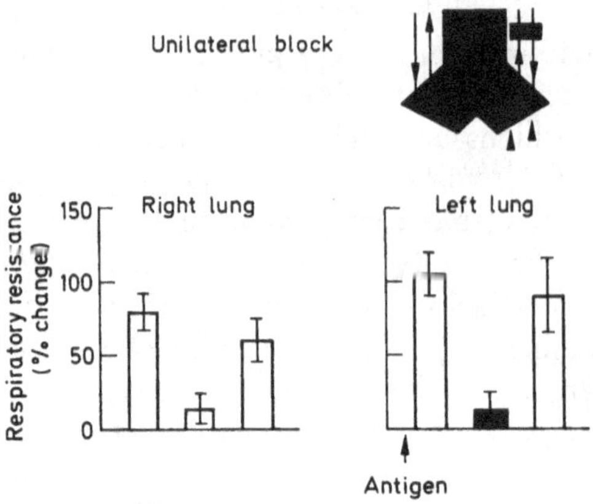

Abb. 1: Narkotisierten Hunden wurde Histamin als Aerosol in die linke Lunge vernebelt (oben rechts). Der Atemwegswiderstand erhöhte sich nicht nur in der linken Lunge, sondern auch in der rechten Lunge, die Histamin nicht direkt erhielt (jeweils linke Säule jeder Darstellung). Einseitige Vagusblockade links hemmte die Reaktion auf beiden Seiten (Mittlere Säule jeder Darstellung). Nach Erwärmen des Vagus stellte sich die beidseitige Bronchokonstriktion wieder ein (rechte Säulen). Der efferente Vagus zur rechten Seite war nie blockiert. Direktwirkungen von Histamin auf das rechtsseitige Bronchialsystem wie auch Interaktionen zwischen Histamin und rechtsseitigen efferenten Vagusimpulsen waren auch während der linksseitigen Vagusblokkade möglich, traten aber nicht ein. Somit ist ein (klassischer) Reflex die einzige Erklärung dieser Ergebnisse [33].

Rezeptoren („irritant receptors") durch die rasche und rasch wechselnde Luftbewegung [68, 76]. Eine Reizung von C-Faserenden durch Neuropeptide [22] oder Bradykinin [48] hat eine ähnliche Wirkung. Pulmonal-pulmonale Reflexe sind auch der plötzliche Bronchospasmus nach Einatmung kalter Luft oder nach Einatmung von Zigarettenrauch. Die gleiche efferente Route nehmen auch psychogene Reize. Hierzu zählt z. B. Angst. Ein Beispiel ist der junge Mann, der ohne jegliche Atemnotbeschwerden (wie viele Male vorher) mit seiner Freundin in der Disko tanzt, plötzlich aber merkt, daß er sein Dosieraerosol zu Hause hat liegen lassen und sich nicht helfen könnte, wenn er jetzt plötzlich Atemnot bekäme. Schon im nächsten Moment bekommt er schwere Atemnot und muß von Freunden in die Klinik gebracht werden. Experimentell sind solche Mechanismen durch Suggestion exploriert worden, indem man Probanden z. B. erklärte, eine inhalierte Lösung sei eine Reizsubstanz, während es sich in Wirklichkeit um Kochsalzlösung handelte [59, 60]. In solchen Experimenten waren Asthmatiker immer wesentlich suggestibler als Normalpersonen. Der durch Suggestion häufig induzierte Bronchospasmus konnte durch Atropin vollständig beseitigt werden, was bei einer Allergenprovokation nicht immer gelingt, ein Hinweis darauf, daß bei der allergischen Reaktion auch andere als cholinerge muskarinartige Mechanismen mitspielen oder sogar dominieren. Psychogene Faktoren wirken jedoch häufig als Verstärkermechanismen, auch wenn andere (z. B. allergene Reize, Kälte) die primäre Ursache einer Bronchokonstriktion waren. Wenn ein Patient mit Asthma bronchiale spürt, daß ein Anfall „im Kommen" ist, setzt immer gleich die Angst ein, die aus früherer Erfahrung ähnlicher Zustände herrührt und deren Verstärkerwirkung umso schwerer wiegt (bis hin zur Panik), wenn die frühere Erfahrung negativ war, d. h. Hilfe immer sehr spät kam oder die Behandlung unzureichend war. Diese Angst abzubauen, ist wesentliches Ziel jeder Behandlung. Sie baut sich in gewisser Weise „automatisch" ab, wenn fachgerechte Behandlung akute Atemnotzustände zunehmend seltener werden läßt. Sie muß aber unterstützt werden durch „Antrainieren" richtiger Verhaltensweisen während der akuten Episode. In der Regel dauert es aber Jahre, bis die Angst auf ein geringes Maß gesenkt ist.

Während bei pulmonal-pulmonalen Reflexen Ausgangs- und Endpunkt des Reflexes im Bronchialsystem liegen, führt die Reizung bronchialer sensorischer Rezeptoren in vielen Fällen auch zu Änderungen der Atmungsregulation, z. B. schneller, flacher Atmung bei Reizung von C-Faserenden und verlangsamter Atmung bei Reizung myelinhaltiger Dehnungsrezeptoren. SO_2 verursacht neben reflektorischer Bronchokonstriktion [6, 64, 84] und Hypersekretion [37] eine rasche flache Atmung, die durch Vagusblockade vollständig blockierbar ist [40] (Abb. 2). Das Erfolgsorgan liegt hier extrapulmonal, da efferente Impulse vom Zentralnervensystem nicht über den N. vagus zurück in die Bronchien, sondern über den N. phrenicus zur Atemmuskulatur (vor allem zum Zwerchfell) laufen

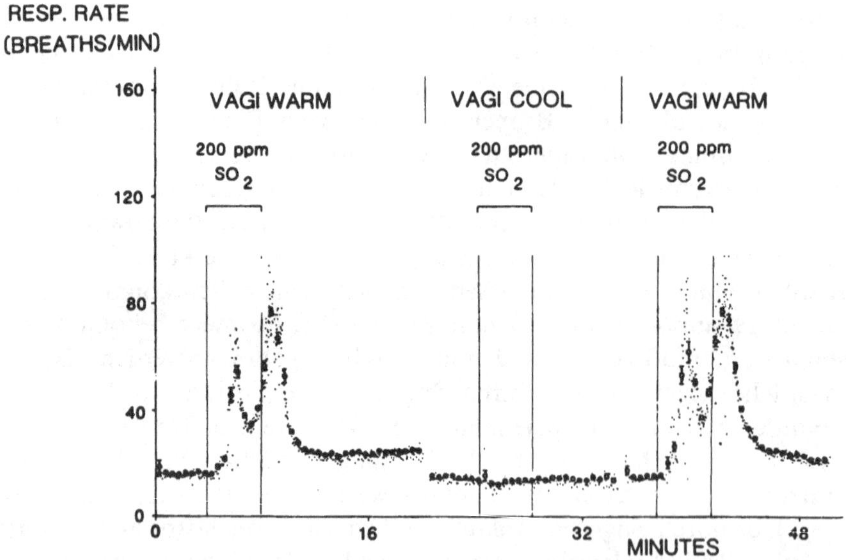

Abb. 2: Verhalten der Atemfrequenz wacher Hunde unter dem Einfluß von Schwefeldioxid (SO_2, 200 ppm) vor (links), während (Mitte) und nach (rechts) Vagusblockade. SO_2-Exposition während der Vagusblockade blieb ohne jegliche Wirkung auf die Atemfrequenz. Das Experiment beweist die Reizung sensorischer vagaler Neurorezeptoren durch SO_2. Eine Blockade des efferenten Teils des Reflexbogens konnte nicht vorliegen, da die für die Atmungsregulation relevanten Efferenzen nicht im Vagus, sondern in somatischen Nerven (N. phrenicus, NN. intercostales) verlaufen, die von der Blockade nicht erfaßt waren [40].

[24, 47]. Auf diese Weise kommt es zu Störungen der Atmungsregulation bei obstruktiven Atemwegserkrankungen, die vielfach beschrieben sind [27, 42]. Auch der auf viele bronchiale Reize folgende Husten beruht auf diesem sehr sensitiven Mechanismus. Wer an Patienten mit Asthma bronchiale Provokationen durchführt, hat zweifellos erlebt, daß es bei sehr empfindlichen Probanden schon bei geringsten Konzentrationen von Acetylcholin zu Hustenanfällen kommt, zu einer Zeit, zu der kein wesentlicher Bronchospasmus existiert. Der Bronchospasmus folgt meist erst später, meist ist zu diesem Zeitpunkt der Husten bereits abgeklungen. Dies weist darauf hin, daß die Atmungsregulation oft empfindlicher und rascher reagiert als die glatte Brochialmuskulatur, daß die Wirkung im allgemeinen aber auch kurzlebiger ist.

Während in den bisherigen Beispielen der Ausgangsort des Reflexes immer die Lunge war, gibt es auch viele extrapulmonal entstehende Reflexe mit Wirkung auf Bronchien oder Atmungsregulation. So modulieren Barorezeptoren im Karotissinus auf dem Reflexweg den Tonus der glatten Muskulatur in den Bronchien [77]. Hypoxie löst eine vermehrte Schleimsekretion in den Bronchien aus. Diese Wirkung wird durch eine Stimulation der Chemorezeptoren im Karotissinus reflektorisch vermittelt [21]. Reflektorische Verbindungen bestehen auch zwischen Lunge und Gastrointestinaltrakt und Lunge und Herz-Kreislaufsystem. Magenreizung führt reflektorisch zu vermehrter Schleimsekretion [30], ein therapeutisch genutzter Mechanismus. Eine Reihe von Expektoranzien wirkt magen- (d. h. vagus-) reizend und führt reflektorisch zur Sekretionssteigerung in den Bronchien. Sicher ist dies kein eindeutig positiver Eingriff, denn Oesophagusreizung durch Säure und Dilatation führt zur Bronchokonstriktion [62]. Eng sind auch reflektorische Verbindungen zum Herzen. Die Reizung pulmonaler C-Faserenden führt zur Koronarerweiterung [14, 16], was nicht verwundert, da der umgekehrte Reflexweg, z. B. Bronchokonstriktion nach Injektion kalten Kontrastmittels in die Koronarien, schon länger bekannt ist. Auch die Haut kann Ausgangspunkt von Reflexen sein, die sich auf das respiratorische System auswirken. So führt die morgendliche Dusche mit kaltem Wasser zu einer maximalen inspiratorischen Anstrengung, die aufrechterhalten wird, solange das kalte Wasser läuft.

Reflexe sind in der Regel rasch eintretende, aber kurzfristige Reaktionen. Sie sind relevant für den Asthmatiker, der berichtet, daß bei ihm „alles zugeht", wenn er bei kaltem Wetter vor die Haustür tritt und erstmals die eiskalte Luft einatmet. Er sei dann „wie zugeschnürt". Ebenso der Asthmatiker, der ein Lokal betritt, den Zigarettenrauch einmal einatmet und sofort mit giemender Atmung das Lokal verlassen muß. Akute, von einer Sekunde auf die andere eintretende Verschlechterungen eines Asthma sind häufig klassische Reflexe. Sie können zwar längerdauernde Verschlechterungen des Befundes über andere Mechanismen einleiten, ihre eigene Wirkung jedoch ist in aller Regel kurzfristig.

Neurohumorale Mechanismen, cholinerges Nervensystem

Das chronische Asthma, z. B. eine über Monate oder Jahre bestehende Bronchokonstriktion, kann über Reflexe weniger gut erklärt werden. Dennoch müssen hier neurale Mechanismen beteiligt sein, denn mehrere Arbeitsgruppen haben gezeigt, daß eine bronchiale Hyperreagibilität nur in vivo (z. B. präoperativ), nicht in vitro, (z. B. am exzidierten Operationspräparat), nachgewiesen werden kann. Das würde darauf hinweisen, daß nur in vivo existente Mechanismen, und hierzu gehört vorrangig eine intakte Nervenversorgung, für die Entwicklung einer Hyperreagibilität notwendig sind [2, 15, 46, 100].

Bei den neurohumoralen Mechanismen sind zunächst Interaktionen zwischen einer ganzen Reihe chemischer Mediatoren und dem efferenten Vagus aufzuführen. Viele dieser Mediatoren, z. B. Prostaglandine, können auch sensorische Rezeptoren stimulieren und dadurch klassische Reflexe auslösen [18, 70], sie verstärken aber häufig zusätzlich die Wirkung efferenter nervaler Impulse.

Solche Interaktionen mit dem efferenten Nerven sind wahrscheinlich häufiger als die klassischen Reflexe. Mediatoren werden beim Asthma bronchiale vermutlich laufend freigesetzt, wirken langfristig auf Nervenenden und können daher auch chronische, neural vermittelte Mechanismen unterhalten. Die Interaktionen gehen in beide Richtungen, verstärkend und hemmend. Von den Prostaglandinen wirkt z. B. $PGF_{2\alpha}$ verstärkend auf die vagale Impulsübertragung [66], ebenso PGD_2 [92], PGE_1 und PGE_2 dagegen hemmend [65, 101]. Serotonin verstärkt die vagusinduzierte Bronchokonstriktion [41] (Abb. 3). Serotonin erhöht vermutlich die pro Nervenimpuls am Nervenende freigesetzte

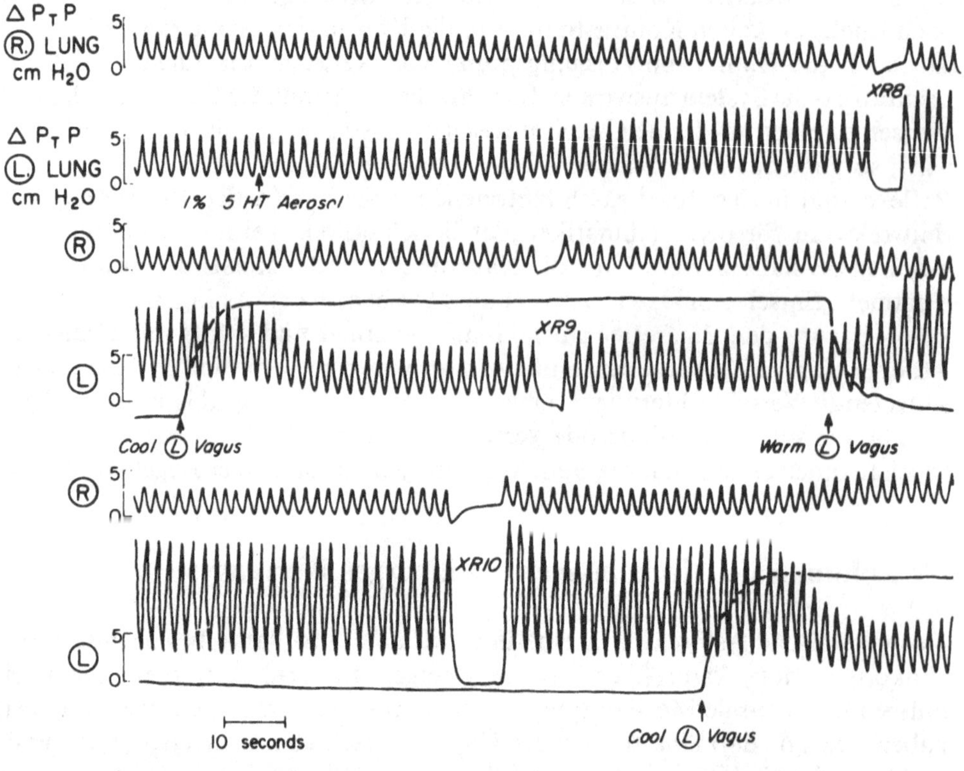

Abb. 3: Gleiche experimentelle Anordnung wie in Abb. 1. Getrennte Beatmung der rechten und linken Lunge über Carlens-Tubus. Serotonin wurde als Aerosol nur in die linke Lungenseite appliziert. In diesem Fall reagierte nur die linke Lunge (Vergrößerung der Druckamplitude bei gleichem Atemzugvolumen), ein klassischer Reflex lag also nicht vor. Jedoch konnte auch in diesem Fall die Reaktion durch linksseitige Vagusblockade reduziert werden, so daß hier eine Interaktion zwischem dem N. vagus und Serotonin vorliegen mußte. An den mit XR gekennzeichneten Zeitpunkten wurden Röntgenaufnahmen der mit Tantalstaub ausgekleideten Bronchien angefertigt, die Bronchialweite wurde ausgemessen und die einseitige Bronchokonstriktion auch morphologisch nachgewiesen [41].

Transmittersubstanz. Die Interaktion findet mit Sicherheit auf der Ebene des cholinergen Nerven statt, nicht auf der Ebene des Endorgans, da mit Acetylcholin keine Interaktion besteht. Das einmal aus dem Nervenende freigesetzte, am Endorgan wirksame Acetylcholin wird in seiner Wirkung nicht durch Serotonin verstärkt [80]. Neuropeptide wirken über viele Mechanismen wie noch gezeigt werden wird; ein wichtiger Mechanismus ist die Verstärkerwirkung, die Substanz P auf die Acetylcholinfreisetzung aus dem efferenten Nerven besitzt. Die Experimente wurden von Tanaka und Grunstein [93, 94] durchgeführt. Wie schon bei Serotonin, fand sich eine Wirkung nur auf den efferenten Vagus, jedoch keine Interaktion zwischen Substanz P und freigesetzem Acetylcholin [35]. Auch Thromboxane potenzieren die vagusinduzierte Muskelkontraktion [63]. Adenosin hat diese Wirkung über A_2-Rezeptoren [36].

Neben diesen Beispielen einer verstärkenden Interaktion gibt es auch reizabschwächende Einflüsse. Eine Inhibition nervaler cholinerger Impulse durch bestimmte Prostaglandine wurde erwähnt. Sie ist auch bekannt von Enkephalinen, deren Wirkung durch Opiatantagonisten hemmbar ist [71]. Vasoaktives Intestinales Peptid (VIP) hemmt ebenfalls die cholinerge Neurotransmission [78]. Auch von Beta-adrenergen Substanzen, von denen wir meist nur die direkte Wirkung auf die glatte Muskulatur beachten, ist eine zusätzliche Hemmwirkung auf die Freisetzung von Acetylcholin am Nervenende beschrieben worden [20, 69, 98, 99]. Sogar das am Nervenende freigesetzte Acetylcholin verursacht in niedrigen Konzentrationen eine sog. Autoinhibition, d. h. es hemmt die weitere Freisetzung von Acetylcholin aus dem Nerven über spezifische Rezeptoren (Abb. 4) [7, 9, 26, 28, 61].

Die Interaktion zwischen Mediator und Vagus findet nicht immer am postganglionären Nervenende statt, sondern kann höher, z. B. auf ganglionärer Ebene, liegen. Dies ist z. B. für Beta-adrenerge Substanzen erwiesen, die die ganglionäre Impulsübertragung hemmen [86], ebenso Noradrenalin [5]. Auch muskarinartige Substanzen können die Erregungsübertragung durch Wirkung auf spezifische ganglionäre Rezeptoren modulieren [10, 17, 52].

Verstärkte Bronchokonstriktion und Hypersekretion können durch ein relatives Überwiegen exzitatorischer und/oder eine relative Abschwächung inhibitorischer Einflüsse zustandekommen. Beides scheint beim Asthma bronchiale vorzuliegen. Das Vorliegen eines erhöhten cholinergen Tonus erkennt man an der verstärkten Wirkung atropinartiger Präparate beim Asthma bronchiale im Vergleich zu Normalpersonen. Die relative Abschwächung inhibitorischer Einflüsse ist ebenfalls dokumentiert worden, z. B. die Teilblockade Beta-adrenerger Rezeptoren beim Asthma bronchiale [19, 44, 96].

Wir haben damit zwei wesentliche Gruppen von Mechanismen besprochen, die über neurale Leitungen laufen, einmal die klassischen Reflexe, dann die verschiedenen Interaktionen zwischen Mediatoren und den efferenten Nerven, die Tatsache also daß Mediatoren in der Lage sind, die Freisetzung von Acetyl-

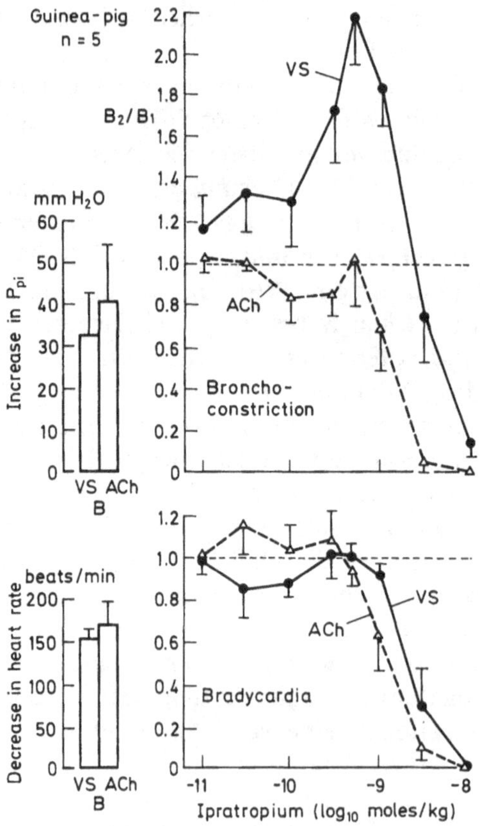

Abb. 4: Hemmwirkung von Acetylcholin auf die weitere Acetylcholinfreisetzung am Nervenende. Verstärkung der Acetylcholinfreisetzung durch niedrig dosierte Anticholinergica. Vergleich der Wirkung von Ipratropiumbromid auf die Bronchokonstriktion (obere Bildhälfte, gemessen als Steigerung des inspiratorischen Insufflationsdrucks, P_{pi}) und auf die Bradykardie (untere Bildhälfte) des Meerschweinchens, induziert entweder durch Vagusreizung („V. S." = vagal stimulation, ausgefüllte Kreise mit durchgezogener Linie, schraffierte Säulen) oder durch intravenös gegebenes Acetylcholin (ACh, offene Dreiecke mit gestrichelten Linien, offene Säulen). Die Reaktionen auf V. S. und ACh *vor* Ipratropiumbromid sind jeweils links als Säulengraphik in absoluten Einheiten dargestellt (B_1). Der Einfluß von Ipratropiumbromid auf diese Reaktionen ist in der jeweils rechten Liniengraphik als Quotient (B_2/B_1) dargestellt, wobei B_2 die Reaktion nach Ipratropiumbromid bedeutet. Jeder Punkt bedeutet Mittelwert und Standardfehler aus 5 Versuchen. Niedrige Dosen Ipratropiumbromid (bis 10^{-9} Mol/kg) verstärken die vagusinduzierte Bronchokonstriktion ohne die ACh-induzierte Bronchokonstriktion und die muskarinartige Bradykardie zu beeinflussen. Erst im Bereich höherer Dosen kommt es zu der erwarteten Hemmwirkung auf die vagus- und die durch Acetylcholin induzierte Bronchokonstriktion und Bradykardie. Diese „paradoxe" Wirkung einer atropinartigen Substanz im niedrigen Dosisbereich beruht auf der Blockade besonderer muskarinartiger Rezeptoren am Nervenende, deren Reizung durch Acetylcholin normalerweise eine Autoinhibition (= Hemmung weiterer Acetylcholinfreisetzung) bewirkt. Erst im Bereich höherer Dosen überwiegt dann die blockierende Wirkung von Ipratropiumbromid auf muskarinartige Rezeptoren in den Endorganen (glatte Bronchialmuskulatur, Herz) [28].

cholin am Nervenende und/oder die ganglionäre Impulsübertragung sowohl zu verstärken als auch zu hemmen. Man kann das begrifflich auch so trennen, daß die Reflexe auf einer Reizung afferenter sensorischer Rezeptoren beruhen, während sich die Interaktionen auf efferente Nervenfasern beziehen, obwohl die Trennung nicht rigoros durchzuführen ist [88]. Die geschilderten Vorgänge spielen sich im traditionellen adrenergen/cholinergen System ab. Ihre Häufigkeit erklärt, warum Atropin schon sehr früh zur Therapie des Asthma bronchiale eingesetzt wurde (anfangs auch in Form der Asthma-Zigarette) und noch heute eines der am häufigsten verwandten Antiasthmatika ist.

Neurohumorale Mechanismen, peptiderge Nervensysteme

Es gibt zwei weitere Gruppen von Mechanismen, bei denen erneut afferente und efferente Nervenfasern beteiligt sind. Hier haben wir es aber nicht mit den klassischen Transmittern des autonomen Nervensystems zu tun, sondern mit verschiedenen Neuropeptiden, die mit afferenten oder mit efferenten Nervenfasern assoziiert sind.

Die Neuropeptidmediatoren, die in afferenten Nervenendigungen lokalisiert sind und auf sensorische Reize hin lokal freigesetzt werden, sind im wesentlichen die Tachykinine, Hauptvertreter Substanz P, Neurokinin A und Calcitonin-Gene Related Peptide (CGRP). Neurokinin B scheint nur in geringem Umfang in Nerven enthalten zu sein. Die Theorie zum Mechanismus ihrer Freisetzung basiert im wesentlichen auf der Theorie des Axonreflexes.

Das initiale Ereignis ist eine Reizung epithelialer Nervenenden. Das Epithel kann dabei geschädigt sein, wodurch die Nervenenden leichter zugänglich sind und stärker gereizt werden können. Diese Epithelschädigung kann beim Asthma durch Produkte von eosinophilen Granulozyten verursacht sein [97], vermutlich findet man sie in gewissem Umfang schon bei leichten oder sogar asymptomatischen Asthmatikern [51], ein nicht unbestrittener Befund [56], die Folgeschritte laufen aber auch ohne sie ab. Nach Reizung afferenter sensorischer Neurorezeptoren gibt es zwei Impulswege. Bereits behandelt ist die Weiterleitung der Impulse zum ZNS und die efferente Antwort in die verschiedenen Organe wie in Abb. 5 gestrichelt dargestellt (klassische Reflexwege). Als zweiten Mechanismus gibt es den lokalen Axonreflex: Der afferente Reiz wird nicht über das ZNS in efferente Organe geschaltet, sondern läuft über wesentlich kürzere Nervenverbindungen in diese Organe ein, nämlich über deren afferente Nervenfasern. Die afferenten Nerven werden hier in „falscher" Richtung, nämlich retrograd (in das Organ hinein) benutzt (Abb. 5, durchgezogene Linien). Bei Ankunft der Impulse im afferenten Nervenende des Organs werden wieder Neuropeptide freigesetzt. Dies geschieht in den Drüsen mit dem Ergebnis einer Hypersekretion. In den Blutgefäßen kommt es zur Gefäßerweiterung und

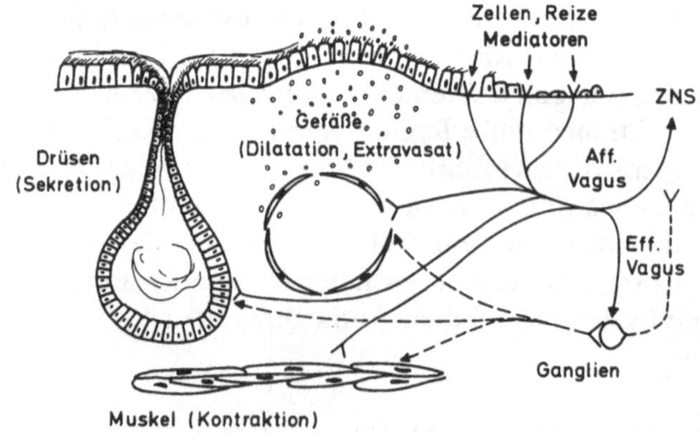

Abb. 5: Schematische Darstellung des postulierten Wirkmechanismus von Reizen, die über einen Axonreflex mit Freisetzung von Tachykininen wirken. Nach Einwirkung auf C-Faserenden setzen Irritantien wie Zigarettenrauch und Mediatoren (z. B. aus dem Epithel) zwei Ereignisketten in Bewegung. Die Impulse wirken einmal reflexogen, d. h., sie werden zum ZNS weitergeleitet („Aff. Vagus", „ZNS"). Sie werden aber auch im „Kurzschluß" retrograd in die afferenten Nervenenden umliegender Organe geleitet (durchgezogene Linien) und bewirken dort die Freisetzung von Tachykininen. Dieses Ereignis führt an Gefäßen zur Permeabilitätserhöhung und Plasmaextravasatbildung mit epithelialem Ödem. An der glatten Bronchialmuskulatur resultiert eine Kontraktion, an submukösen Drüsen die Freisetzung von Schleim, an migrierenden Zellen (z. B. Mastzellen) die Freisetzung von Mediatoren. An Ganglien wird die Erregungsschwelle herabgesetzt. Während dieses Nervensystem in Assoziation mit afferenten Nervenenden gefunden wird, werden andere Neuropeptide, vor allem Vasoaktives Intestinales Peptid (VIP) und Peptid Histidin-Methionin (PHM) in Verbindung mit efferenten (cholinergen) Nerven gefunden (gestrichelte Linien). Sie wirken sekretionsverstärkend, vasodilatorisch und muskelentspannend. VIP/PHM soll der Mediator des sog. nicht adrenergen inhibitorischen Nervensystems sein.

Extravasatbildung, dadurch Ödem der Schleimhaut. Freisetzung in der Muskulatur bewirkt eine Bronchokonstriktion. Vermutlich gelangen Tachykinine auch in die Nähe migrierender Zellen (z. B. Mastzellen, in deren Nachbarschaft oft Nervenenden gefunden werden), die daraufhin Mediatoren freisetzen. Schließlich gibt es mit großer Wahrscheinlichkeit auch Verbindungen zu den Ganglien, wie sie im Darm bereits nachgewiesen wurden [11] und wie sie in sympathischen Ganglien existieren [73]. Hier setzen Neuropeptide die Erregungsschwelle herab.

Obwohl diese Übertragungswege und Mechanismen oft sehr plausibel geschildert werden [8], sollte man sich trotz guter Beweise für einzelne Komponenten dieser Abläufe nicht darüber hinwegtäuschen, daß es sich noch immer um Postulate handelt und daß größere Speziesunterschiede bestehen. Am Meerschweinchen ist das System stärker ausgeprägt als an anderen Spezies. Unsicherheiten gibt es z. B. bei den anatomischen Voraussetzungen. Manche der hier vorausgesetzten nervalen Verbindungen wurden morphologisch bisher nur zum Teil gesichert. Es ist unklar, ob z. B. Drüsen afferente Nervenenden mit nachweisbarem Gehalt an Tachykininen enthalten, die die Schleimsekretion stimulieren, was nach diesem Schema zu fordern wäre. Für Drüsen ist die Existenz einer efferenten Nervenversorgung zwar gesichert, das Vorhandensein afferenter Fasern (mit oder ohne Peptidgehalt) aber unbewiesen. Auch konnte die Beteiligung endogener Tachykinine am Sekretionsvorgang bisher nicht bewiesen werden, obwohl Drüsengewebe nach Applikation exogener Neuropeptide stark Schleimsubstanzen sezerniert (Abb. 10, Abb. 11) [29, 38, 43, 85]. Gefäße dagegen dürften afferente Nervenenden enthalten, da sie Ausgangspunkte bekannter Reflexe sind. Es wurde erwähnt, daß die Injektion von Kontrastmittel oder von kalten Lösungen in die Koronarien hinein Bronchospasmus auslösen kann, also müssen sensorische Rezeptoren zumindest gefäßnah vorhanden sein. Sie dürften dann auch im Bronchialgewebe enthalten sein. Anatomische Studien mit immunhistochemischem Nachweis tachykininhaltiger Fasern scheinen zu bestätigen, daß Tachykinine zwar epithelnah, in Gefäßnähe und in der glatten Muskulatur, aber kaum in den Drüsen nachweisbar sind [13, 31]. Neben dieser Einschränkung des in Abb. 5 dargestellten Konzepts haben immunhistochemische Studien auch eine Erweiterung insofern gebracht, als peptidhaltige afferente Fasern aus den Bronchien nicht nur im Vagus und Sympathikus, sondern auch in (somatischen) Spinalnerven nachgewiesen wurden, so daß sich das die Lunge versorgende peptiderge System nicht auf autonome Nervenfasern beschränkt [74, 87].

Die Hauptstütze für die genannte Abfolge sind neben den erwähnten morphologischen Studien vor allem funktionelle Untersuchungen. So werden Substanz P und Neurokinin A nach Vagusreizung freigesetzt und auch bei nur kurzer Dauer der Reizung hält die Freisetzung lange vor [75] (Abb. 6).

Die in Abb. 6 gezeigte Wirkung einer Vagusreizung ist ein experimentelles Kunstprodukt, da der Reiz unter diesen experimentellen Bedingungen (isolierte Lunge in vitro) nicht, wie für afferente Nerven normal, von der Peripherie in das ZNS geleitet wird, sondern retrograd verläuft, vom freigelegten Nervenende zurück in die afferenten Enden, wo dann die Tachykinine freigesetzt werden. Die experimentelle Anordnung imitiert somit den retrograden Reizverlauf wie er für den Axonreflex postuliert wird. Zur lang anhaltenden Freisetzung der beiden Peptide kommt es auch nach Applikation von Histamin, von Bradykinin, von DMPP (Dimethylphenylpiperazinium), einer nikotinartigen Substanz und von Capsaicin, dem in Paprika enthaltenen Wirkstoff. Von all diesen Substanzen wird angenommen, daß sie auf afferente C-Faserenden einwirken und so die lokale Freisetzung von Tachykininen bewirken. Für die nikotininduzierte Bronchokonstriktion wurde ein peptidabhängiger Wirkmechanismus schon früher wahrscheinlich gemacht, da die nikotininduzierte Bronchokonstriktion durch einen Substanz-P-Antagonisten verhindert wird [49]. Es wird

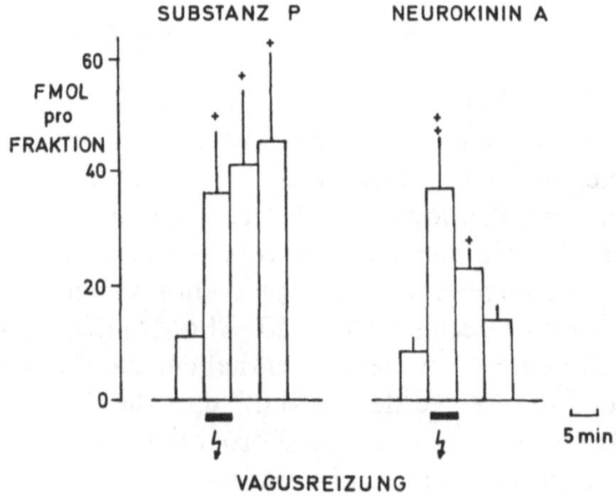

Abb. 6: Freisetzung der Tachykinine Substanz P (SP, linke Säulengruppe) und Neurokinin A (NKA, rechte Säulengruppe) in vitro aus der isolierten, perfundierten Lunge des Meerschweinchens nach Vagusreizung. Die Freisetzung der Peptide hält lange nach Ende der Reizung an [75].

angenommen, daß afferente C-Faserenden nikotinartige Rezeptoren besitzen. Peptidabhängige Wirkungen des Zigarettenrauchs werden allerdings vorrangig durch Reizstoffe in der Gasphase, nicht der nikotinhaltigen Partikelphase ausgelöst [57, 58]. Auch andere Reizstoffe wirken über eine Reizung von C-Faserenden. Von freigesetzten Mediatoren dürften die aus Epithelzellen stammenden ebenso wichtig sein wie die aus Entzündungszellen freigesetzten Mediatoren [Tab. 1] [54].

Welche Wirkungen diese freigesetzten Tachykinine haben, kann man leicht durch exogen applizierte Tachykinine prüfen. Die verschiedenen Wirkungen der Tachykinine sind tabellarisch dargestellt (Tab. 2), wobei nicht alle Tachykinine alle geschilderten Wirkungen in gleich starker Form erzielen. Während Neurokinin A die stärkste Bronchokonstriktion verursacht, gefolgt von Eledoisin und Substanz P (Neurokinin B ist nur gering wirksam), ist Substanz P die wirksamste Substanz zur Auslösung einer Schleimsekretion, deutlich stärker als Neurokinin A und Neurokinin B. Somit löst nicht jedes Tachykinin alle Wirkungen in gleicher Stärke aus.

Um zu prüfen, ob eine gegebene Wirkung unter Mitwirkung von Tachykininen zustandekommt, behandelt man Versuchstiere in den ersten Lebenstagen mit Capsaicin. Während dieser Eingriff im Erwachsenenalter Tachykinine aus Nervenenden vorübergehend entleert, führt er bei Applikation in den ersten Lebenstagen zur endgültigen Entfernung von Substanz P und anderer Neurokinine aus peptidergen Nerven [81]. Derart behandelte Tiere wachsen mit einem Nervensystem auf, das keine Tachykinine enthält. Der Vergleich zur unbehan-

Tab. 1: Freisetzung von Eicasanoiden aus bovinen Epithelzellen in Kultur: Wirkung von Ozon

Substanz	^{3}H-Aktivität (dpm) Kontrolle	Ozon
6-Keto-PGF$_{1\alpha}$	706 ± 160	2993 ± 215
PGF$_{2\alpha}$	309 ± 118	1230 ± 282
PGE$_2$	2109 ± 516	8279 ± 1102
PGD$_2$	148 ± 69	376 ± 78
LTB$_4$/5(S), 12(S)diHETE	246 ± 79	1204 ± 382
15-HETE	30 ± 18	130 ± 54
12-HETE	8 ± 2	159 ± 71
5-HETE	25 ± 7	346 ± 98
Arachidonsäure	57 ± 40	779 ± 248

Daten gekürzt nach [54]

Tab. 2: Wirkungen von Substanz P

- Bronchokonstriktion
- Vasodilatation
- Permeabilitätserhöhung der Gefäße mit Gewebsödem
- Vermehrte Schleimsekretion aus submucosen Drüsen
- Vermehrter Chloridionentransport in das Tracheallumen
- Verstärkte Freisetzung von Mediatoren aus Mastzellen
- Chemotaktische Wirkung (indirekt?)
- Freisetzung von Acetylcholin am Nervenende
- Ganglionäre Wirkungen: Depolarisation von Ganglienzellen, Senkung der Erregungsschwelle, ganglionäre Reflexe

delten Kontrollgruppe läßt dann erkennen, welche Eingriffe über neurokininhaltige Nervenfasern verlaufen. In Tab. 3 sind einige Eingriffe genannt, die nach Capsaicinbehandlung nur noch ein geringes Gewebsödem auslösen, somit ein intaktes peptiderges System voraussetzen.

Wenn diese Wirkungen so eklatant sind, stellt sich die Frage, warum man sie nicht schon viel früher entdeckt hat. SP wurde schon früher Bronchien in vivo oder in vitro zugesetzt und es wurde festgestellt, daß SP eine nur sehr schwache Bronchokonstriktion auslöst. Wenn das System so potent ist wie hier dargestellt, warum haben wir so lange gebraucht, es zu entdecken? Die Antwort ist, daß einmal erhebliche Speziesunterschiede im Neuropeptidgehalt und sicher auch im funktionellen Stellenwert von Neuropeptiden bestehen, ferner, daß diese Tachykinine vom Körper sehr effizient inaktiviert werden durch bestimmte Proteasen, an erster Stelle durch ein Enzym Neutrale Endopeptidase (NEP) (syn. Enkephalinase). Erst wenn wir dieses abbauende Enzym durch

Tab. 3: Schleimhautödem nach Trachealreizen – Rolle peptidhaltiger Nervenfasern

	Ohne	Mit
	Capsaicin (50 mg/kg am 2. Lebenstag)	
Substanz P, 0.08 nmol	67	59
Substanz P, 8 nmol	223	–
Zigarettenrauch	42	13
Capsaicin 0.3 nmol	249	20
Vagusreizung	97	14
Bradykinin 10 nmol	98	26

Quantifizierung des durch verschiedene Reizsubstanzen (Nikotin, Bradykinin, Vagusreizung) ausgelösten Gewebsödems (= Austritt von Blaufarbstoff aus der Gefäßbahn) an unbehandelten Kontrolltieren (linke Spalte) und an Tieren, die nach Behandlung mit Capsaicin am 2. Lebenstag ohne tachykininhaltige Nerven aufwuchsen (rechte Spalte). Lediglich exogen applizierte Substanz P hatte bei beiden Gruppen erwartungsgemäß die gleiche Wirkung. Alle übrigen Substanzen lösten an Ratten ohne tachykininhaltige Nervenfasern ein geringeres Gewebsödem aus als an Kontrolltieren. Quantifizierung des Gewebsödems als mg Evan's Blau pro Gramm Gewebe [58].

Tab. 4: Abbau von Substanz P durch Lungengewebe – Hemmsubstanzen. Nach 5-minütigem Gewebekontakt noch auffindbare Substanz P (Lungengewebe, Meerschweinchen)

Inhibitor	% auffindbare Substanz P	
Unbehandelte Kontrollen	10 ± 1	
Phosphoramidon (1 µM)	47 ± 3	$p < 0.005$
Captopril (1 µM)	15 ± 4	NS
MGPA (1 µM)	17 ± 3	NS

Inaktivierung von Substanz P durch Lungengewebe unter Kontrollbedingungen und nach Behandlung mit verschiedenen Proteasenhemmern. Phosphoramidon hemmt die Neutrale Endopeptidase (NEP). Captopril ist ein Hemmstoff des angiotensinkonvertierenden Enzyms (ACE). MGPA (DL-2-Merkaptomethyl-3-Guanidinoäthylthiopropansäure) hemmt die Carboxypeptidase N. Nur Phosphoramidon erhöhte die nach 5 min noch nachweisbare SP-Aktivität signifikant. Gewebe, die mit Captopril und MGPA behandelt worden waren, inaktivierten SP ähnlich rasch wie unbehandelte Kontrollgewebe [89].

bestimmte Hemmstoffe, z. B. Phosphoramidon oder Leucin-Thiorphan in seiner Aktivität begrenzen, gelingt es uns, Tachykinine in größeren Mengen nachzuweisen oder (in funktionellen Studien) ihre Wirkungen zu beobachten. Obwohl auch andere Proteasen eine gewisse Hemmwirkung auf die Neutrale Endopeptidase besitzen, ist Phosphoramidon der spezifischste Hemmstoff (Tab. 4). Die Wirkung von Leucin-Thiorphan ist etwa gleichstark. Andere Proteasenhemmer sind viel weniger wirksam [79, 89].

Abb. 7 zeigt die Kontraktion der glatten Atemwegsmuskulatur durch elektrische Feldreizung (5 Hz, 20 V, 0.5 ms Pulsdauer, Reizdauer 20 sec). Eine Potenzierung gelang durch Gabe von Leucin-Thiorphan, das den Abbau von Substanz P (SP) durch NEP hemmte. Daß die wirksame Substanz SP war, zeigt sich an der Blockade durch einen SP-Antagonisten [79].
Während die Applikation pharmakologischer Inhibitoren der NEP uns etwas über peptiderge Mechanismen lehrt, fragt sich, ob es in vivo relevante Situa-

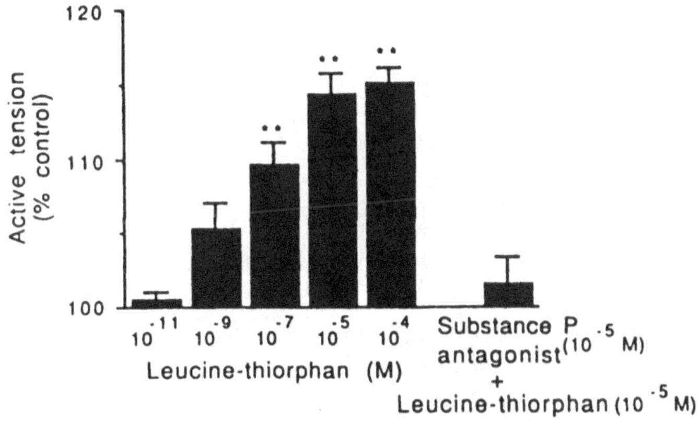

Abb. 7: Wirkung von Leucin-Thiorphan und des Substanz P-Antagonisten [D-Pro^2, D-Trp^{7,9}] Substanz P auf die durch elektrische Feldreizung induzierte aktive Muskelkontraktion. Die Reizstärke blieb immer gleich: biphasische Impulse von 20 Volt und 0.5 ms Dauer, mit einer Frequenz von 5 Hz appliziert, Gesamtdauer der Reizung 20 sec. Gesteigert wurde dagegen die Konzentration von Leucin-Thiorphan, Hemmstoff der Neutralen Endopeptidase (NEP), die Tachykinine abbaut (Tab. 3). Zunehmende Abbauhemmung von Substanz P steigerte die Wirkung der elektrischen Reizung, die somit auf einer Freisetzung von Substanz P beruhen mußte (linke 5 Säulen). Dies wurde ferner durch die Hemmwirkung des SP-Antagonisten bewiesen (rechte Säule) [79].

tionen gibt, in denen eine krankheitsbedingte Hemmung der NEP eintritt. Tatsächlich gibt es solche krankheitsbedingten Zustände.
Die während eines viralen Infekts induzierte Hyperreagibilität der glatten Atemwegsmuskulatur ist zumindest zum Teil erklärbar durch eine Hemmung der Aktivität der NEP [45] (Abb. 8). Dies ist inzwischen auch durch direkte Aktivitätsmessung der NEP bewiesen worden. Gleiches gilt nicht nur für die glatte Muskulatur wie in Abb. 8 gezeigt, sondern auch für die Erhöhung der Kapillarpermeabilität. Auch sie wird während eines viralen Infekts gesteigert, gleichzeitig läßt sich eine Abnahme der NEP-Aktivität nachweisen.
Hinzuzufügen sind neuere Befunde über die Wirksamkeit gentechnologisch hergestellter NEP, deren Inhalation Wirkungen von Tachykininen, z. B. die

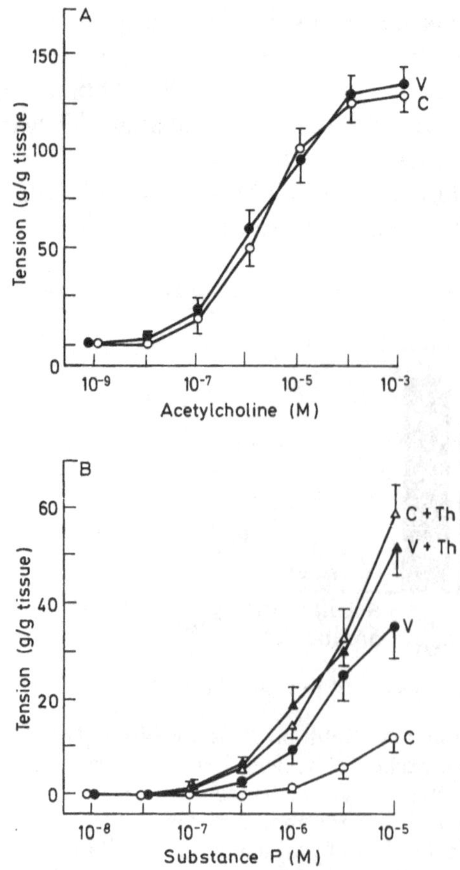

Abb. 8: *Untere Darstellung.* Kontraktion der Trachealmuskulatur des Frettchens unter steigenden Konzentrationen Substanz P. C = Kontrollbedingungen, V = nach viraler Infektion der Gewebe in vitro. C + Th, V + Th = wie C und V, jedoch nach Applikation von Thiorphan, eines Abbauhemmers von Substanz P. Die nach viraler Infektion gesteigerte Kontraktionswirkung von Substanz P beruht auf einer verminderten Inaktivierung, erkennbar daran, daß nach pharmakologischer Hemmung des Abbaus von Substanz P für Kontroll- und viral infizierte Gewebe gleiche Dosis-Wirkungskurven gefunden wurden. *Obere Darstellung:* Die Dosiswirkungskurve von Acetylcholin an der Trachealmuskulatur wurde durch die Virusinfektion nicht verändert, Hinweis auf unveränderte Aktivität des kontraktilen Apparats [45].

Auslösung von Husten, drastisch herabsetzt und nach Virusinfektionen die Veränderungen verhindert, die geschildert wurden [25, 50, 91].
Eine zweite pathologische Situation mit Induktion einer Hyperreagibilität ist die Toluen-Di-Isocyanatexposition. Auch hier wurde eine Hemmung der Aktivität der NEP gezeigt (Abb. 9), gleichzeitig die bekannte Steigerung der bronchialen Reagibilität [34, 82, 83, 95].

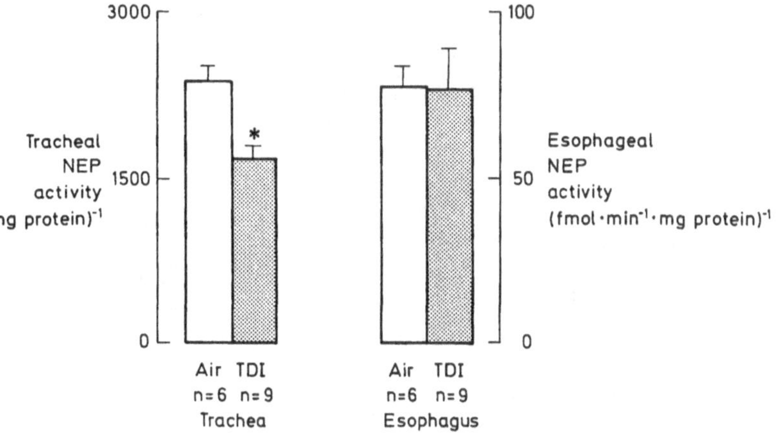

Abb. 9: TDI (Toluen-Diisocyanat)-Exposition (3 ppm, 1 h lang) führte in der Trachea von Meerschweinchen zur Reduktion der Aktivität des Enzyms Neutrale Endopeptidase (NEP) (linke Hälfte der Abbildung, dunkel schraffierte Säule, „TDI") im Vergleich mit der NEP-Aktivität in der Trachea von Kontrolltieren (hell schraffierte Säule, „Air", signifikanter Unterschied, $p < 0.002$). Gleichzeitig stieg die bronchiale Reagibilität der Tiere gegenüber Substanz P signifikant an (nicht gezeigt). Der gleiche Eingriff blieb ohne Wirkung auf die NEP-Aktivität im Oesophagusgewebe der Versuchstiere [83].

Von klinischem Interesse im Hinblick auf den zugrundeliegenden Mechanismus sind schließlich Fallbeschreibungen, in denen die Gabe des Proteasenhemmers Captopril ein Asthma bronchiale oder schweren Husten auslöste [32, 55, 72, 90]. Angiotensin-konvertierendes Enzym (ACE) baut auch Substanz P ab [102], ebenso Kinine. Blockade des Enzyms durch Captopril kann entsprechend die verfügbare Konzentration von Substanz P und von Kininen erhöhen. Die Erhöhung von Tachykininen ist zwar geringer als die nach Hemmung des Enzyms Neutrale Endopeptidase (NEP) gefundene, in empfindlichen Individuen reicht sie jedoch aus, Symptome der Hyperreagibilität auszulösen.

Während Neuropeptide an der bei Asthma und Hyperreagibilität verstärkten Reagibilität von glatter Muskulatur und bei der vermehrten Ödemneigung des Epithels durch erhöhte Vasopermeabilität beteiligt sein dürften, sind ähnliche Mechanismen für die Schleimsekretion bisher nicht nachweisbar gewesen. Zwar kann man durch pharmakologische Blockade des Enzyms NEP die sekretorische Wirksamkeit exogen applizierter Neurokinine (Substanz P, Neurokinin A, Neurokinin B) deutlich steigern (Abb. 10), die gleiche Maßnahme steigert aber nicht die sekretorische Wirkung einer elektrischen Feldreizung (Abb. 11) [38, 39]. Wären endogene peptiderge Mechanismen in größerem Umfang an der Drüsensekretion beteiligt, müßte eine Abbauhemmung dieser Peptide die Wirkung der elektrischen Feldreizung ebenso drastisch verstärken wie die der

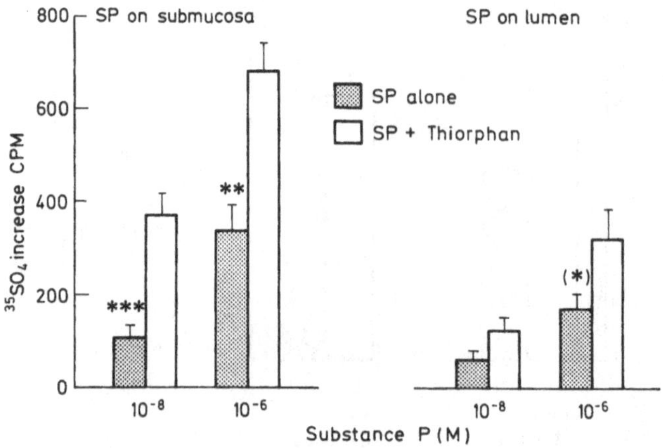

Abb. 10: Steigerung der sekretorischen Wirkung von Substanz P durch Abbauhemmung. 10^{-8} M und 10^{-6} M Substanz P (SP) steigerten an der Frettchentrachea in vitro die Freisetzung $Na_2{}^{35}SO_4$-markierter Schleimmoleküle, diese Wirkung war bei Applikation auf die Submucosaseite der Tracheen stärker als bei Applikation auf die Lumenseite der Trachea (linke gegen rechte Bildhälfte). Die SP-Rezeptoren sind von der Submucosa her also leichter zugänglich als vom Tracheallumen her. Gabe von Thiorphan, das die Aktivität der Protease Neutrale Endopeptidase (NEP) und damit den Abbau von Substanz P hemmt, führte zu drastischer Steigerung der sekretorischen Wirkung von Substanz P, aber nur auf der Seite der Submucosa. Nicht nur die SP-Rezeptoren, auch das SP-abbauende Enzym sind von der Submucosa, dagegen kaum vom Epithel her zugänglich. Die Experimente beweisen die kräftige Sekretionssteigerung durch SP und die Gegenwart eines Abbausystems für Substanz P.

exogen applizierten Peptide. Für die glatte Atemwegsmuskulatur (Kontraktion) und die Kapillaren (Permeabilitätserhöhung, Gewebsödem) ist dieser Nachweis gelungen [12, 23, 25, 53].

Alles bisherige betraf das afferente Nervensystem, in dem die Tachykinine vornehmlich oder ausschließlich lokalisiert sind. Auch im efferenten System finden wir Neuropeptide, die gefäßerweiternd und bronchodilatorisch wirken. Wegen der Hemmung der Bronchokonstriktion spricht man vom nicht adrenergen inhibitorischen System. Wenn man also das adrenerge Nervensystem durch Beta-Rezeptorenblocker blockiert und dadurch hindert, eine Muskelrelaxation zu induzieren, den Muskel durch Gabe einer kontrahierenden Substanz zur Kontraktion bringt und die Präparation dann elektrisch reizt, kommt es trotz Beta-Rezeptorenblockade zu einer Relaxation der Muskulatur, die nicht adrenerg verursacht sein kann (Abb. 12). Man vermutet als Überträgersubstanz das Vasoaktive Intestinale Peptid = VIP. Verwandt ist das Peptid Histidin-Methionin PHM oder beim Schwein PHI Peptid Histidin-Isoleucin, die beiden Substanzen kommen fast immer zusammen vor und haben die gleiche Vorläu-

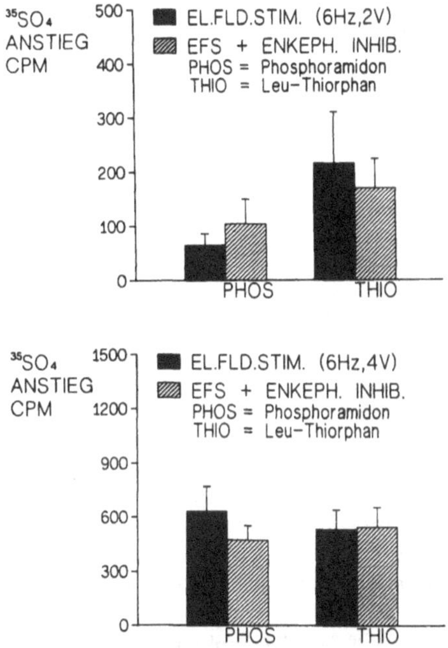

Abb. 11: Keine Steigerung der sekretorischen Wirkung einer elektrischen Feldreizung durch Abbauhemmung von Substanz P. Obwohl Thiorphan und Phosphoramidon, zwei Hemmstoffe des Enzyms Neutrale Endopeptidase (NEP), die Wirkung exogen applizierter Substanz P auf die Schleimsekretion drastisch steigerten (Abb. 10), blieben sie ohne Wirkung auf die durch elektrische Feldreizung induzierte Schleimsekretion, auch bei geringer Dosierung des elektrischen Feldes (obere Bildhälfte, 6 Hz, 2 Volt, 5 min Reizdauer), die nur zu mäßiger Steigerung der Sekretion (100–200 cpm) führte und damit genügend Steigerungsreserve ließ. Der Vergleich zur unteren Bildhälfte (unterschiedliche Skala der Ordinate!) zeigt, daß schon mittelgradige Reizstärke (6 Hz, 4 Volt, 5 min Reizdauer) zu Sekretionssteigerungen von 500–600 cpm führt. Diese Ergebnisse sprechen gegen eine funktionell signifikante Beteiligung *endogener* Substanz P (oder anderer durch NEP abbaubarer endogener Tachykinine) an der Sekretionsreaktion.

fersubstanz. Das nicht adrenerge Nervensystem dominiert in den zentralen Atemwegen, das adrenerge in den peripheren [1].

Eine Krankheit, bei der es zu vermehrter Kontraktilität der Muskulatur kommt, kann entweder durch zu starke Ausprägung kontrahierender Systeme oder zu schwache Ausprägung relaxierender Systeme verursacht sein. Eine australische Arbeitsgruppe hat die Atemwege von Patienten mit Asthma bronchiale und ein Vergleichskollektiv nicht asthmatischer Probanden auf das Vorliegen VIP-haltiger Fasern in den Atemwegen untersucht. In den Atemwegen asthmatischer Patienten fanden sich keine VIP-haltigen Nervenfasern, im Kontrollkollektiv kamen sie in reicher Menge vor [67] (Tab. 5). Die gleiche Gruppe zeigte auch

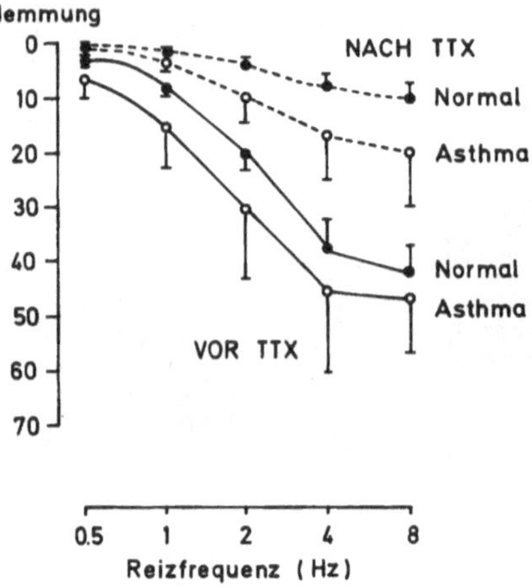

Abb. 12: Mittlere Dosis-Wirkungs- (Frequenz-Spannungs-)kurven glatter Muskelstreifen aus der Trachea von 6 außerhalb des Krankenhauses an akutem Asthma verstorbenen Asthmatikern („Asthma") und von 31 „normalen" Lungen (d. h. von nicht an Asthma verstorbenen Personen, „Normal") vor Behandlung mit Tetrodotoxin (TTX untere Kurven, durchgezogene Linien) und nach Applikation von 3×10^{-6} M TTX (obere Kurven, gestrichelt). Die Gewebe wurden binnen 7.5 ± 1.3 Stunden nach dem Tod entnommen. Alle Gewebe wurden mit Atropin und Propranolol vorbehandelt, um die vagusinduzierte Kontraktion und die sympathikusvermittelte Dilatation auszuschließen. Die Gewebe wurden durch Histamin kontrahiert. Elektrische Feldreizung führte dann zur nicht adrenergen Relaxation, die durch Vasoaktives Intestinales Peptid (VIP) vermittelt sein soll. Diese nicht adrenerge Relaxation war an Geweben von Asthmatikern in gleicher Weise (tendenziell noch stärker) auszulösen als an Geweben von Normalpersonen. Auch die Hemmbarkeit dieser nicht adrenergen Relaxation durch Nervenblockade (TTX) war gleich. Es bestehen daher keine Hinweise auf eine Unterfunktion des nicht adrenergen relaxierenden Systems bei Asthmatikern, die an ihrem Asthma akut verstarben [3].

das verstärkte Vorkommen von tachykininhaltigen Nervenfasern in den Atemwegen asthmatischer Patienten. Leider konnten die Befunde über VIP bisher von anderen Arbeitsgruppen (die dies versuchten und die auch ihre Technik bewußt der von Ollerenshaw et al. [67] anglichen) nicht bestätigt werden. Auch funktionelle Untersuchungen, in denen an sich eine verminderte VIP-induzierte Relaxation nachweisbar sein müßte, konnten eine solche nicht finden, was den morphologischen Befunden widerspricht (Abb. 12) [3, 4]. Die Ursache dieser sehr deutlichen Diskrepanz der Befunde ist bisher ungeklärt.

Zusammenfassend können wir sagen, daß wir Beweise für die Bedeutung muskarinartiger cholinerger Mechanismen verschiedenster Art beim Asthma bronchiale haben. Es gibt einmal experimentelle Befunde, die dies beweisen. Ein wesentlicher praktischer Beweis ist aber die gute therapeutische Wirksamkeit anticholinerger Substanzen, die wirken, obwohl sie spezifisch bestimmte

Tab. 5: Immunhistochemischer Nachweis von Vasoaktivem Intestinalem Peptid (VIP) in Bronchialquerschnitten an Asthma verstorbener Patienten – Vergleich zu Personen ohne Asthma

Lfd. Nr.	Asthma	Zahl der Schnitte insgesamt/ Zahl VIP-positiver Schnitte	Durchmesser untersuchter Bronchien/ Bronchiolen (Spanne)
1	Ja	82/0	200 μm – 1.2 cm
2	Ja	115/0	150 μm – 1.0 cm
3	Ja	80/0	200 μm – 1.2 cm
4	Nein	80/76	150 μm – 1.1 cm
5	Nein	114/107	200 μm – 1.0 cm
6	Nein	81/81	200 μm – 1.0 cm
7	Nein	90/85	100 μm – 0.9 cm
8	Ja	102/0	300 μm – 0.8 cm
9	Ja	89/0	250 μm – 1.0 cm
10	Nein	91/91	200 μm – 0.8 cm
11	Nein	89/82	400 μm – 0.8 cm
12	Nein	87/85	200 μm – 0.8 cm
13	Nein	97/97	200 μm – 1.0 cm
14	Nein	113/104	300 μm – 1.2 cm

Dramatischer Unterschied zwischen Bronchien von Patienten, die an Asthma verstorben waren (oder sich einer Lobektomie zu unterwerfen hatten, z. B. infolge Karzinoms) und Bronchien von Patienten, die nicht an Asthma bronchiale verstorben waren. Während in praktisch allen Schnitten der Kontrollgruppe Nervenfasern mit positiver Immunreaktivität auf VIP gefunden wurden, konnte VIP in Bronchien von Asthmatikern nicht identifiziert werden. Z. B. wurden in keinem der 102 durchgemusterten Schnitte von Pat. 8 VIP-positive Nervenfasern gefunden (102/0), dagegen in 104 von 113 Schnitten des nicht an Asthma verstorbenen Pat. 14 (113/104) [67].

Rezeptoren blockieren. Fast alle anderen bisher verfügbaren spezifischen Rezeptorantagonisten (Antihistaminika, PAF-Antagonisten, Leukotrien-Antagonisten) haben keine ähnlich gute Wirksamkeit. Beta-adrenerge Substanzen, die noch wirksamer sind, zählen hier nicht, da sie ganz am Ende der Übertragungskette, der Endstrecke angreifen. Es ist daher keine Frage, daß nervale und neurohumorale muskarinartige Mechanismen beim Asthma eine große Rolle spielen. Nicht cholinerge/nicht adrenerge (i. d. R. peptiderge) neurale Mechanismen spielen vermutlich ebenfalls eine Rolle. Wie aber gerade das Beispiel kontradiktorischer Ergebnisse über VIP gezeigt hat, ist diese Rolle, vor allem ihr quantitativer Beitrag zum Gesamtbild, noch nicht endgültig aufgeklärt.

Literatur

[1] Altiere, R., L. Diamond: Comparison of vasoactive intestinal peptide and isoproterenol relaxant effects in isolated cat airways. J. Appl. Physiol. *56* (1984) 986–992.

[2] Armour, C. L., N. M. Lazar, R. R. Schellenberg et al.: A comparison of in vivo and in vitro human airway reactivity to histamine. Am. Rev. Respir. Dis. *129* (1984) 907–910.

[3] Bai, T. R., F. W. Prasad: Abnormalities in airway smooth muscle in fatal asthma. Am. Rev. Respir. Dis. *141* (1990) 552–557.

[4] Bai, T. R.: Abnormalities in airway smooth muscle in fatal asthma. Am. Rev. Respir. Dis. *139* (Suppl.) (1989) A 258 – A 258.

[5] Baker, D. G., C. B. Basbaum, D. A. Herbert et al.: Transmission in airway ganglia of ferrets: inhibition by norepinephrine. Neurosci. Lett. *41* (1983) 139–143.

[6] Balmes, J. R., J. M. Fine, D. Sheppard: Symptomatic bronchoconstriction after short-term inhalation of sulfur dioxide. Am. Rev. Respir. Dis. *136* (1987) 1117–1122.

[7] Barnes, P. J., P. A. Minette, J. MacLagan: Muscarinic receptor subtypes in airways. Trends Pharmacol. Sci. *9* (1988) 412–416.

[8] Barnes P. J. Asthma as an axon reflex. Lancet *1* (1986) 242–245.

[9] Blaber, L. C., A. D. Fryer, J. MacLagan: Neuronal muscarinic receptors attenuate vagally-induced contraction of feline bronchial smooth muscle. Br. J. Pharmac. *86* (1985) 723–728.

[10] Bloom, J. W., C. Baumgartener-Folkerts, J. D. Palmer et al.: A muscarinic receptor subtype modulates vagally stimulated bronchial contraction. J. Appl. Physiol. *65* (1988) 2144–2150.

[11] Bornstein, J. C., E. Burcher: Substance P binding sites in guinea-pig enteric ganglia. In: J. L. Henry, R. Couture, A. C. Cuello (Hrsg.): In: Substance P and Neurokinins. Proceedings of „Substance P and Neurokinins – Montréal '86". A Satellite Symposium of the XXX International Congress of The International Union of Physiological Sciences, S. 84–86. Springer Verlag, Berlin – Heidelberg – New York – London) 1987.

[12] Borson, D. B., B. Malfroy, M. Gold et al.: Tachykinins inhibit enkephalinase activity from tracheas and lungs of ferrets. Physiologist *29* (1986) 174.

[13] Cadieux, A., D. R. Springall, P. K. Mulderry et al.: Occurrence, distribution and ontogeny of CGRP immunoreactivity in the rat lower respiratory tract: effect of capsaicin treatment and surgical denervations. Neuroscience *19* (1986) 605–627.

[14] Cassidy, S. S., J. H. Ashton, W. B. Wead et al.: Reflex cardiovascular responses caused by stimulation of pulmonary C-fibers with capsaicin in dogs. J. Appl. Physiol. *60* (1986) 949–958.

[15] Cerrina, J., M. Le Roy-Ladurie, C. Labat et al.: Comparison of human bronchial muscle responses to histamine in vivo with histamine and isoproterenol agonists in vitro. Am. Rev. Respir. Dis. *134* (1986) 57–61.

[16] Clozel, J. P., A. M. Roberts, J. I. E. Hoffman et al.: Vagal chemoreflex coronary vasodilation evoked by stimulating pulmonary C-fibers in dogs. Circ. Res. *57* (1985) 450–460.

[17] Coburn, R. F.: Cholinergic neuroeffector mechanisms in airway smooth muscle. In: M. A. Kaliner, P. J. Barnes (Hrsg.): The airways: Neural control in health and disease, S. 159–186. Decker, New York 1987.

[18] Coleridge, H. M., J. C. G. Coleridge, K. H. Ginzel et al.: Stimulation of „irritant" receptors and afferent C-fibres in the lungs by prostaglandins. Nature *264* (1976) 451–453.

[19] Daffonchio, L., M. P. Abbracchio, M. Di Luca et al.: Beta-adrenoceptor desensitization in a model of experimental asthma in guinea-pigs. Eur. Respir. J. *2* (Suppl. 6) (1989) 512–515.
[20] Danser, A. H. J., R. van den Ende, R. R. Lorenz: Prejunctional β1-adrenoceptors inhibit cholinergic transmission in canine bronchi. J. Appl. Physiol. *62* (1987) 785–790.
[21] Davis, B., R. Chinn, J. Gold et al.: Hypoxemia reflexly increases secretion from tracheal submucosal glands in dogs. J. Appl. Physiol.: Respirat. Environ. Exercise Physiol. *52* (1982) 1416–1419.
[22] Davis, B., A. M. Roberts, H. M. Coleridge et al.: Reflex tracheal gland secretion evoked by stimulation of bronchial C-fibers in dogs. J. Appl. Physiol. *53* (1982) 985–991.
[23] Djokic, T. D., J. A. Nadel, D. J. Dusser et al.: Inhibitors of neutral endopeptidase potentiate electrically and capsaicin-induced noncholinergic contraction in guinea pig bronchi. J. Pharm. Exp. Therap. *248* (1988) 7–11.
[24] Dureuil, B., N. Viires, R. Pariente et al.: Effects of phrenic nerve cooling on diaphragmatic function. J. Appl. Physiol. *63* (1987) 1763–1770.
[25] Dusser, D. J., E. Umeno, P. D. Graf et al.: Airway neutral endopeptidase-like enzyme modulates tachykinin-induced bronchoconstriction in vivo. J. Appl. Physiol. *65* (1988) 2585–2591.
[26] Faulkner, D., A. D. Fryer, J. MacLagan: Postganglionic muscarinic inhibitory receptors in pulmonary parasympathetic nerves in the guinea-pig. Br. J. Pharmac. *88* (1986) 181–187.
[27] Fennerty, A. G., J. Banks, C. Bevan et al.: Role of airway receptors in the breathing pattern of patients with chronic obstructive lung disease. Thorax *40* (1985) 268–271.
[28] Fryer, A. D., J. MacLagan: Ipratropium bromide potentiates bronchoconstriction induced by vagal nerve stimulation in the guinea-pig. Eur. J. Pharmacol. *139* (1987) 187–191.
[29] Gashi, A. A., D. B. Borson, W. E. Finkbeiner et al.: Neuropeptides degranulate serous cells of ferret tracheal glands. Am. J. Physiol. *251* (1986) C 223–C 229.
[30] German, V. F., R. Corrales, I. F. Ueki et al.: Reflex stimulation of tracheal mucus gland secretion by gastric irritation in cats. J. Appl. Physiol.: Respirat. Environ. Exercise Physiol. *52* (1982) 1153–1155.
[31] Ghatei, M. A., D. R. Springall, I. M. Richards et al.: Regulatory peptides in the respiratory tract of Macaca fascicularis. Thorax *42* (1987) 431–439.
[32] Gibson, G. R.: Enalapril-induced cough. Arch. Intern. Med. *149* (1989) 2701–2703.
[33] Gold, W. M., G. F. Kessler, D. Y. C. Yu: Role of vagus nerves in experimental asthma in allergic dogs. J. Appl. Physiol. *33* (1972) 719–725.
[34] Gordon, T., D. Sheppard, D. M. McDonald et al.: Airway hyperresponsiveness and inflammation induced by toluene diisocyanate in guinea-pigs. Am. Rev. Respir. Dis. *132* (1985) 1106–1112.
[35] Grunstein, M. M., D. T. Tanaka, J. S. Grunstein: Mechanism of substance P-induced bronchoconstriction in maturing rabbit. J. Appl. Physiol. *57* (1984) 1238–1246.
[36] Gustafsson, L. E., N. P. Wiklund, B. Cederqvist: Apparent enhancement of cholinergic transmission in rabbit bronchi via adenosine A2 receptors. Eur. J. Pharmacol. *120* (1986) 179–185.
[37] Hahn, H. L., L. Fabbri, P. D. Graf et al.: Bronchokonstriktion und Hypersekretion nach Schwefeldioxid (SO_2) – ein laryngealer Reflex? Prax. Klin. Pneumol. *37* (1983) 666–669.
[38] Hahn, H.-L., B. Hümmer, A. Freyer-Barki et al.: Stimulierung von Schleimdrüsen der Atemwege durch Neuropeptide – Vergleich exogener Zufuhr und endogener Freisetzung. Pneumologie *44* (1990) 526–528.

[39] Hahn, H.-L., B. Hümmer, A. Freyer-Barski: Neurokinin-induced mucus secretion: access to receptor and cleaving enzyme is from the submucosal, not from the epithelial side of the trachea. FASEB J. *3* (1989) A 973.
[40] Hahn, H. L., K. Sasaki, J. A. Nadel. Effects of SO_2 on ventilation in conscious dogs. Am. Rev. Respir. Dis. *125* (4, part 2) (1982) 220.
[41] Hahn, H. L., A. G. Wilson, P. D. Graf et al.: Interaction between serotonin and efferent vagus nerves in dog lungs. J. Appl. Physiol.: Respirat. Environ. Exercise Physiol. *44* (1978) 144–149.
[42] Hillman, D. R., L. Prentice, K. E. Finucane: The pattern of breathing in acute severe asthma. Am. Rev. Respir. Dis. *133* (1986) 587–592.
[43] Hümmer, B., A. Freyer-Barski, H.-L. Hahn: Contribution of endogenous neuropeptides to neurally evoked secretion of mucus from tracheal submucosal glands. Eur. Respir. J. *1* (Suppl. 1) (1988) 107 s.
[44] Insel, P. A., S. I. Wasserman: Asthma: a disorder of adrenergic receptors? FASEB J. *4* (1990) 2732–2736.
[45] Jacoby, D. B., J. Tamaoki, D. B. Borson et al.: Influenza infection causes airway hyperresponsiveness by decreasing enkephalinase. J. Appl. Physiol. *64* (1988) 2653–2658.
[46] Jones, G. L., C. Lane, P. M. O'Byrne: Airway smooth muscle responsiveness in vitro to acetylcholine, histamine, serotonin and potassium from dogs with airway hyperresponsiveness in vivo. Am. Rev. Respir. Dis. *135* (1987) A 92.
[47] Kamosinska, B., M. Szereda-Przestaszewska: Phrenic output changes due to progressive airway denervation in rabbits. Bull. Eur. Physiopathol. Respir. *23* (1987) 155–162.
[48] Kaufman, M. P., H. M. Coleridge, J. C. G. Coleridge et al.: Bradykinin stimulates afferent vagal C-fibers in intrapulmonary airways of dogs. J. Appl. Physiol.: Respirat. Environ. Exercise Physiol. *48* (1980) 511–517.
[49] Kizawa, Y., I. Takayanagi: Pharmacological mechanism of nicotine on isolated smooth muscle preparations of the monkey bronchus. Nippon. Heikatsukin. Gakkai. Zasshi. *21* (1985) 309–311.
[50] Kohrogi, H., J. A. Nadel, B. Malfroy et al.: Recombinant enkephalinase inhibits substance P- and capsaicin-induced cough in awake guinea-pigs. Am. Rev. Respir. Dis. *139* (Suppl.) (1989) A 133–A 133
[51] Laitinen, L. A., M. Heino, A. Laitinen et al.: Damage of the airway epithelium and bronchial reactivity in patients with asthma. Am. Rev. Respir. Dis. *131* (1985) 599–606.
[52] Lammers, J.-W. J., Ph. Minette, M. McCusker et al.: The role of pirenzepine-sensitive (M_1) muscarinic receptors in vagally mediated bronchoconstriction in humans. Am. Rev. Respir. Dis. *139* (1989) 446–449.
[53] Lazarus, S. C., D. B. Borson, W. M. Gold et al.: Inflammatory mediators, tachykinins and enkephalinase in airways. Int. Arch. Allergy Appl. Immunol. *82* (1987) 372–376.
[54] Leikauf, G. D., K. E. Driscoll, H. E. Wey: Ozone-induced augmentation of eicosanoid metabolism in epithelial cells from bovine trachea. Am. Rev. Respir. Dis. *137* (1988) 435–442.
[55] Lipworth, B. J., J. J. McMurray, R. A. Clark et al.: Development of persistent late onset asthma following treatment with captopril. Eur. Respir. J. *2* (1989) 586–588.
[56] Lozewicz, S., C. Wells, E. Gomez et al.: Morphological integrity of the bronchial epithelium in mild asthma. Thorax *45* (1990) 12–15.
[57] Lundberg, J. M., C.-R. Martling, A. Saria et al.: Cigarette smoke-induced airway oedema due to activation of capsaicin-sensitive vagal afferents and substance P release. Neuroscience *10* (1983) 1361–1368.

[58] Lundberg, J. M., A. Saria: Capsaicin-induced desensitization of airway mucosa to cigarette smoke, mechanical and chemical irritants. Nature *302* (1983) 251–253.
[59] Luparello, T., H. A. Lyons, E. R. Bleecker et al.: Influences of suggestion on airway reactivity in asthmatic subjects. Psychosom. Med. *30* (1968) 819–825.
[60] Luparello, T. J., E. R. McFadden, H. A. Lyons et al.: Psychologic factors and bronchial asthma. Laboratory model for investigation. NY State J. of Med. *71* (1971) 2161–2165.
[61] MacLagan, J.: Presynaptic control of airway smooth muscle. Am. Rev. Respir. Dis. *136* (Suppl) (1987) S 54–S 57.
[62] Mansfield, L. E., H. H. Hameister, H. S. Spaulding et al.: The role of the vagus nerve in airway narrowing caused by intraesophageal hydrochloric acid provocation and esophageal distention. Ann. Allergy *47* (1981) 431–434.
[63] Munoz, N. M., T. Shioya, T. M. Murphy et al.: Potentiation of vagal contractile response by thromboxane mimetic U-46619. J. Appl. Physiol. *61* (1986) 1173–1179.
[64] Nadel, J. A., H. Salem, B. Tamplin et al.: Mechanism of bronchoconstriction during inhalation of sulfur dioxide. J. Appl. Physiol. *20* (1965) 164–167.
[65] Nakanishi, H., H. Yoshida, T. Suzuki: Inhibitory effects of prostaglandin E_1 and E_2 on cholinergic transmission in isolated canine tracheal muscle. Jpn. J. Pharmacol. *26* (1976) 669–674.
[66] O'Byrne, P. M., H. Aizawa, R. A. Bethel et al.: Prostaglandin F2α increases responsiveness of pulmonary airways in dogs. Prostaglandins *28* (1984) 537–543.
[67] Ollerenshaw, S., D. Jarvis, A. Woolcock et al.: Absence of immunoreactive vasoactive intestinal polypeptide in tissue from the lungs of patients with asthma. N. Engl. J. Med. *320* (1989) 1244–1248.
[68] Pisarri, T. E., A. Jonzon, H. D. Schultz et al.: Effect of high frequency oscillatory ventilation on pulmonary vagal afferents in dogs. Fed. Proc. *46* (1987) 662.
[69] Rhoden, K. J., L. A. Meldrum, P. J. Barnes: Inhibition of cholinergic neurotransmission in human airways by β_2-adrenoceptors. J. Appl. Physiol. *65* (1988) 700–705.
[70] Roberts, A. M., H. D. Schultz, J. F. Green et al.: Reflex tracheal contraction evoked in dogs by bronchodilator prostaglandins E2 and I2. J. Appl. Physiol. *58* (1985) 1823–1831.
[71] Russell, J. A., E. J. Simons: Modulation of cholinergic neurotransmission in airways by enkephalin. J. Appl. Physiol. *58* (1985) 853–858.
[72] Sala, H. et al.: Captopril and bronchial reactivity. Postgrad Med. *62* (Suppl. 1) (1986) S 8801–S 8801.
[73] Saria, A., R. C. Ma, E. Theodorsson-Norheim et al.: Multiple tachykinins and calcitonin gene-related peptide (CGRP) in capsaicin-sensitive nerves of sympathetic ganglia. In: J. L. Henry, R. Couture, A. C. Cuello (Hrsg.): Substance P and Neurokinins. Proceedings of „Substance P and Neurokinins – Montréal '86". A Satellite Symposium of the XXX International Congress of The International Union of Physiological Sciences, S. 244–245. Springer Verlag, Berlin–Heidelberg New York–London 1987.
[74] Saria, A., C. R. Martling, C. J. Dalsgaard et al.: Evidence for substance P-immunoreactive spinal afferents that mediate bronchoconstriction. Acta Physiol. Scand. *125* (1985) 407–414.
[75] Saria, A., C.-R. Martling, Z. Yan: Release of multiple tachykinins from capsaicin-sensitive sensory nerves in the lung by bradykinin, histamine, dimethylphenyl piperazinium, and vagal nerve stimulation. Am. Rev. Respir. Dis. *137* (1988) 1330–1335.
[76] Schultz, H. D., A. Jonzon, T. E. Pisarri et al.: High frequency oscillatory ventilation stimulates tracheal submucosal gland secretion in dogs. Fed. Proc. *46* (1987) 661.
[77] Schultz, H. D., T. E. Pisarri, H. M. Coleridge et al.: Carotid sinus baroreceptors modulate tracheal smooth muscle tension in dogs. Circ. Res. *60* (1987) 337–345.

[78] Sekizawa, K., J. Tamaoki, P. D. Graf et al.: Modulation of cholinergic neurotransmission by vasoactive intestinal peptide in ferret trachea. J. Appl. Physiol. *64* (1988) 2433–2437.

[79] Sekizawa, K., J. Tamaoki, J. A. Nadel et al.: Enkephalinase inhibitor potentiates substance P- and electrically induced contraction in ferret trachea. J. Appl. Physiol. *63* (1987) 1401–1405.

[80] Sheller, J. R., M. J. Holtzman, B. E. Skoogh et al.: Interaction of serotonin with vagal- and ACh-induced bronchoconstriction in canine lungs. J. Appl. Physiol. *52* (1982) 964–966.

[81] Sheppard, M. N., G. P. McGregor, S. S. Kurian et al.: Systemic administration of capsaicin to neonatal rats induces a dramatic depletion of substance P-containing nerve fibres from the lung. In: D. Powell, P. Skrabanek (Hrsg.): Substance P, S. 221–222. Boole Press, Dublin 1983.

[82] Sheppard, D., L. Scypinski: A tachykinin receptor antagonist inhibits and an inhibitor of tachykinin metabolism potentiates toluene diisocyanate-induced airway hyperresponsiveness in guinea pigs. Am. Rev. Respir. Dis. *138* (1988) 547–551.

[83] Sheppard, D., J. E. Thompson, L. Scypinski: Toluene diisocyanate increases airway responsiveness to substance P and decreases airway neutral endopeptidase. J. Clin. Invest. *81* (1988) 1111–1115.

[84] Sheppard, D., W. S. Wong, C. F. Uehara: Lower threshold and greater bronchomotor responsiveness of asthmatic subjects to sulfur dioxide. Am. Rev. Respir. Dis. *122* (1980) 873–878.

[85] Shimura, S., T. Sasaki, H. Okayama, H. Sasaki, T. Takishima. Neural control of contraction in isolated submucosal gland from feline trachea. J. Appl. Physiol. *62* (1987) 2404–2409.

[86] Skoogh, B.-E., N. Svedmyr: β_2-adrenoceptor stimulation inhibits ganglionic transmission in ferret trachea. Pulmon. Pharmacol. *1* (1989) 167–172.

[87] Springall D. R., A. Cadieux, H. Oliveira et al.: Retrograde tracing shows that CGRP-immunoreactive nerves of rat trachea and lung originate from vagal and dorsal root ganglia. J. Auton. Nerv. Syst. *20* (1987) 155–166.

[88] Stewart, A. G., D. C. Thompson, M. R. Fennessy: Involvement of capsaicin-sensitive afferent neurones in a vagal-dependent interaction between leukotriene D4 and histamine on bronchomotor tone. Agents Actions *15* (1984) 500–508.

[89] Stimler-Gerard, N. P.: Neutral endopeptidase-like enzyme controls the contractile activity of substance P in guinea-pig lung. J. Clin. Invest. *79* (1987) 1819–1825.

[90] Stoller, J. K., A Elghazawi, A. C. Mehta: Captopril-induced cough. Chest *93* (1988) 659–660.

[91] Tamaoki, J., K. Kobayashi, N. Sakai et al.: Effect of bradykinin on airway ciliary motility and its modulation by neutral endopeptidase. Am. Rev. Respir. Dis. *140* (1989) 430–435.

[92] Tamaoki, J., K. Sekizawa, P. D. Graf et al.: Cholinergic neuromodulation by prostaglandin D_2 in canine airway smooth muscle. J. Appl. Physiol. *63* (1987) 1396–1400.

[93] Tanaka, D. T., M. M. Grunstein: Mechanisms of substance P-induced contraction of rabbit airway smooth muscle. J. Appl. Physiol. *57* (1984) 1551–1557.

[94] Tanaka, D. T., M. M. Grunstein: Effect of substance P on neurally mediated contraction of rabbit airway smooth muscle. J. Appl. Physiol. *60* (1986) 458–463.

[95] Thompson, J. E., L. A. Scypinski, T. Gordon et al.: Tachykinins mediate the acute increase in airway responsiveness caused by toluene diisocyanate in guinea pigs. Am. Rev. Respir. Dis. *136* (1987) 43–49.

[96] Tobias, J. D., R. A. Sauder, C. A. Hirshman: Reduced sensitivity of β-adrenergic agonists in Basenji-Greyhound dogs. J. Appl. Physiol. *69* (4) (1990) 1212–1219.

[97] Venge, P., R. Dahl, K. Fredens et al.: Epithelial injury by human eosinophils. Am. Rev. Respir. Dis. *138* (Suppl.) (1988) S 54 – S 57.

[98] Vermeire, P. A., P. M. Vanhoutte: Inhibition by catecholamines of cholinergic neurotransmission in canine bronchi in vitro. Arch. Int. Pharmacodyn. *227* (1977) 175 – 176.

[99] Vermeire, P. A., P. M. Vanhoutte: Inhibitory effects of catecholamines in isolated canine bronchial smooth muscle. J. Appl. Physiol.: Respirat. Environ. Exercise Physiol. *46* (1979) 787 – 791.

[100] Vincenc, K. S., J. L. Black, K. Yan et al.: Comparison of in vivo and in vitro responses to histamine in human airways. Am. Rev. Respir. Dis. *128* (1983) 875 – 879.

[101] Walters, E. H., P. M. O'Byrne, P. D. Graf et al.: Control of neurotransmission by prostaglandins in canine trachealis smooth muscle. J. Appl. Physiol. *57* (1984) 129 – 134.

[102] Yokosawa, H., S. Endo, Y. Ohgaki et al.: Hydrolysis of substance P and its analogs by angiotensin-converting enzyme from rat lung. Characterization of endopeptidase activity of the enzyme. J. Biochem. (Tokyo) *98* (1985) 1293 – 1299.

Diagnostik beim Asthma bronchiale

F. Kummer

Zusammenfassung

Asthma wird heute wie vor 40 Jahren aus Klinik und Spirometrie diagnostiziert, ergänzt durch Provokationstest und Erfassung der Kausalität verschiedener Auslösemechanismen. Die Diagnostik der Entzündung als bahnendem Faktor für die Hyperreaktivität ist Gegenstand regen wissenschaftlichen Interesses; für die Zukunft ist auch auf eine praktische Relevanz der erhobenen Daten zu hoffen. Von vorrangiger praktischer Bedeutung ist die kritische Anwendung aller Methoden zur Identifizierung der Auslösemechanismen, welche von der Allergie vom Typ I, über Infekt, körperliche Belastung, Beruf und Umwelt, Psyche, Medikamente und Reflux bis zur mechanischen Reflexbronchokonstriktion reichen. In speziellen Fällen mit respiratorischer Insuffizienz und Verdacht auf mukoide Impaktierung ist – bei inkonklusivem Thoraxröntgen – ein Ventilationsscan wertvoll, um die Indikation zur Bronchialtoilette auf die erfolgversprechenden Fälle einengen zu können.

Die Diagnostik einer Krankheit geht in der Regel vom Beschwerdebild aus, bedient sich dann der pathophysiologischen Erkenntnisse, die über die Krankheit vorliegen, um die gestörte Funktion zu messen und die Organveränderung erfassen zu können.

Die Trias Klinik-Funktion-Pathomorphologie liegt auch der Diagnostik beim Asthma bronchiale zugrunde, wobei die *Klinik* in der Anamnese den Anfallscharakter gegen die Dauersymptomatik definiert und die *Funktionsprüfung* die Obstruktion und deren Reversibilität dokumentiert. Dagegen fristet die Pathomorphologie eher das Schattendasein der Röntgenologie und kann wenig konstruktive Beiträge leisten (zumindest intra vitam).

Es zeigt sich, daß wir uns in der Asthmadiagnostik eng an die derzeit gültige *Asthmadefinition* anlehnen, die neben der Hyperreaktivität und Bronchokonstriktion eben die Reversibilität und die Entzündung erwähnt, sich über die Morphologie aber ausschweigt (im Gegensatz zum Emphysem, das bekanntlich rein morphologisch definiert wird).

Es darf daher immer davor gewarnt werden, ein letztlich teilreversibles Volumen pulmonum auctum im Thoraxfilm als „Emphysem“ zu bezeichnen (Tab. 1).

Tab. 1: Wertigkeit der Befunde

1. Lungenfunktion
2. Thorax-Roentgen (Ausschluß)
3. Eos. und Allergologie
4. EKG, Blutbild

– ohne Wert: Infektiologie –

Halten wir uns aber an die Asthmadefinition, so werden wir die
- Bronchokonstriktion
- deren Reversibilität
- die Hyperreaktivität
- die Entzündung und
- die Auslösemechanismen des aktuellen Anfalls

zu erfassen suchen.
Dabei soll nicht auf die Details eingegangen werden, die von den folgenden Referenten zu behandeln sein werden.

Diagnostik der Bronchokonstriktion

Es kann hier nur zum wiederholten Male auf die Wichtigkeit der „kleinen Spirometrie" (EVC, FVC, FEV1, PEF) hingewiesen werden, welche zur Basisuntersuchung gehört und daher in der Allgemeinpraxis etabliert sein sollte, um eine breite Möglichkeit zur Früh- bzw. Ersterfassung jeglicher Obstruktion zu ermöglichen. Die prompte Teilreversibilität der Obstruktion auf ein inhalatives Beta-2-Adrenergikum ist der Beweis für die der Obstruktion zugrundeliegende Bronchokonstriktion.
Es kann hier nicht auf die vielfältigen Methoden zur Quantifizierung der Obstruktion eingegangen werden. Sie sind aber grob zu unterscheiden in mitarbeitabhängige und mitarbeitunabhängige. Zu den ersteren zählen alle jene Daten, die mittels forcierter Atemmanöver gewonnen werden (PEF, FEV1), zu den letzteren die bei Ruheatmung erfaßten Widerstandsgrößen (Raw, Ros, Rint). Die maximalen Flußwerte von MEF50 abwärts zählen zu den weitgehend mitarbeitsunabhängigen Meßwerten, da sie weniger vom Atemmuskeldruck als vom Retraktionsdruck des Parenchyms und der Stabilität der kleinen Luftwege abzuhängen scheinen.
Auch das im Plethysmographen vergrößert gemessene intrathorakale Gasvolumen gilt als Indikator für die Bronchokonstriktion, insoweit eine Abnahme durch Bronchodilatatoren erzielt werden kann. Gerne wird auch die „spezifische" nämlich volumenbezogene Resistance (SRaw), bzw. Conductance (SGaw) zur Verdeutlichung einer therapiebedingten Änderung herangezogen.

Das Ausmaß dieser Änderung ist für die verschiedenen Meßwerte verschieden, es wird aber für FEV1 15%, für die Resistance- und Flußwerte 40% und mehr gefordert.

Die Hyperreaktivität (BHR)

Die erniedrigte Reizschwelle für bronchokonstriktorische Stimuli scheint eine conditio sine qua non für Asthma zu sein, wenn auch ihr Ausmaß nicht mit der Therapiewürdigkeit der Krankheit korrelieren muß [5]. Dennoch kommt der Messung der BHR mittels des bronchialen Provokationstest (BPT) im klinischen Alltag große Bedeutung zu.

Allerdings gibt es die verschiedensten Methoden der Medikamentenwahl, der Art der Verabreichung, der Wahl der Meßwerte (% Ausgangswert) und Beurteilung. Daneben sind diverse Standardisierungsbestrebungen im Gang, welche nicht nur die Inhalation geeigneter Medikamente, sondern auch die BPT durch Kaltluft, destilliertes Wasser, körperliche Anstrengung etc. zu vereinheitlichen trachten.

Auf dem Wege dahin sind uns gut geplante epidemiologische Unterscheidungen sehr willkommen, die uns lehren, zwischen der Hyperreaktivität als Variante der Norm und jener des Asthmatikers zu unterscheiden [5, 9]. Seit Cockroft et al. [2] ist ein Kontinuum des Übergangs zwischen „normaler" und „pathologischer" Hyperreaktivität zu postulieren. Die letzte Differenzierung und Zuordnung zu „gesund" oder „krank" obliegt wieder dem Kliniker, der seine Diagnose aus der „Vor-Test-Wahrscheinlichkeit", der Provokationsdosis und auch aus den Rauchgewohnheiten des Probanden ableiten wird, wobei er sich des Bayes'schen Theorems bedienen kann (Pre-Test- vs. Post-Test-Wahrscheinlichkeit, s. Tab. 2 und Abb. 1).

Ganz allgemein wird eine starke klinische Vermutung (Pre-Test) in Verbindung mit einer niedrigen Provokationsdosis (z. B. bezüglich FEV1 = 20% oder PD20) eine gut fundierte Diagnose „Asthma" ermöglichen. Wenn aber bei hoher klinischer Vermutung (z. B. Pre-Test-Wahrscheinlichkeit 80%) der Pro-

Tab. 2: Bronchialer Provokationstest (BPT):
Hilfreich in der Diagnostik, aber nicht diagnostisch [3]

Pre-Test Pr.:	80%	20%
BPT:	negativ	positiv
	224 CBU	49,5 CBU
Post-Test Pr.:	neg. 65%	neg. 50% (R)
	pos. 35%	pos. 80% (NR)
240 CBU = 4.0 + 8.0	mg/ml × 20	48 CBU = 0.2 + 0.4 + 0.8 + 1.0

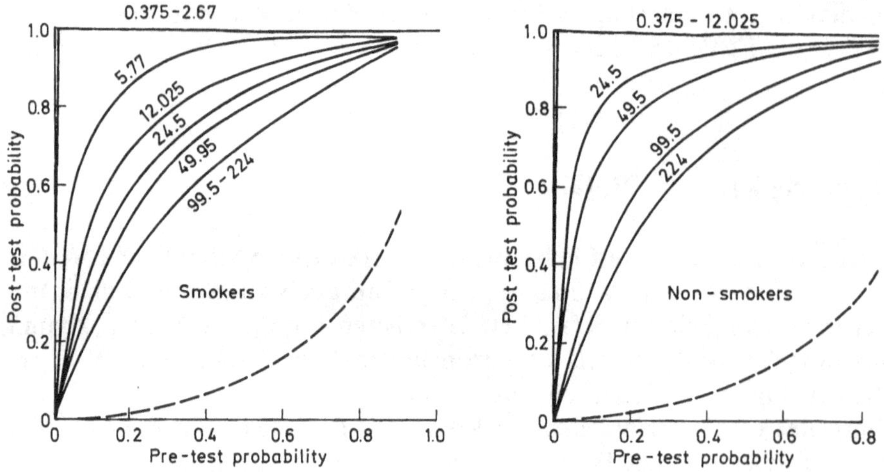

Abb. 1: Bronchialer Provokationstest [3] (Interpretation s. Tab. 2)

vokationstest selbst mit einer hohen Dosis negativ ausfällt, kann noch immer mit der Wahrscheinlichkeit von 1/3 (35%) ein Asthma bestehen. Wenn hingegen nur eine 20%ige klinische Vermutung besteht, so hängt es sehr von den Rauchgewohnheiten ab, ob der deutlich positive BPT eines Nichtrauchers ein Asthma wahrscheinlich macht (nämlich zu 80%) oder beim Raucher unentschieden ausfällt (50%) [3].
Andererseits konnten Parker et al. [8] zeigen, daß die Hyperreaktivität zu einer rascheren Alterung der Lungenfunktion führt, ohne irgend eine Korrelation zu anderen klinischen Befunden aufzuweisen.
Josephs et al. [5] untersuchten 20 Asthmatiker mehrmals über einen größeren Zeitabschnitt und konnten keine Beziehung zwischen dem Grad der Hyperreaktivität und der Schwere der Symptomatik (Medikamentenkonsum) finden. Alles in allem ist der BPT für die Diagnostik des Anfallsasthmas für jene Patienten unverzichtbar, bei welchen sich die Lungenfunktion in der Remission praktisch normalisiert. Sie steht dann im gleichen Range, den die Ergometrie bei der koronaren Herzkrankheit und der Glukosetoleranztest beim Prädiabetes einnehmen: In der Diagnostik von großer Hilfe, aber selbst nicht diagnostisch, besonders bei negativem Resultat (geringe Spezifität).

Die Entzündung

Für die Perpetuierung der bronchialen Hyperreaktivität spielt die Entzündung eine so zentrale Rolle, daß sie bereits in die Definition des Asthma bronchiale aufgenommen wurde. Es mag Mechanismen der Bronchokonstriktion geben,

wo sie eine untergeordnete Rolle spielt, z. B. beim physikalisch und belastungsinduzierten Asthma.
Die Diagnostik der Entzündung basiert auf dem Nachweis von Zellen (Mastzellen, eosinophile und neutrophile Granulozyten), die für den Nachschub an präformierten (Histamin) und neugebildeten Mediatoren (Leukotriene, Prostaglandine, PAF) verantwortlich sind.
Dieser Nachweis ist in der klinischen Routine dort bereits erbracht, wo eine Eosinophilie des peripheren Blutes und des Sputums nachgewiesen werden kann. In den letzten Jahren interessierte man sich zunehmend für diese Zellen und Mediatoren in der Lunge selbst, und zwar mittels bronchoalveolarer Lavage (BAL) bei Asthmatikern vor und nach Allergenprovokation, bei der Sofortreaktion und Dualreaktion [10]. Zuletzt wurde mit der BAL auch die Reaktion auf das anstrengungsinduzierte Asthma (EIA) untersucht, mit dem überraschenden Resultat, daß das EIA offensichtlich Mastzell-unabhängig abläuft [1].
Alles in allem scheint die Erforschung der Entzündungsmechanismen in den peripheren Luftwegen und in den Alveolen sehr vielversprechend zu sein. Für die Praxis reicht aber nach wie vor die Erfassung der Blut- und Sputumeosinophilie als wichtige Marker für die entzündliche Hyperreaktivität.

Auslöserdiagnostik

Auch eine ausgeprägte Hyperreaktivität muß noch zu keiner Asthmasymptomatik führen, wenn der geeignete aktuelle Triggermechanismus für die Bronchokonstriktion nicht hinzutritt.
Diese Auslöser sind zahlreich und haben sehr unterschiedliche Bedeutung für den individuellen Fall (Tab. 3).
Die *Allergie* vom Typ I ist wohl der populärste Auslöser, wenn auch nur in der ersten Lebenshälfte auch tatsächlich der häufigste („Atopiestatus“ ca. 2/3

Tab. 3: Individuelle Anfallsauslösung

- Allergie (Typ I)
- Infekt
- Exercise ind. Bronchosp.
- Umwelt (innen/außen)
- Psyche
- Medikamente (Beta-Blocker, Analgetika)
- Mechanische Reizung
- Linksinsuff.
- Reflux (Ga.-Oes.)

der Asthmapatienten jünger als 40 Jahre) [6]. Es sollte aber bei allen Asthmapatienten mindestens ein voller Allergiestatus (Prick-Serie, Gesamt-IgE, einzelne RAST) erhoben werden, um eine grobe Zuordnung zu „extrinsic“ oder rein „intrinsic“ zu ermöglichen. Die Frage bleibt hier offen, ob sich daraus therapeutische Konsequenzen ergeben, die zu einer voraussagbaren Linderung der Beschwerden (Reduktion des Steroidkonsums) führen können. Es ist festzuhalten, daß selbst bei gediegener Allergiediagnostik keineswegs in allen Fällen die tatsächliche Kausalkette zwischen Symptomatik und Auslöser gesichert werden kann.

Die *Infektauslösung* ist außerordentlich schwer definierbar. Virus- und Mykoplasmeninfekte scheinen wirksamer zu sein als bakterielle; nicht jeder Infekt löst eine Asthmaverschlechterung aus, nicht jeder Infekt ist tatsächlich ein solcher (Hypersekretion und Husten auch bei Verschlechterung des Asthma selbst!). In der Diagnostik ist sicherlich die einfache Sputumfärbung hilfreich, die anhand des Überwiegens der eosinophilen Granulozyten die „Infektdiagnose“ relativieren kann. Bei erwiesener Purulenz (Überwiegen der neutrophilen Granulozyten) ist auch eine Gramfärbung anzuraten, um eine Basis für die Wahl des Antibiotikums zu schaffen.

Die Auslösung durch *körperliche Anstrengung* (EIA) ist anamnestisch zu erheben (nicht eine „Belastungsdyspnoe“, sondern ein durch die Belastung ausgelöster Anfall ist diagnostisch), die Objektivierung gelingt auf dem Laufband und in der Natur, eigenartigerweise weniger gut am Fahrradergometer.

Das Asthma, das durch *Umweltfaktoren* ausgelöst wird, ist am schwersten zu erfassen, wobei der Impakt an Emotionen von seiten des Patienten oft groß ist (Schuldzuweisungen an rauchende Arbeitskollegen, Industrie und andere vermutete oder tatsächliche Schadstoffemittenten). In viel zu wenig Ansätzen wird auf die Kausalverknüpfung von echten Meßwerten (Schadstoffbelastung, vs. Lungenfunktion) Wert gelegt.

Die Diagnostik des *psychisch* ausgelösten Asthma ist schwierig, dennoch sind bei jedem Patienten Bemühungen in dieser Richtung angezeigt. Sehr häufig gelingt es aber, die natürliche Angst des Patienten vor einem neuerlichen Anfall durch sachkundige Medikation und Aufklärung zu „dekonditionieren“, bzw. gegen eine echte angstbesetzte Lebenssituation (soziales Umfeld, larvierte Depression etc.) abzugrenzen.

Das *Medikamentenasthma* ist meist anamnestisch zu diagnostizieren, wenn der Untersucher daran denkt. Bei Asthmatikern mit Nasenproblemen ist das Analgetika-Asthma besonders häufig (ca. 30%). Bei systemischer Betablockertherapie aus cardiozirkulatorischer Indikation ist die Asthmaauslösung bekannt, doch können selbst die niedrigen Dosen von Timololhältigen Glaukomtropfen eine Bronchokonstriktion auslösen!

Durch *mechanische* Stimuli hervorgerufene Bronchokonstriktion ist in aller Regel ein Reflexgeschehen, das durch Intubation, bronchoskopische Manipu-

lation und/oder bronchoalveolare Lavage ausgelöst wird. Die Diagnose stellt meist der Endoskopierende oder Beatmende, eine Dokumentation durch Funktionsuntersuchungen ist meist nicht notwendig, allerdings wäre eine laufende Registrierung mittels oszillatorischer Resistance denkbar.
Auch der *gastrooesophageale Reflux* (GÖR) kann zur Reflexkonstriktion der Bronchien führen. Seine Diagnose wird angestrebt

- bei nächtlichen Beschwerden (Husten)
- Hyperazidität
- Schmerzen hinter dem Sternum (Ösophagitis).

Der Nachweis des Kausalzusammenhanges ist meistens schwierig, da der GÖR bei Asthma ein sehr häufiges Phänomen ist, auch wenn er asymptomatisch bleibt.
In der Asthmadiagnostik haben nach wie vor die Klinik und Spirometrie eine zentrale Stellung, sowohl in der „de novo" Diagnose als auch in der Therapieüberwachung und Verlaufsbeobachtung. Demgegenüber treten alle anderen Funktionsanalysen und morphologischen Untersuchungen in den Hintergrund. Ein Sonderfall ist die Erfassung der *mukoiden Impaktierung*, die der bronchoskopischen Bronchialtoilette bedarf. Wir haben bei Patienten in der postakuten Phase nach Status asthmaticus eine Abschwächung des Atemgeräusches, eine persistierende Dyspnoe, Hypoxaemie und Tachykardie als wertvolle klinische Hinweise erkannt. Bei 10 prospektiven derartigen Fällen wurde ein Inhalationsscan (133 Xenon oder Tc-markierte Mikrosphären) angefertigt, der in 7 Fällen (bei negativem Röntgenbild) Ventilationsdefekte erkennen ließ. In diesen Fällen bestätigte die Lavage die Vermutungsdiagnose und brachte einen meßbaren Erfolg, in den 3 übrigen Fällen (ohne Ventilationsdefekt im Scan) aber nicht [7]. Charakteristisch ist in diesen Fällen eine ungestörte, homogene Perfusion, so daß sich ein paradoxer miss-match ergibt (im Gegensatz zu COPD mit gematchten Ausfällen).

Literatur

[1] Broide, D. H., S. Eisman, J. W. Ramsdell et al.: Airway Levels of Mastcell-derived Mediators in Exercise-induced Asthma. Am. Rev. Resp. Dis. *141* (1990) 536–568.

[2] Cockcroft, D. W., B. A. Berscheid, K. Y. Murdock: Unimodal Distribution of Bronchial Responsiveness to Inhaled Histamine in a Random Human Population. Chest *83* (1983) 751–754.

[3] Gilbert, R., J. H. Auchincloss: Post-Test Probability of Asthma Following Methacholine Challenge. Chest *97* (1990) 562–565.

[4] Gonzales, M. C., P. Diaz, F. R. Calleguillos et al.: Allergen-induced Recruitment of Bronchoalveolar Helper (OKT4) and Suppressor (OKT8) T-Cells in Asthma. Relative Increases in OKT8 Cells in Single Early Responders Compared with Those in Late Phase Responders. Am. Rev. Respir. Dis. *136* (1987) 600–604.

[5] Josephs, L. K., I. Gregg, M. A. Mullee et al.: Nonspecific Bronchial reactivity and its Relationship to the Clinical Expression of Asthma. A Longitudinal Study. Am. Rev. Respir. Dis. *140* (1989) 350–357.

[6] Kalliel, J. N., B. M. Goldstein, S. S. Bramann et al.: High Frequency of Atopic Asthma in a Pulmonary Clinic Population. Chest *96* (1989) 1336–1340.

[7] Kummer, F., H. Klech: Behandlungsmaßnahmen bei therapierefraktärem Status asthmaticus. Intensivmed. *25* (1988) 49–51.

[8] Parker, D. R., G. T. O'Connor, D. Sparrow et al.: The Relationship of Nonspecific Airway Responsiveness and Atopy to the Rate of Decline of Lung Function. Am. Rev. Respir. Dis. *141* (1990) 589–594.

[9) Popa, V., J. Singleton: Provocation Dose and Discriminant Analysis in Histamine Bronchoprovocation. Are the Current Predictive Data Satisfactory? Chest *94* (1988) 466–475.

[10] Wardlaw, A. J., S. Dunnette, G. J. Gleich et al.: Eosinophils and Mastcells in Bronchoalveolar Lavage in Subjects with Mild Asthma. Relationship to Bronchial Hyperreactivity. Am. Rev. Respir. Dis. *137* (1988) 62–69.

Mediatoren und bronchiale Überempfindlichkeit

P. Barnes

Einleitung

Es gibt eine ganze Reihe von Mediatoren, die in entzündlichen Prozessen wirksam werden und den Krankheitsverlauf von Asthma sowie bronchialer Hyperreaktivität beeinflussen [6]. In den letzten Jahren sind bereits viele Informationen über die Art dieser Mediatoren, ihre Aktionsmechanismen und ihre mögliche Bedeutung bei asthmatischen Erkrankungen zusammengetragen worden. Das wurde erst möglich durch die Identifizierung und Synthese dieser Mediatoren, durch Sensitivitätstests sowie, was besonders wichtig ist, durch die Entwicklung von spezifischen Gegenwirkstoffen. Doch trotz all dieser Fortschritte besteht noch immer Unklarheit über die Rolle der einzelnen Mediatoren, und man weiß wenig über ihre vielfältigen und komplizierten Wechselwirkungen. So kann ein Mediator zur Erneuerung und Aktivierung von Entzündungszellen führen und ebenso zu einer sich erweiternden Kettenreaktion.

Asthma als Entzündungskrankheit

Die Atemwegsobstruktion im Falle von Asthma bedeutet mehr als eine Kontraktion der glatten Bronchialmuskulatur. Die Bronchien von asthmatischen Patienten, die während eines Anfalls starben, zeigen deutlich entzündliche Reaktionen und das Eindringen von Entzündungszellen, besonders eosinophiler Leukozyten sowie Lymphozyten, eine Dehiszens des Bronchialepithels, vermehrte Schleimsekretion, die zu einer Verstopfung der Luftwege (des Bronchiallumens) führte, sowie die Bildung von Schleimhautödemen. Ähnliche pathologische Veränderungen, wenn auch in geringerem Maße, wurden in Bronchialbiopsien bei leichten Asthmaerkrankungen festgestellt [8, 25].
Die bronchiale Hyperreaktivität, eine übermäßige bronchokonstriktorische Reaktion auf die verschiedensten Reize, stellt eine wichtige Form des Asthmas dar und steht in engerem Zusammenhang mit der Heftigkeit des Asthmas sowie der Häufigkeit des Auftretens der entsprechenden Symptome als die übrige Lungenfunktion. Aufgrund experimenteller Ergebnisse kommt man immer

mehr zu dem Schluß, daß der Grad der bronchialen Hyperreaktivität in direkter Verbindung mit der Schwere der Bronchitis steht. Man kann davon ausgehen, daß das Krankheitsbild des Asthmas und der bronchialen Hyperreaktivität durch die Wechselwirkung mehrerer Entzündungsmediatoren, die aus den verschiedensten Zellen abgegeben werden, entsteht. Möglicherweise wird diese entzündliche Reaktion bei atopischen Asthmatikern durch eine allergische Exposition hervorgerufen, bei anderen Asthmakranken („intrinsic" Asthmaerkrankungen) konnte jedoch kein Hinweis auf Allergien festgestellt werden. Noch weniger weiß man über die Faktoren, die den Entzündungsprozeß in den Luftwegen verändern könnten, und ob solche regulierenden Mechanismen sich nachteilig auf das Asthma auswirken; dieses Gebiet sollte einen Schwerpunkt in künftigen Forschungen darstellen.
Die Entzündungsmediatoren rufen ganz unterschiedliche Wirkungen in den angegriffenen Zellen des Bronchialsystems hervor, indem sie spezifische Rezeptoren der Zelloberfläche aktivieren, von denen einige jetzt durch direkte Bindemethoden [3] identifiziert werden konnten. Die Rezeptoren der Mediatoren setzen eine phosphoinositide Hydrolyse in Gang, wobei es zu einer schnellen Bildung von Inositol Triphosphaten kommt, die wiederum Calcium-Ionen aus zellständigen Vorräten freisetzen und so die Zellen aktivieren [20]. Hierbei bildet sich ebenfalls Diazylglyzerin, welches die Proteinkinase C, ein Schlüsselenzym, aktiviert, das die Phosphorylierung wichtiger Steuerungsproteine in der Zellmembran bewirkt und somit zu einer veränderten Reaktionsfähigkeit der Zelle führt [28].

Entstehung der Mediatoren in der Zelle

Es gibt unterschiedliche Entzündungszellen die Mediatoren freisetzen. Diese Mediatoren wirken auf mehrfache Weise aufeinander ein und verursachen so die Krankheitsbilder der Bronchitis. Viele Jahre hindurch ging man davon aus, daß Mastzellen eine zentrale Rolle im Krankheitsverlauf des Asthmas spielen. Bei den Mediatoren dieser Mastzellen, wie z. B. Histamin, Leukotriene und Prostaglandine mag die Erklärung für verschiedene Arten des Asthmas liegen. Es ist anzunehmen, daß die Freisetzung Immunglobulin-E(IgE)-abhängiger Mediatoren der Mastzellen der Grund für eine allergische Sofortreaktion der Bronchien sind. Ebenso tragen Mastzellen vermutlich zur bronchokonstriktorischen Reaktion auf Anstrengung, Kaltluft und Nebel bei. Erfahrungen der letzten Zeit widerlegen allerdings, daß sie auch zur bronchialen Überempfindlichkeit oder der anhaltenden Entzündung der asthmabefallenen Luftwege in bedenklicher Weise beitragen [5]. Dinatriumcromoglykat (DNCG) vermag nachweislich Rattenmastzellen zu stabilisieren; dies schien eine einleuchtende Erklärung dafür zu sein, daß DNCG Sofortreaktionen wie auch verzögerte

Reaktionen auf Allergene zu verhindern vermag. Später entwickelte leistungsfähigere Mastzellen-Stabilisatoren konnten keinerlei klinischen Nutzeffekt hervorbringen; auch wenn einige dieser Stabilisatoren einen Schutz gegen sofortige Allergenreaktionen boten, so war doch keiner in der Lage, eine späte Allergenreaktion zu verhindern oder eine verminderte bronchiale Hyperreaktivität zu bewirken. Auch Beta-adrenerge Rezeptoren als starke Stabilisatoren der menschlichen Mastzellen sind nicht imstande, Spätreaktionen zu verhindern oder die bronchiale Hyperreaktion zu reduzieren. Dagegen sind Kortikosteroide, die zwar keine Mastzellen stabilisieren und Sofortreaktionen nicht zu hemmen vermögen, in der Lage Spätreaktionen sehr wirksam zu verhindern und die anschließende bronchiale Hyperreaktivität zu verhüten.

Markophagen sind im gesamten respiratorischen Trakt vorhanden und können durch IgE-abhängige Mechanismen aktiviert werden [23]. Bei Asthmatikern setzen die Makrophagen größere Mengen an Mediatoren, wie z. B. Thromboxan, Prostaglandin sowie den Plättchenfaktor [PAF), frei. Bemerkenswerterweise werden Makrophagen nicht durch Beta-Rezeptoren, sondern vielmehr durch Kortikosteroide gehemmt [27].

Es ist auffallend, daß die Bronchien bei Asthmatikern von eosinophilen Leukozyten durchdrungen sind, und hierdurch unterscheidet sich das Asthma von anderen Entzündungserscheinungen. Durch die Inhalation von Allergenen treten in einer späten Reaktionsphase erheblich vermehrt eosinophile Leukozyten in bronchoalveolarer Spülflüssigkeit auf, und es besteht durchaus ein Zusammenhang zwischen der peripheren Eosinophilie und der bronchialen Hyperreaktivität [17]. Eosinophile Leukozyten setzen eine ganze Reihe von Mediatoren, einschließlich LTCA und PAF, frei, ebenso basische Proteine, wie z. B. basische Aminosäuren größerer Struktur, welche toxisch für das Bronchial-Epithel sind. Aktivierte eosinophile Leukozyten im Bronchiallumen können daher zu einer Schädigung des Epithels, das ein typisches Symptom des Asthma darstellt, führen. Durch die Epithelschädigung kann ein Faktor ausgeschaltet werden, der als Schutz gegen eine Bronchokonstriktion fungiert [32]. Die eosinophilen Leukozyten können von verschiedenen Entzündungsmediatoren in das Bronchialsystem gezogen werden. Der PAF scheint dabei ein besonders starker Anlockstoff auf chemischer Basis für diese Zellen zu sein und wird in erheblichem Maße durch die eosinophilen Leukozyten asthmatischer Patienten freigesetzt [26].

Im Gegensatz zur Infiltration neutrophiler Leukozyten, die charakteristisch für verschiedene bei Tieren festgestellte Asthma-Arten ist, ist die Rolle der neutrophilen Leukozyten im menschlichen Asthma weniger klar. Bei verschiedenen Tier-Asthma-Arten ist die Infiltration neutrophiler Leukozyten offensichtlich eine Folge der entstandenen erhöhten Empfindlichkeit, und durch einen Abbau der neutrophilen Leukozyten mit Zyklophosphamid wird diese Entwicklung nicht beeinflußt. Die Bronchiektasie (Bronchialerweiterung), ein Zustand, in dem aktivierte neutrophile Leukozyten im Bronchialschleim und -lumen zu finden sind, weist allgemein keine bronchiale Hyperreaktivität auf. Auch T-Lymphozyten fallen im Bronchialsystem der Asthmatiker auf. Sie können eine Vielzahl von Lymphokinen freisetzen, die wiederum verantwortlich für die Entstehung allergischer Entzündungsreaktionen sind. So ist IL-3 wichtig für die Unterscheidung der Mastzellen [30], wohingegen IL-5 wichtig für die Erhaltung der eosinophilen Leukozyten im Gewebe ist [34].

Entzündungsmediatoren

Viele verschiedene Mediatoren spielen eine Rolle bei der Entstehung des Asthma und wirken auf unterschiedliche Weise auf das Bronchialsystem ein, wofür viele der Krankheitsbilder des Asthma sprechen. So ziehen Mediatoren, wie Histamin, Prostaglandine und Leukotriene die glatte Bronchialmuskulatur zusammen, erhöhen die Durchlässigkeit der Mikrogefäße, erhöhen die Schleimabsonderung und ziehen andere Entzündungszellen an [6]. Es ist daher durchaus möglich, daß die bronchiale Hyperreaktivität durch die Wechselwirkung der Entzündungsmediatoren untereinander entsteht. *In vivo* Untersuchungen ergaben, daß durch Prostaglandin D2 die bronchokonstriktorische Reaktion auf Histamin und cholinergische Rezeptoren bei Asthmakranken möglich wird [19], doch dieser Effekt wirkt nur kurzfristig und kann daher kaum die Ursache für die anhaltende bronchiale Hyperreaktivität im Asthma sein. Auch Leukotriene rufen eine durch Histamin ausgelöste Bronchokonstriktion bei Asthmatikern hervor [1], wohingegen der PAF eine anhaltende Steigerung der bronchialen Überempfindlichkeit sowohl bei gesunden Menschen als auch bei Asthmakranken bewirkt, so wie dies auch nach Freisetzen von Antigenen geschieht [7].

Histamin

Seit Beginn dieses Jahrhunderts wird Histamin mit Asthma in Verbindung gebracht, und zwar seit das intravenöse Histamin bei mimetischer Anaphylaxie in Tieren entdeckt wurde und später nachweislich die Bronchokonstriktion bei Asthmakranken verursachte. Untersuchungen, die *in vivo* bei Bronchialattacken wie auch bei Anstrengung und Allergeneinwirkung durchgeführt wurden, haben ergeben, daß bei Asthmatikern Histamin freigesetzt wird. Ebenso wurden höhere Plasmakonzentrationen des Histamins bei sowohl atopischen als auch nicht-atopischen Asthmatikern gefunden. Die Auswertung der Messungen des im Histamin vorhandenen Plasmas ist mit Problemen behaftet, doch es ist anzunehmen, daß die meisten der registrierten Veränderungen eher auf eine

Freisetzung aus zirkulierenden basophilen Leukozyten als aus bronchialen Mastzellen zurückzuführen ist.
Histamin wirkt auf die Lunge in mehrfacher Weise ein, und zwar durch die H1- sowie die H2-Rezeptoren [33]. *In vivo* führt inhaliertes Histamin zu einer Bronchokonstriktion und *in vitro* zu einer Kontraktion der größeren und kleineren menschlichen Luftwege durch die Aktivierung der H1-Rezeptoren, welche durch die klassischen Antihistamine, wie z. B. Chlorpheniramin und Mepyramin geblockt werden. Außerdem vermag Histamin sensorische Rezeptoren im Bronchialepithel zu erregen, wodurch eine reflektorische Bronchokonstriktion ausgelöst wird. Es gibt keinen Beweis dafür, daß im menschlichen Bronchialsystem eine Bronchodilatation durch H2-Rezeptoren ausgelöst wird, so wie es in anderen Lebewesen festgestellt werden konnte. H2-Rezeptoren, die eine weitere Freisetzung von Histamin verhindern, wurden, wie beschrieben, in menschlichen basophilen Leukozyten gefunden, jedoch nicht in den Mastzellen der Lungen, und es läßt nicht darauf schließen, daß die H2-Rezeptorenblocker eine Verschlimmerung des Asthma verursachen. Histamin gilt ebenfalls als Verursacher des Bronchialschleimhautödems sowie der Extravasation des Plasmas, und zwar durch eine durch H1 ausgelöste Kontraktion der Endothelzellen in den kleinen postkapillaren Venen, wodurch eine vermehrte Kapillarpermeabilität entsteht. H3-Rezeptoren sind ebenfalls kürzlich beschrieben worden [21, 22], sie hemmen die cholinergischen und nicht-cholinergischen Reiznerven der Bronchien. Diese Rezeptoren, die höchstempfindlich auf Histamin reagieren, verhindern eine neurale Bronchokonstriktion und können daher eingesetzt werden, um die Bronchokonstriktion einzudämmen, die durch einen Mangel an Histamin aus den Mastzellen entsteht.
Obwohl Histamin wahrscheinlich in den von Asthma befallenen Bronchien produziert wird und auf verschiedene Weise die krankheitsverursachende Bronchialfunktion beeinflußt, dürften Antihistamine, selbst in hohen Dosen durch Inhalation verabreicht, kaum einen klinisch sichtbaren Schutz gegen verschiedene Bronchialfälle oder eine sichtbare Besserung des asthmatischen Zustandes darstellen. Hiervon kann man ausgehen, da auch einige andere Mediatoren mitwirken.

Leukotriene

Nachdem nachgewiesen werden konnte, daß die „slow reacting substance of anaphylaxis“ (SRS-A) aus einer Mischung von Leukotrienen besteht, gibt es erheblich mehr Informationen über die Synthese, die Freisetzung und die biologischen Wirkungen dieser leistungsfähigen Mediatoren [16]. Die sulfidopeptiden Leukotriene LTC4, LTD4 und LTE4 (die wirksamen Bestandteile der SRS-A) werden von den verschiedensten Zellarten, einschließlich Mastzellen, Makrophagen und eosinophilen Leukozyten, produziert. Leukotriene entstehen aus Arachidonsäure über den Weg der 5-Lipoxigenase und bilden instabile Zwischenstufen, die sich schnell in LTC4 verwandeln, und dieses wiederum verwandelt sich enzymatisch in LTD4 und LTE4. LTB4, ein leistungsfähiger chemotaktischer Faktor, kann ebenfalls in neutrophilen Leukozyten und Makrophagen produziert werden, in geringerem Maße auch in Mastzellen, und wahrscheinlich auch in Bronchialepithelzellen.

LTB4 weist eine starke chemotaktische Aktivität auf, besonders auf neutrophile Leukozyten, und bewirkt damit die Ankoppelung der neutrophilen Leukozyten an die Endothelzellen. Das freigesetzte LTB4 (hervorgegangen aus Makrophagen und Epithelzellen) könnte möglicherweise die neutrophilen Leukozyten in das Bronchialsystem steuern, was wiederum zur Überempfindlichkeit beitragen könnte. Jedoch haben in letzter Zeit durchgeführte Studien über vom Menschen inhaliertes LTB4 diese Vermutung nicht bestätigt [10], sondern stützen damit vielmehr die Annahme, daß neutrophile Leukozyten nicht zur bronchialen Hyperreaktivität im Menschen beitragen.

Funktionsstudien mit LTC4 und LTD4 haben ergeben, daß jedes Leukotrien wahrscheinlich seine eigenen Rezeptoren hat, und Studien über die Bindungsmöglichkeiten zeigen, daß LTC4 und LTD4 spezifische, stereoselektive und separate Bindungsstellen in den Lungenmembranen haben, wohingegen LTE4 wohl an den LTD4-Rezeptoren gebunden wird. Autoradiographische Studien haben sichtbar gemacht, daß die Bindungsorte des LTC4 und LTD4 unterschiedlich in der Lunge verteilt sind [11]. Sulfidopeptide Leukotriene sind in den menschlichen Bronchien sowohl *in vitro* als auch *in vivo* starke Konstriktoren, d.h. ihre Leistung ist LTD4 $>$ LTC4 $>$ LTE4, d.h. sie sind über 1000mal stärker als Histamin auf einer molaren Basis und können länger aktiv sein. Bei Studien an Tieren hat sich ebenfalls herausgestellt, daß Leukotriene wahrscheinlich eine größere Wirkung auf die pheripheren als auf die zentralen Bereiche der Bronchien haben, was jedoch mit den Nebenwirkungen, wie z. B. der Freisetzung von Thromboxan, zusammenhängen mag. Beim Menschen wirken die Leukotriene sowohl im zentralen als auch im peripheren Bronchialsystem. Die Leukotriene sind *in vitro* starke Erreger der Schleimsekretion in den menschlichen Bronchien; in Meerschweinchen erzeugen sie eine Durchlässigkeit der Mikrogefäße sowie Bronchialödeme. Es ist noch unklar, ob Leukotriene eine wichtige Rolle im Asthma spielen, da Untersuchungen über kürzlich entwickelte spezifische Rezeptorenblocker noch nicht abgeschlossen sind.

Außer der 5-Lipoxygenase sind noch weitere Lipoxygenasen identifiziert worden, und deren Produkte dürften ebenfalls biologische Wirkungen haben. So bilden die 12- und die 15-Lipoxygenase jeweils eine 12- und 15-Hydroxyarachidonsäure, welche einzelne menschliche Bronchien zusammenziehen, und die 15-Hydroxyarachidonsäure hat eine starke Wirkung auf die Schleimsekretion der tierischen Bronchien. Da die 15-Hydroxyarachidonsäure in größerem Umfang als Produkt aus dem Arachidonsäure-Metabolismus der menschlichen Lunge hervorgeht (sie wird möglicherweise auch in den Bronchialepithelzellen gebildet), könnte sie auch eine bedeutende Rolle im Asthma spielen, d. h. entweder allein oder nach der Umwandlung in ein Lipoxigenase-Produkt, wahrscheinlich als Regulator der glatten Bronchusmuskulatur.

Prostaglandine

Fast alle Zellen sind fähig, Zyklooxygenase-Produkte zu erzeugen, wenn auch jede Zelle ihr spezifisches Produkt hervorbringt. Die menschlichen Mastzellen erzeugen vor allem PGD2, die Makrophagen PGF2a, PGE2 und Thromboxan und die vaskulären Endothelzellen produzieren PGI2 (Prostazyklin). Einige Prostaglandine werden bei einem durch Allergene ausgelösten Anfall in der menschlichen Lunge *in vitro* produziert, und Abstriche an verschiedenen Stellen haben ergeben, daß die hauptsächlich vorhandenen Produkte der Zyklooxygenase PGD2 und Thromboxan jeweils aus Mastzellen und Makrophagen stammen; durch die Kontraktion der glatten Bronchialmuskulatur dürfte PGE2 entstehen.

Prostaglandine haben verschiedene Wirkungen auf die Lunge. PGF2a und PGD2 sind starke Bronchokonstriktoren, und Asthmatiker reagieren hierauf empfindlicher als auf andere Spasmuserreger. Das PGE, welches bei normalen Personen *in vivo* eine Bronchodilatation hervorruft, bewirkt bei Asthmatikern eine Bronchokonstriktion, da es afferente Nerven im Bronchialsystem reizt. PGI2 wirkt kaum auf die glatte Bronchialmuskulatur, erweitert jedoch erheblich die Gefäße des Systems und der Lunge. Wenn es auch die Bronchialgefäße erweitert, kann es in Zusammenhang mit Mediatoren, wie z. B. Leukotrienen, Bradykinin. und Histamin, welche eine erhöhte Epitheldurchlässigkeit verursachen, die Entwicklung eines Bronchialödems fördern. Prostaglandine werden von den verschiedensten Zellen in der Lunge produziert und dürften als örtliche Regulatoren wirken, wobei sie andere Funktionen wie z. B. die Neurotransmission, intensivieren oder regulieren. So wird PGE2 aus der glatten Bronchialmuskulatur bei der Kontraktion freigesetzt und dürfte die cholinergischen Neuralwirkungen regulieren. Thromboxan A2 hat wahrscheinlich ebenfalls eine starke Wirkung auf das Lungensystem und trägt bei Hunden auch zu einer durch Ozon ausgelösten bronchialen Hyperreaktivität bei, da ein Hemmstoff der Thromboxan-Synthetase diese Entwicklung auszuschalten vermag [29]. Entsprechend steigert also ein Thromboxan die Freisetzung von Azetylcholin im Bronchialsystem der Hunde und kann daher eine cholinergische Bronchokonstriktion ermöglichen [13].

Trotz all dieser aufgezählten Wirkungen, welche die Produkte der Zyklooxygenase auf eine Krankheit ausüben könnten, gibt es doch kaum Beweise dafür, daß die Hemmstoffe der Zyklooxygenase, wie z. B. Aspirin und Indometacin, zur Linderung des Asthma beitragen. Bei einer sehr geringen Anzahl von Asthmatikern (< 1%) zeigt sich eine Besserung, auch reduziert sich die Anfälligkeit auf Allergene bei Patienten mit einer verspäteten Bronchokonstriktor-Reaktion nur unwesentlich. Vielleicht ist die relative Unwirksamkeit der Zykooxygenase-Blocker darauf zurückzuführen, daß die Konzentrationen im Bronchialsystem nicht hoch genug sind, um die örtliche Produktion der Prostaglandine zu hemmen. Bei einigen Asthmatikern (etwa 3%) verursachen die Hemmstoffe der Zyklooxygenase eine Verschlimmerung des Asthma („Aspirin-Asthma"), das kann entweder an einer Blockierung der Produktion bronchodilatorischer Prostaglandine oder an einer Verschiebung des Arachidonsäure-Metabolismus über die Pfade der Lipoxygenase und die daraus entstehenden Leukotrienen sowie anderen Bronchokonstriktor-Produkten liegen.

Der Plättchen-Faktor

Der Plättchen-Faktor dürfte von verschiedenen Entzündungszellen, die am Asthma beteiligt sind, wie z. B. Makrophagen, eosinophile Leukozyten sowie neutrophilen Leukozyten, produziert werden [7]. Bei verschiedenen Tierarten ruft der Plättchen-Faktor eine anhaltende Steigerung der bronchialen Überempfindlichkeit hervor. Der inhalierte Plättchen-Faktor verursacht beim normalen Menschen eine erhöhte Bronchialreaktion auf Metacholin, sein inaktives Prodrom, der Lyso-Plättchen-Faktor, bleibt dagegen ohne Wirkung [15]. Die stärkste Wirkung wird 3 Tage nach der Inhalation beobachtet und hält bis zu 4 Wochen an. Ähnliche, jedoch nicht so deutlich sichtbare Veränderungen wurden bei asthmatischen Patienten beobachtet [12]. Da der Plättchen-Faktor *in vivo* recht schnell inaktiv wird, vermutet man, daß er wohl eine ganze Reihe von Entzündungsentwicklungen auslöst, wodurch sich die lang anhaltende Steigerung der bronchialen Überempfindlichkeit erklären läßt.
Die durch den Plättchen-Faktor ausgelöste bronchiale Hyperreaktivität steht bei Meerschweinchen in Abhängigkeit der auftretenden Thrombozyten, denn sie kann möglicherweise verhütet werden durch einen vorhergehenden Blutplättchenabbau, wobei neutrophile Leukozyten durch einen zytotoxischen Antikörper nicht gehemmt werden. Ob dieses Verhalten jedoch auch auf den menschlichen Organismus zutrifft, ist nicht sicher. Der inhalierte Plättchen-Faktor hat keine Wirkung auf die im menschlichen Kreislauf vorhandenen Blutplättchen, verursacht jedoch einen erheblichen Rückgang der im Kreislauf vorhandenen neutrophilen und eosinophilen Leukozyten. Der Plättchen-Faktor stimuliert wie das Antigen eine Ansammlung eosinophiler Leukozyten im Lungensystem. Der Plättchen-Faktor setzt ebenfalls in starkem Maße und selektiv basische Proteine aus den eosinophilen Leukozyten frei [24]. Dieses selektive Anziehungs- und Aktivitätsverhalten der eosinophilen Leukozyten

mag eine Erklärung dafür sein, daß der Plättchen-Faktor die Empfindlichkeit in solch starkem Maße erhöhen kann, da die basischen Proteine der eosinophilen Leukozyten zu einer Schädigung und einem Abstoßen des Bronchialepithels führen kann. Da die eosinophilen Leukozyten selbst reich an Plättchen-Faktoren sind, sind sie in der Lage, auch weitere eosinophile Leukozyten anzuziehen; und hier liegt die Möglichkeit für eine anhaltende Entzündung. Der Plättchen-Faktor hat aber auch andere Eigenschaften, die im Asthma wirksam werden können. Bei Tieren löst der Plättchen-Faktor in starkem Maße eine Durchlässigkeit der Mikrogefäße aus und ist von allen bisher beschriebenen Wirkstoffen der stärkste Krankheitserreger. Dieses Verhalten kann zu einem Bronchialödem und einem Austritt des Blutplasmas führen, und dieses wiederum kann zu einer bronchialen Hyperreaktivität beitragen.
Verschiedene spezifische Antagonisten des Plättchen-Faktors stehen demnächst zur Verfügung, und ihre Anwendung beim Asthma sollte die Möglichkeit bieten, die Rolle des endogenen Plättchen-Faktors zu analysieren. Es ist interessant festzustellen, daß einer dieser Antagonisten, eine Arzneimischung mit Terpenlactone (= Ginkgolide, Bilobalid) (BN52063), welcher die Wirkungen des Plättchen-Faktors auf die menschliche Haut blockiert, ebenfalls fähig ist, die Spätreaktion, d. h. eine entzündliche Reaktion auf Allergene bei atopischen Patienten zu unterbinden [31].

Adenosin

Es hat sich inzwischen erwiesen, daß verschiedene Zelltypen fähig sind, Adenosin freizusetzen, welches offensichtlich als örtlicher Regulationsfaktor wirkt. Durch Inhalation eingenommenes Adenosin ruft bei asthmatischen Patienten eine Bronchokonstriktion hervor, hat jedoch eine geringe Wirkung auf *in vitro*-Proben des menschlichen Bronchialsystems; es wird vermutet, daß es indirekt auf den Bronchokonstriktor wirkt, und setzt möglicherweise zusätzlich Histamin aus den bronchialen Mastzellen frei [14].

Bradykinin

Bradykinin ist ein aus 9 Aminosäuren zusammengesetztes Polypeptid, das enzymatisch durch Kallikrein und Kininogenase abgespalten wird vom Kininogen, das ein hohes Molekulargewicht besitzt und im Plasma enthalten ist. Es wird bei entzündlichen Reaktionen gebildet und wurde nach allergenen Anfällen in Nasensekreten gefunden. Vereinzelte menschliche Mastzellen setzen nach einer immunologischen Stimulation Kininogenase frei. Bradykinin ist ein starker Bronchokonstriktor, wenn es durch Inhalation verabreicht wurde, es zeigt jedoch *in vitro* kaum eine Wirkung auf das menschliche Bronchialsystem [18]. Bei Tieren aktiviert das Bradykinin selektiv die C-Fasern der afferenten

Nervenendigungen im Bronchialsystem und verursacht im menschlichen Organismus eine deutliche Dyspnoe, daher ist es möglich, daß die konstriktorische Wirkung des Bradykinin teilweise auf die Freisetzung der sensorischen Neuropeptide über einen Axonreflex zurückzuführen ist. Bradykinin wirkt auch als starker Auslöser des Bronchialödems und der Bronchialsekretion.

Neurogene Entzündung

Die Neuropeptide wie z. B. die Substanz P, das Neurokinin A sowie das genbezogene Peptid Kalzitonin finden sich in den sensorischen Nerven des Bronchialsystems [4]. Auch sind sie vermutlich an der Entstehung des Asthma beteiligt, da diese Peptide durch einen lokalen Axonreflex freigesetzt werden könnten [2]. Das Neurokinin A könnte zu einer Bronchokonstriktion führen, die Substanz P zu einer Durchlässigkeit der Mikrogefäße sowie einer Schleimsekretion und das genbezogene Peptid Kalzitonin zu einer chronischen Hyperämie des vom Asthma befallenen Bronchialsystems führen. Die Axonreflexe, wie sie auch in der Haut und dem Darm vorkommen, könnten infolge Erregungsübertragung die entzündlichen Veränderungen der lokal begrenzten Epithelschäden auf das ganze Bronchialsystem verteilen und somit zu einer bronchialen Hyperreaktivität beitragen. Aufgrund dieser Annahme könnte eine sinnvolle Behandlungsstrategie so aussehen, daß Medikamente entwickelt werden, die die neurogenen Entzündungsreaktionen hemmen, wie z. B. Tachykinin-Antagonisten, oder Medikamente, welche hemmend auf die Freisetzung von Neuropeptiden aus sensorischen Nerven wirken. Opioide scheinen die Freisetzung von Neuropeptiden aus sensorischen Nerven der Ödeme im Bronchialsystem zu hemmen [9].

Schlußfolgerungen

An der Entstehung des Asthma sind viele verschiedene Entzündungsmediatoren beteiligt. Obgleich die Funktion der einzelnen Mediatoren noch nicht ganz geklärt ist, scheint es aber doch erwiesen zu sein, daß die Entwicklung spezifischer Antagonisten es möglich gemacht hat, ihre Beteiligung am Krankheitsbild des Asthma zu klären. Die spezifischen Antagonisten dürften jedoch kaum eine größere klinische Wirkung auf allergische Entzündungen haben, da beim Asthma viele verschiedene Mediatoren in komplexer Weise aufeinander einwirken.

Danksagung
Ich danke Madeleine Wray für die Erstellung des Manuskripts.

Literatur

[1] Arm, J. P., B. W. Spur, T. H. Lee: The effects of inhaled leukotriene E4 on the airway responsiveness to histamine in subjects with asthma and normal subjects. J. Allergy Clin. Immunol. *82* (1988) 654–660.

[2] Barnes, P. J.: Asthma as an axon reflex. Lancet *1* (1986) 242–245.

[3] Barnes, P. J.: Inflammatory mediator receptors and asthma. Am. Rev. Respir. Dis. *135* (1987) 26–31.

[4] Barnes, P. J.: Neuropeptides in human airways: function and clinical implications. Am. Rev. Respir. Dis. *136* (1987) 77–83.

[5] Barnes, P. J.: New concepts in the pathogenesis of bronchial hyperresponsiveness and asthma. J. Allergy Clin. Immunol. *83* (1989) 1013–1026.

[6] Barnes, P. J., K. F. Chung, C. P. Page: Inflammatory mediators in asthma. Pharmacol. Rev. *40* (1988) 49–84.

[7] Barnes, P. J., K. F. Chung, C. P. Page: Platelet-activating factor as a mediator of allergic disease. J. Allergy Clin. Immunol. *81* (1988) 919–934.

[8] Beasley, R., W. R. Roche, J. A. Roberts et al.: Cellular events in the bronchi in mild asthma and after bronchial provocation. Am. Rev. Respir. Dis. *139* (1989) 806–817.

[9] Belvisi, M. G., K. F. Chung, D. M. Jackson et al.: Opioid modulation of non-cholinergic neural bronchoconstriction in guinea-pig *in vivo*. Br. J. Pharmacol. *95* (1988) 413–418.

[10] Black, P. N., R. W. Fuller, G. W. Taylor et al.: Bronchial reactivity is not increased after inhalation of leukotriene B4 and prostaglandin D2. Br. J. Clin. Pharmacol. *25* (1988) 667.

[11] Carstairs, J. R., P. Norman, T. Abran et al.: Autoradiographic localization of leukotriene C4 and D4 binding sites in guinea-pig lung. Prostaglandins *35* (1988) 503–514.

[12] Chung, K. F., P. J. Barnes: Effects of platelet activating factor on airway calibre, airway responsiveness and circulating cells in asthmatic subjects. Thorax *44* (1989) 108–115.

[13] Chung, K. F., T. W. Evans, P. D. Graf et al.: Modulation of cholinergic neurotransmission in canine airways by thromboxane-mimetic U 46619. Eur. J. Pharmacol. *117* (1985) 373–375.

[14] Church, M. K., M. J. Cushley, S. T. Holgate: Adenosine, a positive modulator of the asthmatic response. In: P. J. Barnes, I. W. Rodger, N. C. Thomson (Hrsg.): Asthma: Basic Mechanisms and Clinical Management, S. 273–279. Barnes, P. J., Rodger, I. W., Thomson, N. C., eds. Academic Press, London 1988.

[15] Cuss, F. M., C. M. S. Dixon, P. J. Barnes: Effects of inhaled platelet activating factor on pulmonary function and bronchial responsiveness in man. Lancet *2* (1986) 189–192.

[16] Drazen, J. M., K. F. Austen: Leukotrienes and airway responses. Am. Rev. Respir. Dis. *136* (1987) 985–998.

[17] Frigas, E., G. J. Gleich: The eosinophil and the pathology of asthma. J. Allergy Clin. Immunol. *77* (1986) 527–537.

[18] Fuller, R. W., C. M. S. Dixon, F. M. C. Cuss et al.: Bradykinin-induced bronchoconstriction in man: mode of action. Am. Rev. Respir. Dis. *135* (1987) 176–180.

[19] Fuller, R. W., C. M. S. Dixon, C. T. Dollery et al.: Prostaglandin D2 potentiates airway responses to histamine and methacholine. Am. Rev. Respir. Dis. *133* (1986) 252–254.

[20] Grandordy, B. M., P. J. Barnes: Phosphoinositide turnover in airway smooth muscle. Am. Rev. Respir. Dis. *136* (1987) 17–20.

[21] Ichinose, M., C. D. Stretton, J.-C. Schwartz et al.: Histamine H3-receptors inhibit cholinergic neurotransmission in guinea-pig airways. Br. J. Pharmacol. *97* (1989) 13–15.

[22] Ichinose, M., P. J. Barnes: The effect of peptidase inhibitors on bradykinin-induced bronchoconstriction in guinea-pigs in vivo. Br. J. Pharmacol. *101* (1990) 77–80.
[23] Joseph, M., A. B. Tonnel, G. Tarpier et al.: Involvement of immunoglobulin E in the secretory process of alveolar macrophages from asthmatic patients. J. Clin. Invest. *71* (1983) 221–230.
[24] Kroegel, C., T. Yukawa, G. Dent et al.: Platelet activating factor induces eosinophil peroxidase release from purified human eosinophils. Immunology *64* (1988) 559–562.
[25] Laitinen, L. A., M. Heino, A. Laitinen et al.: Damage of the airway epithelium and bronchial reactivity in patients with asthma. Am. Rev. Respir. Dis. *131* (1985) 599–606.
[26] Lee, T. C., D. J. Lenihan, B. Malone et al.: Increased biosynthesis of platelet activating factor in activated human eosinophils. J. Biol. Chem. *259* (1984) 5526–5530.
[27] Macdermot, J., R. W. Fuller: Macrophages. In: P. J. Barnes, I. W. Rodger, N. C. Thomson (Hrsg.): Asthma: Basic Mechanisms and Clinical Management, S. 97–114. Academic Press, London 1988.
[28] Nishizuka, Y.: The role of protein kinase C in cell surface signal transduction and tumour promotion. Nature *308* (1984) 693–698.
[29] O'Byrne, P. M., F. E. Hargreave, J. G. Kirby: Airway inflammation and hyperresponsiveness. Am. Rev. Respir. Dis. *136* (1987) 35–37.
[30] Razin, E., J. N. Ihle, D. Seldin et al.: Interleukin 3: a differentiation and growth factor for the mouse mast cell that contains chondritin sulfate E proteoglycan. J. Immunol. *132* (1984) 1479–1486.
[31] Roberts, N. M., C. P. Page, K. F. Chung et al.: The effect of a specific PAF antagonist, BN 52063, on antigen-induced cutaneous responses in man. J. Allergy Clin. Immunol. *82* (1988) 236–241.
[32] Vanhoutte, P. M.: Epithelium-derived relaxing factor: myth or reality. Thorax *43* (1988) 665–668.
[33] White, J., N. M. Eiser: The role of histamine and its receptors in the pathogenisis of asthma. Br. J. Dis. Chest *77* (1983) 215–226.
[34] Yamaguchi, Y., Y. Hayashi, Y. Sugara et al.: Highly purified murine interleukin 5 (IL-5) stimulates eosinophil function and prolongs *in vitro* survival. J. Exp. Med. *167* (1988) 1737–1742.

Asthma durch Allergene

W. Kersten

Allergien – angeboren oder erworben – können sich an allen Schleimhäuten manifestieren und somit auch am Atemtrakt. Durch Allergenexposition wird spezifische IgE gebildet. Der immunologischen, antigen-spezifischen Reaktion folgt eine unspezifische, inflammatorische Reaktion im Sinne einer gesteigerten Reagibilität. Die Soforttyp-Sensibilisierung, die gesteigerte Reagibilität und die Allergenexposition führen zum Symptom Asthma.

Unter „Allergie" versteht man die spezifische veränderte Immunitätslage – in diesem Falle im Bereiche des Atemtraktes – im Sinne einer krankmachenden Überempfindlichkeit. Nach Antigen-Antikörperkontakt können durch direkt wirksame und sekundäre Mediatoren sowie durch Chemotaxis, Zellaktivierung und Kininsynthese eine Sofort-Reaktion, eine verzögerte Reaktion und eine chronische Entzündungsreaktion alleine oder in Kombination auftreten.

Betrachtet man die prozentuale Verteilung der Sensibilisierung bei 6200 Allergikern, so finden sich am häufigsten Sensibilisierungen gegenüber Blütenstauballergenen (49,6%) gefolgt von häuslichen Stäuben (26,8%), Tierhaaren (8,2%), Pilzsporen (6,5%), Nahrungsmittelallergenen (3,2%) und anderen (5,7%).

Epidemiologische Studien zur Einschätzung der Zahl der Pollenallergiker in der Bundesrepublik Deutschland liegen bisher nicht vor, jedoch liegt nach dem Allensbacher Bericht 5/88, Archiv-Nr.: 4060 der Anteil der Pollenallergiker bei 12% der Bevölkerung. Dieser Prozentsatz steht in Einklang mit einer epidemiologischen Studie aus der Schweiz [19]. Eine unbehandelte Pollinosis führt in 30% der Fälle zum Asthma bronchiale [9].

Aufgrund von biologischen und klinischen Kenntnissen sind bei der Blütenstauballergie die Baumpollen von Hasel, Erle, Birke und Eiche, die Gräser- und Roggenpollen sowie die Wildkräuterpollen von Wegerich und Beifuß von großer Wichtigkeit und dürfen im Testrepertoire nicht fehlen.

Kein Jahr ist wie das andere, sowohl bezüglich des zeitlichen Auftretens und der Menge der einzelnen Pollenkörner, wie auch bezüglich der Anzahl und Zusammensetzung von mono- und polyvalenten Blütenstaubsensibilisierungen (Abb. 1 a, 1 b, Tab. 1). Über die Jahre hinweg ist eine Zunahme der Baumpollenallergiker zu erkennen sowohl isoliert wie auch in Kombination insbesondere mit Gräserpollen [10].

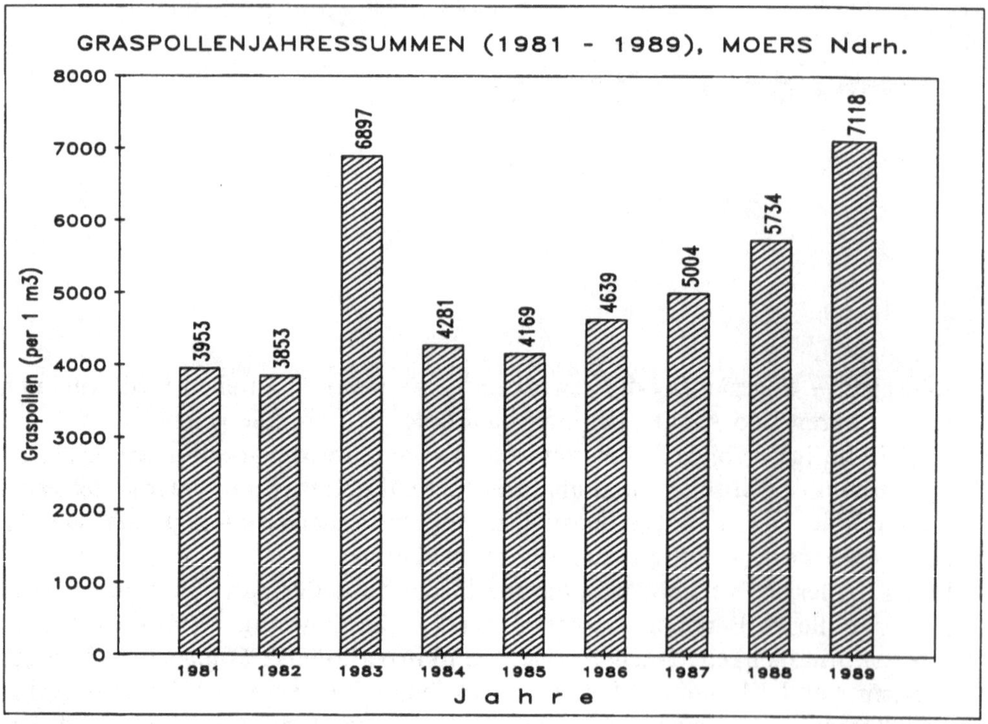

a

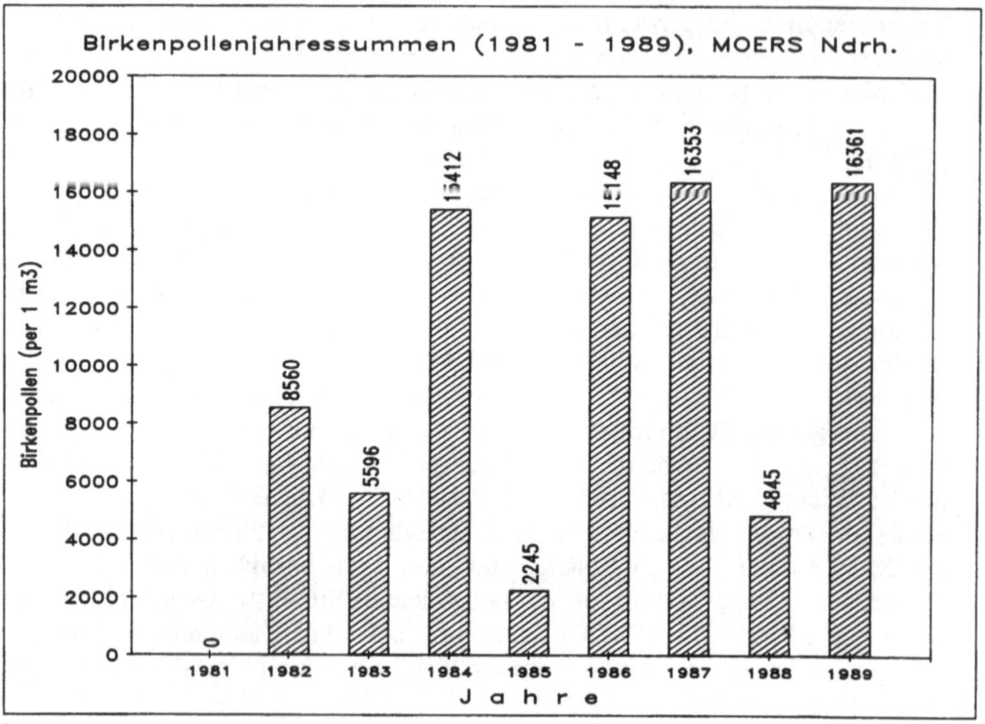

b

Abb. 1 a, b: Graspollen- u. Birkenpollenjahressummen

Tab. 1: Prozentuale Verteilung bei monovalenter und polyvalenter Sensibilisierung bei 8309 Blütenstauballergikern in den Jahren 1981–1987

Getestete Personen	1285 1981 %	793 1982 %	1882 1983 %	2250 1984 %	760 1985 %	705 1986 %	634 1987 %
Gräserpollen	62,8	46,3	40,7	50,3	47,5	43,0	35,5
Baumpollen	6,1	21,1	22,8	4,8	11,8	14,6	20,2
Wildkräuterpollen	0,2	1,6	0,6	7,2	2,2	2,4	2,7
Gräser- + Baumpollen	14,4	13,1	20,4	12,0	21,6	24,7	28,4
Gräser + Wildkräuterpollen	5,2	8,1	0,5	2,4	5,7	5,1	4,1
Baum- + Wildkräuterpollen	1,0	0,8	0,4	11,6	1,7	2,4	0,9
Gräser- + Baum- + Wildkräuterpollen	10,3	9,0	14,6	11,7	9,5	7,8	8,2

Bei den windblütigen Bäumen ist der Stäubungsprozeß ein positiver Austrocknungsvorgang. Hohe Temperatur und geringe Luftfeuchtigkeit sind günstige Freisetzungsbedingungen. Die Emission der Graspollen ist mit einem Wasser benötigendem Wachstumsprozeß verbunden. Mäßige Wärme, höhere Luftfeuchtigkeit bedingen rasches Wachstum und Aufplatzen der Antheren [14].

Bei der Diagnostik von Blütenstauballergien steht an erster Stelle die exakte Anamnese mit genauen zeitlichen Angaben der Beschwerdesymptomatik (evtl. unter Zuhilfenahme eines Pollentagebuches).

An zweiter Stelle stehen die Hauttests; bei Verwendung von Gruppenextrakten sollte mit Ausnahme der Gräserpollen eine Aufsplittung in die relevanten Einzelallergene unter Berücksichtigung der regionalen Besonderheiten stattfinden.

Bei erforderlicher Bestätigung der Aktualität sind Provokationstests den in vitro Untersuchungen vorzuziehen.

Kreuzallergenitäten gegen Nahrungsmittel sowie Sensibilisierung gegen perenniale Allergene sind zu berücksichtigen [12].

Hausstaub ist ein Gemisch zahlreicher Materialien, darunter zahlreicher potentieller Allergene wie Insektenpartikel, Tierschuppen, Pilzsporen, Pollen, Textilfasern, Pflanzenbruchstücken, Nahrungsmittel, Krümeln und anderen. Die Diagnostik muß daher u. a. folgende Stoffe einschließen:

- Hausmilben
- Tierepithelien
- intramurale Schimmelpilzsporen
- Federn
- Insektenallergene
- pflanzliche Allergene.

Die Diagnostik der Soforttypallergie beginnt unter Berücksichtigung der anamnestischen Angaben mit der Hauttestung. Die kutan ermittelte Sensibilisierung kann mit in vitro Verfahren bestätigt werden. Die aktuelle Sensibilisierung am jeweiligen Manifestationsorgan muß anhand von Provokationstests erfolgen [4, 7, 13].

Inzwischen ist nachgewiesen, daß das verantwortliche Allergen mit dem Kot der Hausstaubmilben assoziiert ist. Dieses Allergen entsteht durch chemisch-immunologische Prozesse im Magen-Darm-Trakt der Milbe bei der Verarbeitung der Hausstaubpartikel. Die Milben entledigen sich ihres Kots in Form kleiner schleimbedeckter Kügelchen, die bedingt durch den Schleim, an textilen Fasern kleben bleiben. Nach mechanischer Zerstörung (Herumlaufen auf dem Teppich) und nach Austrocknung (Beginn der Heizperiode) sowie durch Staubsaugen und durch das Aufschütteln von Betten bzw. Matratzenklopfen, gelangen diese Partikel als Aerosol in die Luft [17].

Seit einiger Zeit steht ein Teststreifensystem zur Verfügung (Acarex-Test), mit dem der Milbenexkrementbefall (und damit der Allergengehalt) im Hausstaub semiquantitativ nachgewiesen werden kann. Der Acarextest bedient sich einer Farbreaktion, bei der Guanin, ein Stoffwechselendprodukt der Milben, in ein Guaninazofarbstoff überführt wird. Der Acarextest hat sich in zahlreichen Untersuchungen als zuverlässiges Instrument der Hausstaubmilbenallergenbestimmung im Hausstaub erwiesen [1, 2, 3].

Überempfindlichkeitsreaktionen gegenüber Tierhaaren, Tierfedern und tierischem Epithel äußern sich in der weit überwiegenden Zahl der Fälle als IgE-vermittelte Reaktion im Bereiche der Augenbindebäute und des Inhalationstraktes. Betroffen sind naturgemäß nicht nur Personen, die Tiere halten oder beruflichen Kontakt mit Federn, Haaren oder Fellen haben, sondern auch Personen, bei denen diese tierischen Produkte z. B. von Kissenfüllungen, Pelzkleidung, Schmuckfellen und Haargarnteppichen einwirken können. Bei einer stärkeren Sensibilisierung führt bereits der Reibtest mit (patienteneigenem Material) z. B. Hunde- oder Katzenhaare sehr deutlich zu einem positiven Ergebnis. Dieser Test ist in jeder Praxis leicht durchzuführen und hat zusätzlich noch den Vorteil, daß das natürliche Allergenmaterial aus dem häuslichen Bereich des Patienten stammt. Dies ist besonders deswegen vorteilhaft, weil gelegentlich bei der Durchführung mit kommerziellen Testextrakten positive Prick- oder Intrakutantests erhalten werden. Da Tests mit tiereigenem Material aber negativ ausfallen können, ist damit die Abschaffung des Tieres nicht in jedem Falle erforderlich.

Für die meisten Fälle genügt der Prick- und Intrakutantest, um eine Sensibilisierung festzustellen. Ein Provokationstest ist letztendlich beweisend.

Werden radio-immunologische oder enzym-immunologische Untersuchungen zur Feststellung der IgE-Antikörper angewandt, so können diese Tests gelegentlich ein negatives Ergebnis haben, trotz einwandfreier Sensibilisierung und klinischer Manifestationen der Erkrankung. Dies kann u. a. auch darin liegen, daß die Sensibilisierung nicht IgE sondern IgG vermittelt ist.

Bei Tierallergien ist eine Vermeidung immer anzustreben. Es ist jedoch die Klasse und Spezies des Tieres für Art und Schweregrad der Erkrankung von Bedeutung. So lösen Ziervögel vorwiegend (aber nicht nur) eine allergische Alveolitis aus, während Säuger Rhinitis und/oder Asthma verursachen. Hier sind wiederum einige Spezies als mehr (Katze, Nager) oder weniger (Hund) aggressive Allergenträger einzustufen [15].

Eine Insektengiftallergie, z. B. gegen Bienen-, Wespen- und Hornissengift, kann u. U. lebensbedrohlich sein. Mittels Hauttesttitration läßt sich der Sensibilisierungsgrad, aber auch das spezifische Insektengift feststellen. Hauttest und RAST-Ergebnisse stimmen hier meist in einem außerordentlich hohen Prozentsatz überein. Bei nachgewiesener Sensibilisierung ist die Therapie der Wahl die spezifische Hyposensibilisierung [5].

Im Bereich des Atemtraktes können die Patienten nach Schimmelpilzkontakt mit ganz unterschiedlichen Krankheitsbildern reagieren (Asthma bronchiale, bronchopulmonale Mykosen, exogen-allergische Alveolitis, Aspergillom). Aufgrund ihrer Komplexität und Variabilität stellen die Schimmelpilze vielleicht die schwierigsten Probleme an den tätigen Allergologen; deshalb sind nur umfangreich auf diesem Gebiet ausgebildete Ärzte in der Lage, eine zufriedenstellende Schimmelpilzdiagnostik durchzuführen.

Die Anamnese erfordert viel Erfahrung und nicht selten großen Zeitaufwand. Beim Hauttest wird im allgemeinen der Intrakutantest dem Pricktest vorgezogen. Die Testung mit Einzelallergenen ist der Testung mit Allergengruppen überlegen. Werden Gruppen von Schimmelpilzen getestet, so sollten diese nur aus wenigen Allergenen (etwa max. 4) bestehen.

Ideal ist, auch die Spätreaktion an der Haut mitzuerfassen. Bei der Auswahl der Allergene sind regionale Häufigkeiten des Schimmelpilzvorkommens zu berücksichtigen. Fällt der Hauttest negativ aus und besteht anamnestisch trotzdem der Verdacht auf eine Schimmelpilzallergie, so kann die Diagnose einer Schimmelpilzallergie nur herausgefunden werden, wenn auch seltener vorkommende und seltener sensibilisierende Schimmelpilze an der Haut getestet werden.

Provokationen sind nach positiven Hauttests vor einer Hyposensibilisierung und vor umfangreichen Karenzmaßnahmen durchzuführen.

Die in vitro Diagnostik ist bei der Allergie vom Soforttyp erst nach dem Haut- und Provokationstest als fakultative Ergänzungsdiagnostik angezeigt. Bei der Typ III-Allergie wird die IgG-Antikörperbestimmung primär durchgeführt.

In einzelnen Fällen ist die Diagnostik mit kommerziellen Schimmelpilzextrakten nicht ausreichend. Hier hat sich das Aufstellen von Fangplatten (geöffnete Platte mit Nährboden für Schimmelpilze) und das Sammeln von sichtbarem Schimmel für Testzwecke als nützlich erwiesen [8, 17].

Klinische Untersuchungsergebnisse bei 777 Patienten mit positiver Hautreaktion auf Schimmelpilzallergene zeigen, daß die Diagnose einer inhalativen Schimmelpilzallergie am besten durch die Organprovokation abgesichert werden kann; ist dies nicht möglich, dann sollte der RAST zur Anwendung kommen. Bei 1309 positiven Hauttestungen zeigten sich nur 544 (41,6%) positive Provokationstestungen. 426 Patienten hatten neben der positiven Provokation auch einen positiven RAST (31,9%) (Tab. 2, 3, 4).
Für die klinische Routinetestung sind je nach Region 10–12 Schimmelpilze ausreichend, wobei der saisonale Alternaria und die ganzjährigen Aspergilli und Penicillien auf keinen Fall fehlen sollten [11].
Zahlreiche tierische (Kuhmilch, Käse, Ei, Fleisch, Geflügel, Wild, Innereien, Wurst, Fische, Schalentiere, Meeresfrüchte usw.) und pflanzliche (Obst, Nüsse, Gemüse, Getreide, Backhilfsmittel, Hülsenfrüchte, Pflanzensamen, Getränke, Genußmittel, Alkoholika, Honig, Gewürze, Kräuter, Aromastoffe, Hefe, Schimmelpilzsporen usw.) Allergene können eine Nahrungsmittelallergie respektive Intoleranz hervorrufen, die sich an den Atemwegen manifestieren

Tab. 2: Schimmelpilz nach Häufigkeit der positiven Hautreaktion geordnet
Kollektiv: 777 Patienten mit wenigstens einer schwach positiven Reaktion auf Schimmelpilze allein oder zusammen mit anderen Allergenen oder Allergengruppen

	+	++	+++	SUM	%
1 Alternaria alternata	35	31	182	248	14,08
2 Penicillium notatum	40	45	92	177	10,05
3 Aureobasidium pullulans	51	42	64	157	8,92
4 Cladosporium spec.	44	46	58	148	8,40
5 Fusarium culmorum	10	33	55	128	7,27
6 Aspergillus repens	16	23	76	115	6,53
7 Aspergillus fumigatus	26	38	41	105	5,96
8 Rhizopus nigricans	29	34	33	96	5,45
9 Mucor mucedo	34	25	29	88	5,00
10 Stemphylium botryosum	18	20	49	87	4,94
11 Helminthosp. halodes	18	18	49	85	4,83
12 Penicillium chrysogenum	21	29	33	83	4,71
13 Phoma betae	24	22	34	80	4,54
14 Botrytis cinerea	18	20	30	68	3,86
15 Aspergillus versicolor	18	18	14	50	2,84
16 Trichoderma viride	15	15	16	46	2,61
	447	459	855	1761	100

+, ++, +++ = Stärke der Hautreaktion
n = Absolutzahl der positiven Reaktionen pro Einzelschimmel
% = Prozentsatz der positiven Hautreaktionen in bezug zu der Gesamtzahl positiver Reaktionen

Tab. 3: Schimmelpilze in bezug zu der prozentualen Häufigkeit aller Provokationen geordnet Kollektiv: 777 Patienten mit wenigstens einer schwach positiven Reaktion auf Schimmelpilze allein oder zusammen mit anderen Allergenen oder Allergengruppen

	Hauttest	Provokation	%	%*
1 Alternaria alternata	220	134	60,91	24,63
2 Penicillium notatum	136	66	48,53	12,13
3 Aureobasidium pullulans	116	52	44,83	9,56
4 Aspergillus fumigatus	87	38	43,68	6,99
5 Fusarium culmorum	93	38	40,86	6,99
6 Cladosporium spec.	97	35	36,08	6,43
7 Mucor mucedo	61	22	36,07	4,04
8 Botrytis cinerea	48	19	39,58	3,49
9 Helminthosp. halodes	57	19	33,33	3,49
10 Rhizopus nigricans	60	19	31,67	3,49
11 Stemphylium botryosum	49	18	36,73	3,31
12 Aspergillus repens	81	18	22,22	3,31
13 Penicillium chrysogenum	51	17	33,33	3,13
14 Penicillium brevicomp.	48	16	33,33	2,94
15 Phoma betae	40	15	37,50	2,76
16 Aspergillus versicolor	36	11	30,56	2,02
17 Trichoderma viride	29	7	24,14	1,29
	1309	544		100,00

% = Prozentzahl der positiven Provokationen pro Schimmelpilztyp
%* = Prozentzahl der positiven Provokationen bezogen auf die Gesamtzahl aller positiven Provokationen

Tab. 4: Häufigkeit und prozentuale Verteilung von Provokation und RAST bei 426 Patienten mit Schimmelpilzallergie

	Alle Schimmelpilze (426 Patienten)		
	RAST +	RAST −	
Provokation +	136 31,9%	95 22,3%	181 (42,5%)
Provokation −	86 20,2%	109 25,6%	245 (57,5)%

kann. Bei den im Bereiche des Atemtraktes häufig auftretenden lebensbedrohlichen allergischen Reaktionen wird immer eine absolute Allergenkarenz erforderlich sein.
Nach Thiel [18] wird für die Nahrungsmittelallergie die Dosis-Wirkungsbeziehung durch folgende Faktoren bestimmt:

- durch den Sensibilisierungsgrad
- durch die allgemeine und auch individuelle Potenz der Allergene
- durch den Aggregationszustand des Allergens (fest, flüssig roh, gekocht)
- durch unspezifische Hyperreaktivität einzelner Organsysteme (z. B. der Haut im Falle von Urticaria, der Atemwege im Falle von Asthma bronchiale u. a.)
- durch mögl. Additionseffekte infolge „Kreuzreaktivität"
- durch die jeweilige individuelle Reaktionslage (physisch, psychisch, hormonal)
- durch aktuelle Erkrankungen (Infekte, Magen-Darm-Erkrankungen u. a.)
- durch saisonale (Quantität des Allergeneinstroms) Einflüsse (speziell bei Pollenallergikern)

Diese und andere Faktoren bedingen die Variabilität und Inkonstanz der klinischen Symptomatik, wobei obendrein noch unspezifische Triggerfaktoren wie Gewürze, Alkohol oder Kaffee durch ihre resorptionsbeschleunigende Wirkung nicht unbedeutend sein können. Weiterhin gelingt es nicht immer eine Nahrungsmittelallergie gegen eine Nahrungsmittelintoleranz eindeutig abzugrenzen.
Wichtige Berufsallergene sind im Allergenkatalog von Gronemeyer und Fuchs [6] aufgeführt, wobei drei große Gruppen von einander abgetrennt werden können, nämlich tierische Allergene, pflanzliche Allergene und chemische Allergene. Das berufsbedingte allergische Asthma bronchiale beinhaltet eine spezielle Problematik schon aufgrund der unfallrechtlichen Relevanz. (Entschädigungspflichtige Berufskrankheiten nach Nr. 4301 der BeKV). Entscheidend für Entstehung und Verlauf des Asthma bronchiale bei beruflichen Allergenen dürfte die kontinuierliche Exposition gegenüber den Berufsallergenen sein. Weiterhin spielt die unterschiedliche Potenz beruflicher Allergene eine Rolle.
Es ist wichtig, allergieauslösende Arbeitsstoffe zu kennen bzw. zu erkennen, zumal häufig durch arbeitstechnische aber auch individuelle Schutzmaßnahmen das Entstehen eines berufsbedingten Asthma bronchiale verhindert werden kann.
Die derzeitige Ziffer 4301 der BeKV hat folgenden Wortlaut: Durch allergisierende Stoffe verursachte obstruktive Atemwegserkrankungen (einschließlich Rhinopathie), die zur Unterlassung aller Tätigkeiten gezwungen haben, die für die Entstehung, die Verschlimmerung oder das Wiederaufleben der Krankheit ursächlich waren oder sein können.

Wie bei der Ziffer 4302 muß der Erkrankte im positiven Fall seinen Beruf aufgeben, damit diese Berufserkrankung anerkannt wird. Beim allergischen Mechanismus reicht bereits das Vorliegen einer allergischen Rhinopathie zur Möglichkeit einer Anerkennung.

Literatur

[1] Bischoff, E., W. Schirmacher: Farbnachweis für allergenhaltigen Hausstaub. 1. Mitteilung. Allergologie *7* (1984) 446.

[2] Bischoff, E., W. Schirmacher: Farbnachweis für allergenhaltigen Hausstaub. 2. Mitteilung – weitere Gesichtspunkte. – Allergologie *8* (1985) 36.

[3] Bischoff, E., W. Schirmacher, G. Schober: Farbnachweis für allergenhaltigen Hausstaub. 3. Mitteilung: Anwendung in der Praxis. Allergologie *8* (1985) 97.

[4] Bronswijk van, J. E. M. H.: Hausstaubmilben, Vorkommen und Bedeutung. – Allergologie *1* (1978) 55.

[5] Forck, G., K.-J. Kalveram: Insektenallergie. In: E. Fuchs, K. H. Schulz (Hrsg.): Manuale Allergologikum. DUSTRI 1988.

[6] Fuchs, E.: Asthma bronchiale durch berufliche Allergene. In: E. Fuchs, K. H. Schulz (Hrsg.): Manuale Allergologikum. DUSTRI 1988.

[7] Kersten, W.: Korrelation von Hauttest/Provokationstest/RAST bei Asthmatikern mit Überempfindlichkeit gegen die Hausstaubmilbe (D.pt.). – Allergologie *2* (1979) 34.

[8] Kersten, W.: Diagnose und Therapie von Schimmelpilzallergien. Allergiekolloquium Dome/Hollister/Stier 1985.

[9] Kersten, W.: Diagnostik der Pollinose in der Praxis. Allergologie *8* (Sonderheft 1) (1985) 1.

[10] Kersten, W.: Neues über alte und neue Allergene: Pollen. Allergologische Fortbildung *1* (1986) 77.

[11] Kersten, W., P.-G. von Wahl: Schimmelpilzallergie. Klinische Untersuchungsergebnisse. Allergologie *12* (1989) 174.

[12] Kersten, W.: Aktueller Stand der Diagnostik und Therapie allergischer Atemwegserkrankungen. Pulmonol. Notizen *1* (1990) 11.

[13] Platts-Mills, T. A. E., A. L. de Weck: Mite allergy: A worldwide problem. ACI NEWS, *II* (1989) 21–22.

[14] Puls, K. E.: Der Einfluß des Wetters auf Pollenwachstum und Pollenflug. Swiss Med. *10*, 6 (1988) 7–16.

[15] Rudolph, R., G. Kunkel, B. Blohm: Zur Häufigkeit und klinischen Bedeutung von Allergien gegen Tierepithelien. Allergologie *4* (1981) 230.

[16] Sennekamp, H. J. Exogen allergische Alveolitis. In: E. Fuchs, K. H. Schulz (Hrsg.): Manuale Allergologikum. DUSTRI 1988.

[17] Stollewerk, D.: Klinische Studie zur Wirksamkeit der akariziden Substanz Acarosan bei Hausstaubmilbenallergikern. Diss. Univ. Bonn 1988.

[18] Thiel, C.: Allergenkarenz bei nutritiver Allergie. In: E. Fuchs, K. H. Schulz [Hrsg.): Manuale Allergologikum. DUSTRI 1988.

[19] Wüthrich, B., U. W. Schneyder, S. A. Henauer: Häufigkeit der Pollinosis in der Schweiz. Ergebnisse einer repräsentativen demoskopischen Umfrage unter Berücksichtigung anderer allergischer Erkrankungen. Schweiz. med. Wschr. *116* (1986).

Grundlagen der immunsuppressiven und antiinflammatorischen Wirkung der Glukokortikoide

M. Goppelt-Strübe, K. Resch

Einleitung

Vor nunmehr etwa 40 Jahren wurden Glukokortikoide in die Therapie obstruktiver Lungenerkrankungen eingeführt. Sie gehören seither zum unverzichtbaren Bestand der hier wirksamen Arzneimittel [9]. Dies beruht darauf, daß sie an mehreren Stellen in die Pathogenese dieser Erkrankungen eingreifen; hierzu gehören immunsuppressive, antiallergische und antiinflammatorische Wirkungen [1]. Der heutige Kenntnisstand der Grundlagen dieser Wirkungen soll nachfolgend dargestellt werden.

Struktur und Funktion des Glukokortikoid-Rezeptors

Alle Glukokortikoide binden sich an einen löslichen intrazellulären Rezeptor, der in allen Glukokortikoid-empfindlichen Zellen des Organismus dieselbe Struktur besitzt. Dieser Rezeptor bindet spezifisch Glukokortikoide, nicht aber (oder nur mit sehr viel geringerer Affinität) andere Steroidhormone. Die pharmakologische Potenz eines bestimmten Glukokortikoids wird durch die Bindungsaffinität zu diesem Rezeptor bestimmt. Die wichtigsten Eigenschaften des Glukokortikoid-Rezeptors sind in Abb. 1 zusammengefaßt.
Nach Bindung eines Glukokortikoids transloziiert der Glukokortikoid-Rezeptor-Komplex zum Zellkern. Dort tritt er in Wechselwirkung mit bestimmten Abschnitten des Chromatins, den sog. „Glukokortikoid responsiven Elementen“ (GRE). Dadurch wird die Aktivität von insgesamt 50 – 100 Genen je nach Zellart reguliert und die Synthese von Proteinen verstärkt oder abgeschaltet. Erhöht wird unter anderem die Synthese von Enzymen, die für die physiologischen Glukokortikoid Wirkungen verantwortlich sind; vermindert wird z. B. die Bildung von bestimmten Zytokinen. Obwohl in allen Zellen derselbe Rezeptor vorkommt, sind die durch Glukokortikoide induzierten Veränderungen zellspezifisch. Dies hängt z. B. mit der unterschiedlichen Organisation des Chromatins in unterschiedlichen Zellen zusammen (Tab. 1).

Molekulargewicht: 94 kD (SDS-PAGE)
87,5 kD (DNA-Sequenz)
K_D : 4×10^9 M^{-1} (Dexamethason)

Mitglied der Steroidhormon-Rezeptor Superfamilie

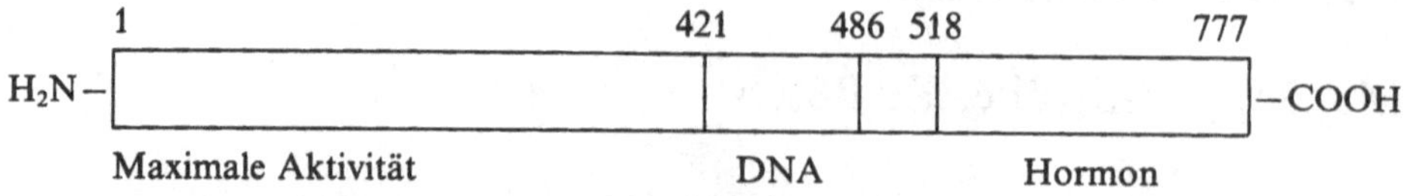

Der Glukokortikoid Rezeptor ist ein DNA-bindender Transkriptionsfaktor.
DNA-Bindungsdomäne enthält Zinkfinger.
Glukokortikoid-responsives Element (GRE = Bindungsstelle auf der DNA)
$^{5'}$GGTACAN$_3$ TGTTCT$^{3'}$

Abb. 1: Wichtigste Eigenschaften eines Glukokortikoid-Rezeptors
Zahlen oberhalb des Balkens:
minosäuren vom N-Terminus aus gezählt
Bezeichnungen unterhalb des Balkens:
Funktionelle Bereiche des Rezeptorproteins
DNA: DNA-bindende Stelle
Hormon: Hormonbindungsstelle
Maximale Aktivität: Bereich der für (maximale) Aktivität verantwortlich ist

Tab. 1: Glukokortikoid-Rezeptor

- löslicher, intrazellulärer Rezeptor
- in allen Zellen gleich
- $10^3 - 10^4$ Rezeptoren/Zelle
  reguliert 50–100 Gene
- Induktion und Repression der Genexpression

Glukokortikoide sind als Steroide verwandt mit Cholesterin, einem ubiquitär vorkommendem Baustein zellulärer Membranen. In sehr hohen Konzentrationen können sie wie Cholesterin die Eigenschaften zellulärer Membranen, und damit der Zellen, verändern. Die dazu notwendigen Konzentrationen werden in vivo nicht erreicht. Alle pharmakologischen, und erst recht die physiologischen Glukokortikoidwirkungen sind daher Rezeptor-vermittelt. Ein Zusammenhang zwischen Rezeptorzahl und Glukokortikoidwirkung läßt sich sehr gut an der Wirkung auf die Prostaglandinsynthese in der monozytären Tumorzellinie U937 zeigen [5] (Abb. 2).
Die undifferenzierten Zellen besitzen nur sehr wenige Glukokortikoid-Rezeptoren. In diesen Zellen kann die Prostaglandinsynthese nicht durch Glukokortikoide gehemmt werden. Während der Differenzierung erwerben diese Zellen

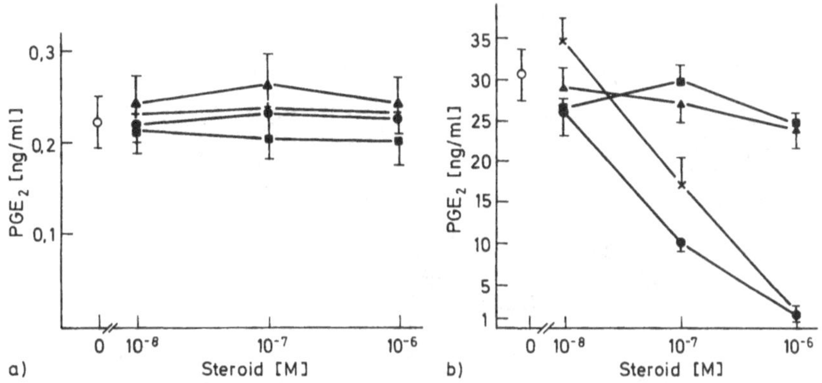

Abb. 2: Wirkung von Glukokortikoiden auf die Prostaglandinsynthese
a) nicht differenzierte U937-Zellen
b) mit TPA differenzierte U937-Zellen
▲ Progesteron ■ Aldosteron ● Dexamethason × Prednisolon

etwa 10fach höhere Mengen an Glukokortikoid-Rezeptoren. Diese Zellen reagieren dann auf Glukokortikoide mit einer verminderten Prostaglandinsynthese.

Immunsuppressive Wirkung von Glukokortikoiden

Um die Wirkung von Glukokortikoiden auf Immun- und Entzündungsreaktionen zu verstehen, werden jeweils zunächst die zellbiologischen Grundlagen dargestellt. Bei allen Organen besteht die kleinste Funktionseinheit aus mehreren Zellarten mit jeweils unterschiedlicher Funktion; ein Beispiel ist das Nephron der Niere. Dies gilt auch für das Immunsystem. Auch hier müssen bei jeder Immunreaktion mehrere Zellarten zusammenwirken [4] (Abb. 3).
Die zellulären Wechselwirkungen werden durch Proteinmediatoren vermittelt, die zusammen mit Differenzierungs- und Effektormolekülen des Immunsystems als Zytokine zusammengefaßt werden [6]. Eine zentrale Stellung bei allen Immunreaktionen nehmen die verschiedenen Arten von Helfer-T-Lymphozyten, T_{H1} und T_{H2}, ein. Nach Bindung eines Antigens sezernieren sie mehrere Zytokine, Interleukin 2, Interleukin 4, Interleukin 5, Interleukin 6, die die Differenzierung und Proliferation von Lymphozyten steuern.
Interleukin 2 wirkt auf T-Lymphozyten; damit kommt es zur starken klonalen Expansion von Effektorzellen (T_E), wie auch von Helfer-T-Lymphozyten selbst. Beide Populationen von T-Lymphozyten sind die Träger zellulärer Immunreaktionen (Abb. 4).

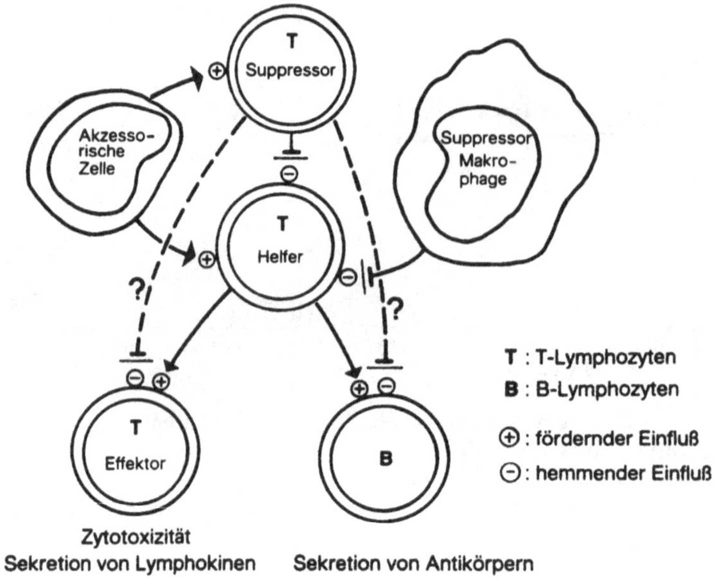

Abb. 3: Zellinteraktionen bei einer Immunantwort

Die Interleukine 4, 5 und 6 wirken vor allem auf B-Lymphozyten. Sie führen nicht nur zur starken Vermehrung und Immunglobulin-Produktion dieser Zellen, sondern sie sind auch dafür verantwortlich, welche Antikörper-Klasse gebildet wird. Dies gilt auch für das für allergische Erkrankungen wichtige IgE.

Die Synthese dieser Lymphokine ist nur effektiv in Anwesenheit anderer Zytokine, z. B. Interleukin 1 und Interleukin 6, die von mononukleären Phagozyten gebildet werden.

Glukokortikoide hemmen in pharmakologischen Konzentrationen die Synthese der beschriebenen Zytokine.

Obwohl damit sowohl zelluläre wie humorale (Antikörpersynthese) Immunreaktionen gleichmäßig betroffen sein müßten, trifft dies in vivo nicht zu. Hier werden vorwiegend zelluläre Reaktionen (z. B. bei der Transplantatabstoßung) supprimiert, während die Antikörpersynthese nur bei sehr hohen Konzentrationen beeinflußt wird. Die Gründe hierfür sind zur Zeit nicht klar. Einige Möglichkeiten, die sich wechselseitig nicht ausschließen, sind in Tab. 2 zusammengefaßt.

Glukokortikoide wirken somit dadurch immunsuppressiv, daß sie die Aktivierung von Lymphozyten, insbesondere von T-Lymphozyten, verhindern. Der wichtigste Mechanismus ist die oben beschriebene Hemmung der Synthese von Zytokinen. T-Lymphozyten können Antigene nur in Assoziation mit Histokompatibilitätsantigenen erkennen, Helfer T-Lymphozyten mit denen der

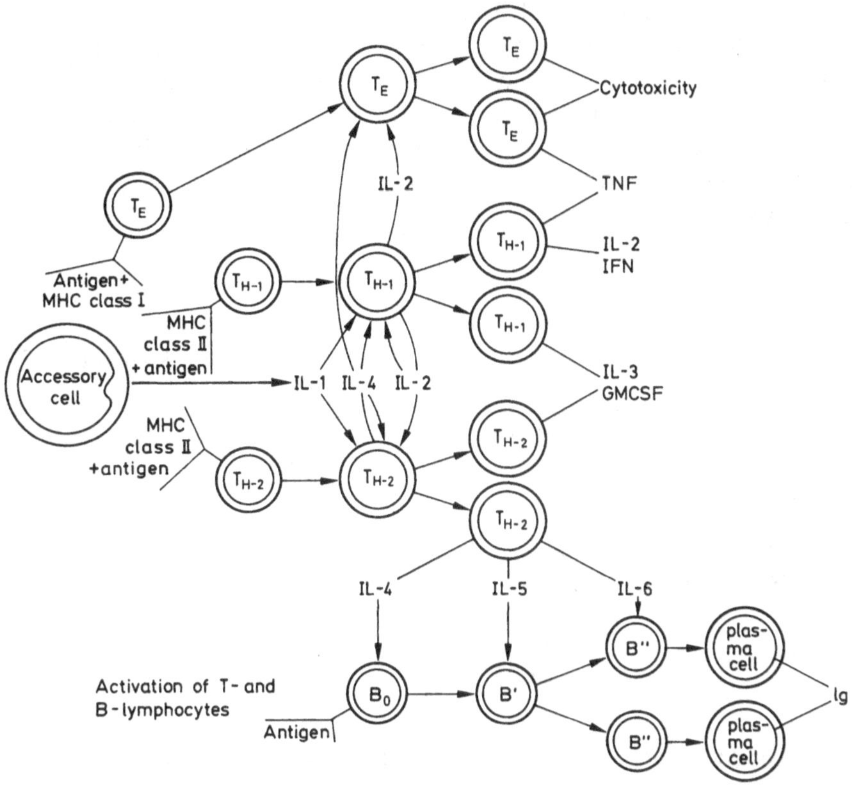

Abb. 4: Aktivierung von T- und B-Lymphozyten

T_E	Effektor-T-Lymphozyt
T_H	Helfer-T-Lymphozyt
B	B-Lymphozyt
IL (1 – 6)	Interleukin (1 – 6)
TNF	Tumornekrose-Faktor
IFN	Interferon
GMCSF	Granulozyten-Monozyten-Kolonie-stimulierender Faktor
Ig	Immunglobulin
MHC	Haupthistokompatibilitätskomplex

Tab. 2: Immunsuppression durch Glukokortikoide

- Hemmung der Synthese von Zytokinen
  IL-1
  IL-2
  IL-4, IL-5, IL-6
- Verminderung der Expression von Histokompatibilitätsantigenen (MHC) HLA DR, DP, DQ

Klasse II, beim Menschen HLA-DR, DP und DQ. Ein weiterer Mechanismus, durch den die Aktivierung von Lymphozyten vermindert wird, ist die Hemmung der Expression dieser Moleküle auf die akzessorischen Zellen. Glukokortikoide führen nicht beim Menschen zu einer Lyse von reifen Lymphozyten, wie dies noch manchmal in älteren Lehrbüchern wiedergegeben wird. Der passágere Abfall der Lymphozytenzahl im Blut ist durch eine Umverteilung im Organismus vorwiegend durch eine Sequestrierung von Lymphozyten im Knochenmark bedingt [1] (Tab. 3).

Tab. 3: Mögliche Ursachen der Selektivität *in vivo* von Glukokortikoiden für zelluläre Immunreaktionen

1. Mechanismen, durch die Glukokortikoide die Aktivierung von B-Lymphozyten fördern
   a) Induktion der Expression von Zytokinen-Rezeptoren
   b) Induktion von Proteinen in Helfer-T-Lymphozyten, die in B-Lymphozyten die polyklonale Immunglobulinsynthese in Gegenwart von Glukokortikoiden und Monozyten aktivieren.
2. Gleichzeitige Hemmung der Synthese von aktivierenden und inhibierenden Zytokinen für B-Lymphozyten

Antiinflammatorische Wirkung von Glukokortikoiden

Entzündungsreaktionen beruhen darauf, daß Entzündungszellen wie z. B. Granulozyten, mononukleäre Phagozyten und gewebsständige Zellen eine Vielzahl von Mediatoren sezernieren, die dann die klinischen Erscheinungen hervorrufen. Sie können dazu unvermittelt durch chemische oder physikalische Reize, wie auch durch Infektionserreger aktiviert werden. Bei längerfristigen Entzündungsreaktionen, wie dies auch bei obstruktiven Lungenerkrankungen der Fall ist, werden die Entzündungsreaktionen vorwiegend durch Immunreaktionen ausgelöst. Sowohl zelluläre wie auch humorale Reaktionen können daran beteiligt sein (Abb. 5).

Eine zentrale Stellung nimmt die Synthese und Sekretion der Zytokine Interleukin 1, Tumor-Nekrose-Faktor (TNF) und Interleukin 6 ein, die deshalb zunehmend als inflammatorische Zytokine zusammengefaßt werden [7]. Sie werden vor allem von Makrophagen, aber zum Teil auch von Granulozyten gebildet. Einmal verstärken diese Zytokine in den produzierenden Zellen selbst die Synthese weiterer Mediatoren, wie z. B. Prostaglandine, Enzyme, Sauerstoffradikale, zum anderen rekrutieren sie autochthone Gewebszellen, wie Endothelzellen, Fibroblasten, aber auch Parenchymzellen, als Entzündungszellen. Glukokortikoide inhibieren die Synthese der inflammatorischen Zytokine und

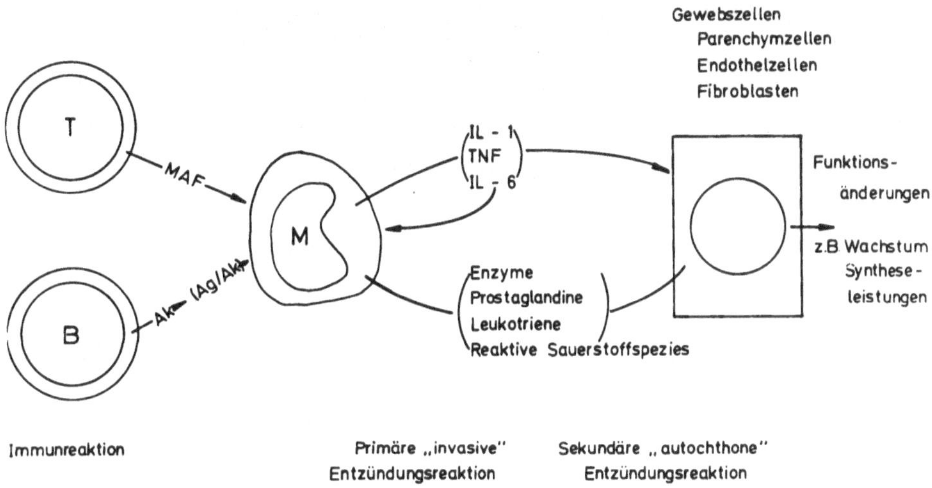

Abb. 5: Beziehungen zwischen Immunreaktionen und Entzündung

MAF	Makrophagen-aktivierende Faktoren
IFN	Interferon
Ak	Antikörper
Ag	Antigen
IL	Interleukin
TNF	Tumornekrose-Faktor

Tab. 4: Mediatoren der Entzündung, deren Synthese durch Glukokortikoide gehemmt wird

1. *Zytokine*
   - Interleukin-1 bis Interleukin-6
   - Tumor Nekrose Faktor (TNF)
   - Interferone
   - Kolonie-stimulierende Faktoren (CSF)
2. *Lipid-Mediatoren*
   - Prostaglandine
   - Leukotriene
   - Plättchen-aktivierender Faktor (PAF)
3. *Histamin*
   - Bradykinin
4. *Enzyme*
   - z. B. neutrale Proteasen

unterbrechen damit an einer zentralen Stelle die Entzündungsreaktion (Tab. 4). Zusätzlich kann die Synthese anderer Proteinmediatoren, z. B. von Enzymen, auch direkt beeinflußt werden.

Eine wichtige Rolle bei allen Entzündungsreaktionen spielen Prostaglandine und Leukotriene, die durch Wirkung auf die Gefäße die klassischen Entzün-

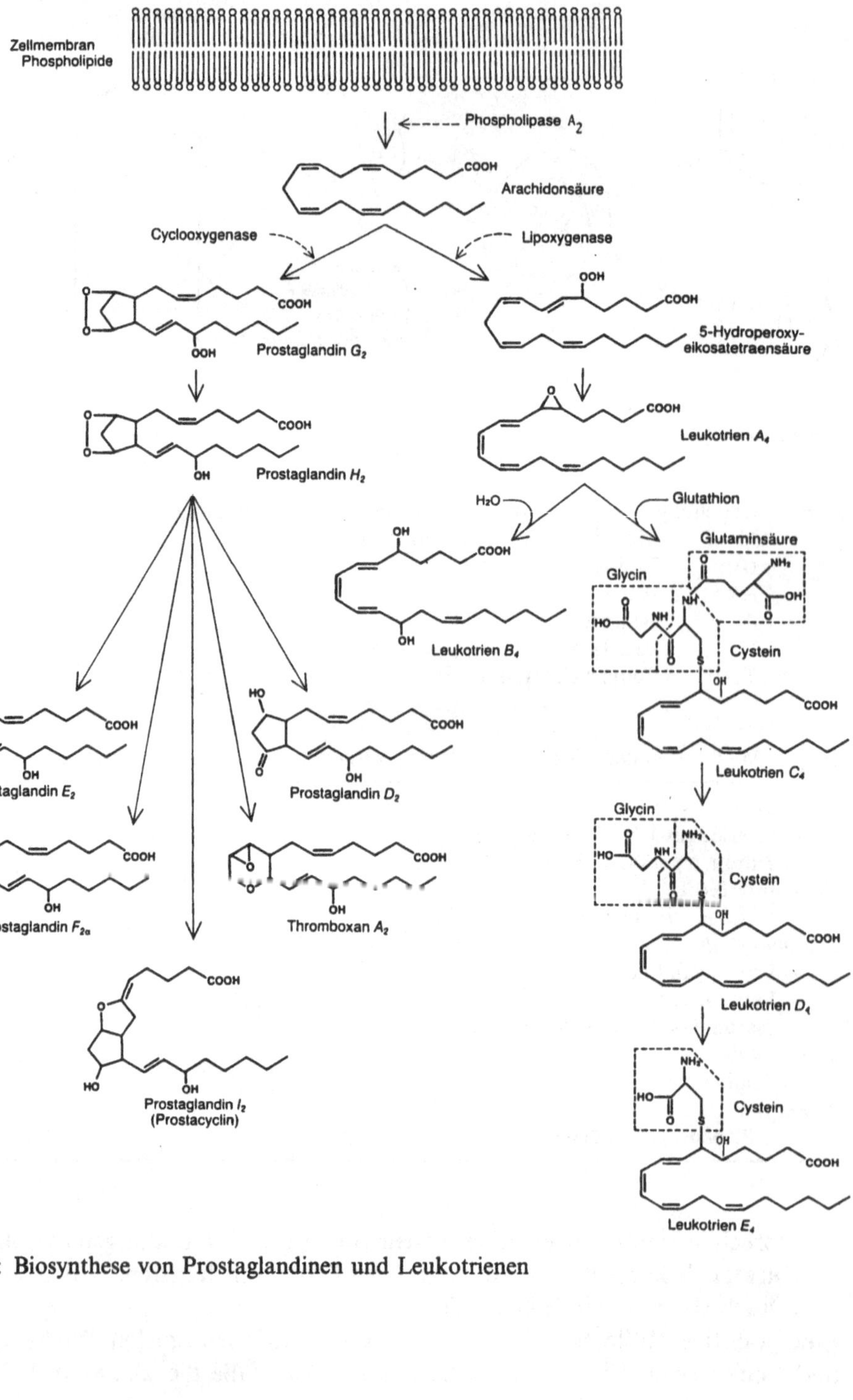

Abb. 6: Biosynthese von Prostaglandinen und Leukotrienen

dungserscheinungen Rubor, Calor, Tumor und, durch Sensibilisierung von Schmerzrezeptoren, Dolor hervorrufen [3]. Eicosanoide (Prostaglandine und Leukotriene) werden aus Arachidonsäure gebildet, die in einem ersten Schritt aus Speicherphospholipiden der Plasmamembran durch das Enzym Phospholipase A_2 freigesetzt werden muß [8] (Abb. 6).
In Glukokortikoid-behandelten Zellen wird eine verminderte Phospholipase A_2-Aktivität gefunden.
Man hat daher vermutet, daß Glukokortikoide Regulatorproteine (Lipokortine) induzieren, die Phospholipase A_2 hemmen. Nach Klonierung mehrerer Lipokortine stellte sich heraus, daß diese zu einer großen Gruppe von Calcium- und Phospholipid-bindenden Proteinen gehören und nicht direkt mit der Phospholipase A_2 wechselwirken. Die aus den Phospholipiden freigesetzte Arachidonsäure wird durch das Enzym Cyclooxigenase in Endoperoxide umgesetzt, die zu Prostaglandinen weiter metabolisiert werden. Sehr neue Experimente zeigen, daß die Aktivität des Enzyms durch Glukokortikoide vermindert wird. Ob auch die weiter distalen Enzyme gehemmt werden, ist bisher nicht klar. Diese Veränderungen sind möglicherweise nicht in allen Zellen gleich. In Mastzellen wurde z. B. gefunden, daß Glukokortikoide zwar die Leukotriensynthese hemmen, die Prostaglandinsynthese aber unbeeinflußt lassen (Tab. 5).

Tab. 5: Hemmung der Synthese von Prostaglandinen in Makrophagen

- Hemmung von Phospholipase A_2
- Verminderung der Menge von Cyclooxygenase
- Verminderung der Menge distaler Enzyme (?)
- Verminderung einiger aktivierender Rezeptoren z. B. für IgG, C3

Antiallergische Wirkung von Glukokortikoiden

Allergische Reaktionen werden nach ihren immunologischen Mechanismen in 4 Hauptreaktionen eingeteilt. Bei den Reaktionen vom Typ III und Typ IV münden diese in Entzündungsreaktionen ein, wie sie im vorigen Abschnitt beschrieben worden sind (Abb. 5). Beide kommen als wichtige Reaktionen bei obstruktiven Lungenerkrankungen vor.
Eine Sonderform der Entzündung stellt die anaphylaktische Reaktion vom Typ I dar, die ein wichtiger Pathomechanismus bei asthmatischen Erkrankungen ist. Sie beruht darauf, daß in Antwort auf ein Allergen vermehrt ein bestimmter Immunglobulin Isotyp IgE gebildet wird. IgE bindet sich zytophil mit seinem Fc-Anteil an hochaffine Rezeptoren auf Mastzellen und an basophile Granulozyten. Diese Zellen erhalten so einen „geborgten spezifischen Rezeptor“.

Bindet sich das Allergen an dieses zellständige IgE, werden Mediatoren ausgeschüttet, zu denen Histamin, Heparin, Enzyme, Prostaglandine, Leukotriene und Plättchen-aktivierender Faktor gehören [10] (Abb. 7).
Glukokortikoide verhindern nicht, oder nur in sehr hohen Konzentrationen, die Synthese von IgE. Sie hemmen dagegen die Ausschüttung von Mediatoren aus Mastzellen und basophilen Granulozyten. Die beteiligten Mechanismen, die heute bekannt sind, wurden in Tab. 6 zusammengefaßt.
Es sei betont, daß auch beim allergischen Asthma bronchiale neben der Ausschüttung von Mediatoren aus Mastzellen entzündliche Reaktionen eine Rolle spielen, wie sie für Typ III- und Typ IV-Reaktionen charakteristisch sind, die

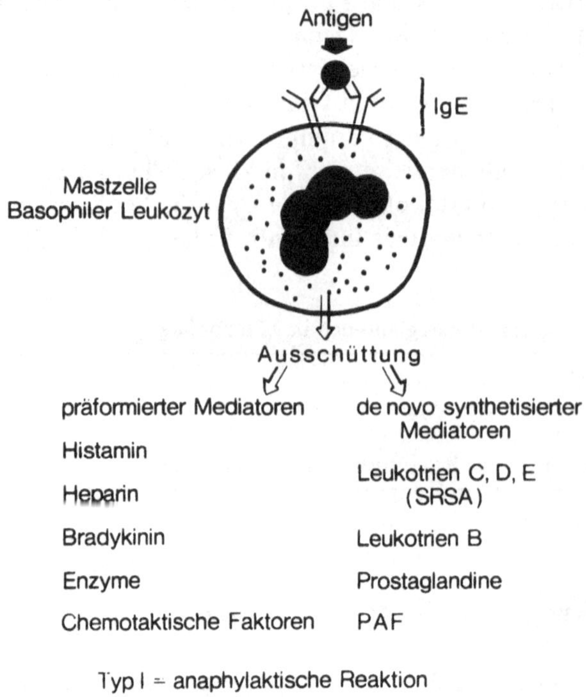

Abb. 7: Allergische Reaktion von Typ I
IgE: Immunglobulin E
SRSA: slow reacting substance of anaphylaxis
PAF: Plättchen-aktivierender Faktor

Tab. 6: Hemmung der Synthese von Leukotrienen aus Mastzellen durch Glukokortikoide

- Hemmung von Phospholipase A_2
- Verminderung der Zahl von Rezeptoren für F_c-Anteil von IgE ($F_{c\varepsilon}$-RI)
- Kein Einfluß auf Lipoxygenase

Aktivierung von Monozyten und Granulozyten durch humorale und zelluläre Immunreaktionen zur Synthese von inflammatorischen Zytokinen, die die Freisetzung weiterer Entzündungsmediatoren stimulieren (Abb. 5).
Einige neuere Untersuchungen weisen darauf hin, daß diese entzündliche Komponente wichtiger für den langfristigen Verlauf obstruktiver Lungenerkrankungen, wie des Asthma bronchiale, ist als die Mediatorfreisetzung aus Mastzellen (s. hierzu Beitrag von T. Clark). Da hier ein wichtiger Mechanismus der Wirkung von Glukokortikoiden liegt, kann damit auch die sehr gute Wirkung dieser Pharmaka bei obstruktiven Lungenerkrankungen erklärt werden.
Glukokortikoide leiten sich von dem physiologisch vorkommenden Kortisol ab. Sie gehören zu den Hormonen, die im Ruhezustand eine ausgeprägte zirkadiane Rhythmik zeigen. Sie werden in Streßsituationen verstärkt ausgeschüttet. Auch bei dieser physiologischen Regulation spielen Wechselwirkungen zwischen Glukokortikoiden und Zytokinen eine offensichtliche Rolle, die in Abb. 8 dargestellt ist.

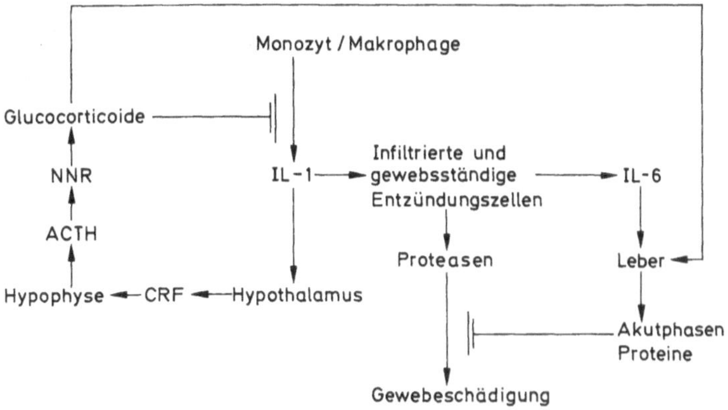

Abb. 8: Wechselwirkung zwischen endogenen Glukokortikoiden und Entzündung

Literatur

[1] Bowen, D. L. A. S. Fauci: Adrenal Corticosteroids. In: J. I. Gallin, I. M. Goldstein, R. Snyderman (Hrsg.): Inflammation – Basic Principles and Clinical Correlates, 49, 877–890. R. Raven Press Ltd., New York 1988.

[2] Evans, R. M.: The Steroid and Thyroid Hormone Receptor Superfamily, Science *240* (1988) 889–895.

[3] Feuerstein, G., J. M. Hallenbeck: Leukotrienes in health and disease, FASEB J. *1* (1987) 186–192.

[4] Gemsa, D., J. Kalden, K. Resch: Immunologie. Thieme Verlag, Stuttgart, 1991 (3. Aufl.).

[5] Köhler, L., R. Hass, D. L. DeWitt et al.: Glucocorticoid-induced Reduction of Prostanoid Synthesis in TPA-differentiated U937 Cells is mainly due to a Reduced Cyclooxygenase Activity. Biochemical Pharmacology 40, 1307–1316 (1990).

[6] Miyajima, A., S. Miyatake, J. Schreurs et al.: Coordinate regulation of immune and inflammatory responses by T cell-derived lymphokines. FASEB J. *2* (1988) 2462–2473.

[7] Mizel, S. B.: The interleukins. FASEB J. *3* (1989) 2379–2388.

[8] Nicosia, S., C. Patrono: Eicosanoid biosynthesis and action: novel opportunities for pharmacological intervention. FASEB J. *3* (1989) 1941–1948.

[9] Nolte, D., W. Böhning, H. Fabel et al.: Glukokortikoide bei obstruktiven Atemwegserkrankungen, S. 12–58. Walter de Gruyter, Berlin–New York 1990.

[10] Robin, J. L., D. C. Seldin, K. F. Austen et al.: Regulation of mediator release from mouse bone marrow-derived mast cells by glucocorticoids, J. Immun. *135* (1985) 2719–2727.

Die Entzündung – ihre klinische Bedeutung bei Bronchialkrankheiten

T. J. H. Clark

Einleitung

Gegenwärtig beruht die Asthmatherapie noch weitgehend auf bronchienerweiternden Mitteln. Zwar werden entzündungshemmende Therapien immer häufiger angewandt, doch in der ganzen Welt werden Bronchodilatoren immer noch ständig zur Behandlung des chronischen Asthma eingesetzt, aber auch zur Linderung akuter Anfälle.
Inzwischen ist erkannt worden, welch eine wichtige Rolle die entzündlichen Atemwegserkrankungen spielen, was einige Autoren bereits im letzten Jahrhundert erkannt haben. Wir wissen jetzt wesentlich mehr über das Krankheitsbild des Asthma, in dessen Verlauf Mediatoren freigesetzt werden und eine bronchiale Überempfindlichkeit registriert wird. Durch das Zusammenwirken dieser Faktoren kommt es zu einer Schädigung des Epithelgewebes und einer Entzündung, woraus dann eine Bronchokonstriktion entsteht. Daher sollte die Asthmatherapie sich mehr auf die Ursachen der Bronchokonstriktion konzentrieren als nur deren Linderung anzustreben. Eine bessere Kenntnis über die Zusammenhänge der Bronchitis sollte dazu dienen, eine angemessene und gezielte Therapie zu entwickeln.

Die Rolle der Mediatoren

Die Bronchitis wird hervorgerufen durch das Einwirken von Entzündungsmediatoren entweder als Reaktion auf eine spezielle Überempfindlichkeit oder durch die indirekte Freisetzung der Mediatoren aufgrund von nichtspezifischen Mechanismen, wie z. B. körperlicher Belastung. Über die Freisetzung von Mediatoren sowie ihrer komplexen Wechselwirkungen ist bislang noch wenig bekannt. Das pathophysiologische Ergebnis ist jedenfalls eine Luftwegverengung als Reaktion auf den auslösenden Reiz.
Diese typische Reaktion besteht aus einer Sofortreaktion, die vorwiegend mit der Tätigkeit der Mastzellen zusammenzuhängen scheint, und einer späten

Reaktionsphase, in der auch andere Entzündungszellen und Zytokine mitwirken. Es hat sich jetzt als erwiesen herausgestellt, daß die späte Reaktionsphase in einer Wechselbeziehung sowohl mit dem chronischen Asthma als auch mit der bronchialen Überempfindlichkeit steht. Die späte Reaktionsphase spricht besonders gut auf eine entzündungshemmende Therapie an und dürfte auch verantwortlich für den Erfolg dieser Behandlung sein, wenn es darum geht, die Symptome des chronischen Asthma einzugrenzen.

Auch wenn im Krankheitsverlauf des Asthma die späte Reaktionsphase wichtiger sein mag als die Sofortreaktion, gilt es doch als erwiesen, daß die eher chronischen und späten entzündlichen Auswirkungen, die der späten Reaktionsphase folgen, nicht minder wichtig sind. Kürzlich durchgeführte Studien, welche die Wirkungen einer Fischoeldiät auf das Asthma zum Gegenstand hatten, kamen zu dem Ergebnis, daß diese Diät zwar weitgehend die Attacken der späten Reaktionsphase verhindern konnte, jedoch keine deutliche Wirkung auf die Krankheitserscheinungen des chronischen Asthma ausüben konnte [1]. Sowohl die späte Reaktionsphase als auch die darauf folgenden eher chronischen Entzündungserscheinungen sprechen besonders stark auf eine Kortikosteroidbehandlung an, und hierin liegt auch der Erfolg inhalierter Steroide bei der Behandlung des chronischen Asthma begründet.

Die bronchiale Überempfindlichkeit

Die Patienten mit chronischem Asthma weisen für gewöhnlich auch eine bronchiale Überempfindlichkeit auf. Daher muß die erforderliche Behandlung unbedingt abhängig von der Heftigkeit des Asthma durchgeführt werden. Es wird vermutet, daß die Ursachen der bronchialen Überempfindlichkeit mit den Entzündungserscheinungen und speziell mit der Schädigung des Bronchialepithels zusammenhängen.

Der Zusammenhang zwischen der Bronchitis und der bronchialen Überempfindlichkeit ist jedoch noch immer unklar. Kürzlich durchgeführte Studien haben ergeben, daß eine bronchiale Überempfindlichkeit durchaus auftreten kann, wenn eine Bronchitis nicht vorliegt, wie sich aus einer Biopsie der Bronchien [2] oder Untersuchungen mit einer Bronchiallavage, die zum Auffinden von Entzündungszellen dienen, herausgestellt hat.

Welche Bedeutung jedoch die bronchiale Überempfindlichkeit hat, läßt sich durch ihre Reaktion auf eine Therapie erkennen. Inhalierte Steroide scheinen besonders erfolgreich in der Herabsetzung der bronchialen Überempfindlichkeit zu sein, die vorhandenen Beta-Agonisten hingegen in erheblich geringerem Maße. Verschiedene wissenschaftliche Untersuchungen konnten offensichtlich nachweisen, daß eine Behandlung mit Beta-Agonisten nicht nur völlig unwirksam ist, sondern im Gegenteil die Empfindlichkeit manchmal noch erhöht [3].

Diese Beobachtungen zeigen außerdem die Notwendigkeit einer Therapie durch Inhalation entzündungshemmender Mittel, um die eigentliche Bronchitis und die bronchiale Überempfindlichkeit zu behandeln. Zugleich läßt sich aber auch dabei erkennen, daß die bronchodilatorische Therapie in der Behandlung sowohl des asthmatischen Krankheitsverlaufs als auch der Symptome des chronischen Asthma von geringer Bedeutung ist.

Histopathologie

Die Bronchitis kann durch das Auftreten von Entzündungszellen im Sputum und der Alveolarspülung und durch die Anzahl der so angesammelten Mediatoren und Zytokine festgestellt werden. Noch konkreter kann die Bronchitis durch histopathologische Untersuchungen nachgewiesen werden. Bei Patienten mit schwerem Asthma kommt es durchweg zu einem erheblichen Verlust des Epithelgewebes sowie einer Durchsetzung von Epithelzellen, wobei eosinophile Leukozyten besonders auffallen [4]. Bei Patienten mit leichterem Asthma zeigt der Befund hauptsächlich eine Brüchigkeit des Epithelgewebes und eine verdickte „Basalmembran“, die vorwiegend aus Kollagen besteht und unter der eigentlichen Basalmembran liegt. Dies läßt einen chronisch leichten Entzündungsverlauf vermuten; das gleiche gilt für das Auftreten der Entzündungszellen innerhalb des Epithelgewebes und der angrenzenden Strukturen [5, 6].
Die Histopathologie bestätigt also, daß die Bronchitis in engem Zusammenhang mit dem Asthma steht und ist selbst bei Patienten anzutreffen, die eigentlich frei von den entsprechenden Symptomen sind.

Klinische Bedeutung

Gegenwärtig besteht keine Möglichkeit, die Bronchitis auf einfache und direkte Weise richtig einzuschätzen, da sich eine Routinebiopsie der Bronchien und eine bronchiale Alveolarlavage als nicht brauchbar erweist. Auch die Freisetzung von Mediatoren und Zytokinen im Sputum, im Blut oder im Urin zu überwachen, ist keine zufriedenstellende Möglichkeit. Daher sind wir gezwungen, uns auf indirekte Beurteilungen der Entzündungsvorgänge, wie die bronchiale Überempfindlichkeit, zu verlassen.
Es gibt eine indirekte Methode, die bronchiale Überempfindlichkeit zu bestimmen; sie besteht darin, die täglichen Veränderungen des „Peak flow“, eine Begleiterscheinung des Asthma, zu messen. Durch die Überwachung dieser Werte läßt sich die Heftigkeit des Asthma mit seiner wahrscheinlich inflammatorischen Komponente beurteilen. In Fachkliniken können die Patienten

ebenfalls aufgrund von Messungen der bronchialen Überempfindlichkeit untersucht werden, doch bei der Mehrzahl der Patienten reicht die Überwachung des „Peak flow“ aus, um genügend Informationen für die richtige Therapie zu erhalten.

Die Erkenntnis, daß die Bronchokonstriktion das Endergebnis eines pathogenetischen Mechanismus einschließlich der Bronchitis darstellt, hat Anlaß zur Korrektur unserer herkömmlichen Therapie gegeben. Die Notwendigkeit einer Behandlung durch Inhalation entzündungshemmender Mittel, wobei die bronchodilatorische Therapie zur Behandlung bei Ausbruch der Symptome einzusetzen ist, hat inzwischen an Bedeutung gewonnen [7]. Die neuen Beta-Agonisten mit Langzeitwirkung [8] können entzündungshemmende Eigenschaften besitzen, die sie als geeignet erscheinen lassen, die Ursachen des chronischen Asthma zu behandeln, doch bis wir uns auf bessere Informationen über diese Eigenschaften stützen können, sollte die Behandlung des chronischen Asthma sich hauptsächlich auf die Inhalation entzündungshemmender Mittel konzentrieren. Die neuen zu inhalierenden Beta-Agonisten mit Langzeitwirkung sollten so lange in Verbindung mit dieser Behandlung angewandt werden, bis uns weitere Informationen über ihre Eigenschaften vorliegen.

Zusammenfassung

Der Bronchitis wird eine zentrale Rolle im Krankheitsverlauf des Asthma eingeräumt, doch gegenwärtig ist es noch schwierig, ihre klinischen Begleiterscheinungen richtig einzuschätzen. Die Messung des „Peak flow“ und seine täglichen Veränderungen liefern wahrscheinlich die aussagekräftigsten Informationen.

Die chronische Bronchitis stehet in Zusammenhang mit den Symptomen des chronischen Asthma und den durch Asthma verursachten Todesfällen. Eine Besserung des Asthma stellt sich ein durch regelmäßige von Inhalation entzündungshemmenden Mitteln, wodurch eine Grundlage geschaffen wird, diese Krankheit unter Kontrolle zu bringen. Vorhandene Bronchodilatoren sollten also dafür zurückbehalten werden, die Symptome einer auftretenden Bronchokonstriktion zu lindern, welche durch die eigentliche Behandlung der Krankheitsursache nicht unter Kontrolle gebracht werden können.

Literatur

[1] Horton, C. E., B. W. Spur et al.: The effects of dietary supplementation with fish oil lipids on the airways response to inhaled allergen in bronchial asthma. Am. Rev. Resp. Dis. *139* (1989) 1395–1400.

[2] Barnes, P. J.: A new approach to the treatment of asthma. New. Eng. J. Med. *321* (1989) 1517–1527.
[3] Beasley, R., W. R. Roche, J. A. Roberts et al.: Cellular events in the bronchi in mild asthma and after bronchial provocation. Am. Rev. Resp. Dis. *139* (1989) 806–817.
[4] Gleich, G. J., S. Motojima, E. Frigas et al.: The eosinophilic leucocyte and the pathology of fatal bronchial asthma. J. Allergy Clin. Immunol. *80* (1980) 412–415.
[5] Jeffery, P. K., A. J. Wardlow, F. C. Nelson et al.: Bronchial biopsies in asthma. Am. Rev. Resp. Dis. *140* (1989) 1745–1753.
[6] Kraan, J., G. H. Koeter, T. W. van der Mark et al.: Changes in bronchial hyperreactivity induced by 4 weeks of treatment with anti-asthma drugs in patients with allergic asthma: a comparison between budesonide and terbutaline. J. Allergy Clin. Immunol. *76* (1985) 628–636.
[7] Lozewicz, S., C. Wells, E. Gomez et al.: Morphological integrity of the bronchial epithelium in mild asthma. Thorax *45* (1990) 12–15.
[8] Ullman, A., J. Hedner, N. Svedmyr: Inhaled salmeterol and salbutamol in asthmatic patients. Am. Rev. Respir. Dis. *142* (1990) 571–575.

Therapie des Asthma bronchiale

P. Dorow

Einführung

Die Behandlung des Asthma bronchiale ist in der Regel eine Kombinationstherapie mit Substanzen unterschiedlichen Typus. Eine Reduzierung der Symptome auf ein Minimum und Wiederherstellung einer normalen Lungenfunktion muß das Ziel unserer medikamentösen Maßnahmen sein. Voraussetzung für einen Therapieerfolg ist die Kenntnis des Arztes über Handhabung, Wirkung und Dosierung der Pharmaka sowie eine umfassende Aufklärung der Patienten. Das im folgenden aufgeführte Therapieschema stellt eine grobe Leitlinie dar und muß dem einzelnen Krankheitsbild individuell angepaßt werden.

Beta-Adrenergika

Das 1904 synthetisierte Adrenalin ist die Muttersubstanz aller modernen Beta-2-Adrenergika. Aufgrund seiner erheblichen kardiovaskulären Wirkungen wird es zu Recht als Asthmamittel nicht mehr verwandt. 1938 wurde Isopropyl-Noradrenalin-Isoprenalin (Aludrin®) synthetisiert, welches jedoch aufgrund seiner kardialen Wirkung und kurzen Halbwertzeit nicht als wesentlicher Fortschritt angesehen werden konnte. Das in den sechziger Jahren entwickelte Orciprenalin (Alupent®) brachte gewisse Fortschritte, jedoch kamen erst ab 1969 Beta-Adrenergika zur Anwendung, die überwiegend die Rezeptoren der glatten Bronchialmuskulatur stimulieren und nur geringgradige kardio-vaskuläre Wirkungen haben. Die modernen Beta-2-Adrenozeptor-Agonisten (Tab. 1) bewirken eine schnell einsetzende Relaxation der glatten Bronchialmuskulatur, Steigerung der mukoziliaren Clearance, Hemmung der konstriktorischen Wirkung von Allergenen, Anstrengung, Pharmaka und unspezifischen Reizen, vermutlich durch Hemmung der Mediatorfreisetzung aus Zellen und Lungengewebe. Beta-2-Adrenergika stimulieren über einen membranständigen Rezeptor der Zelle das zyklische Adenosinmonophosphat (CAMP). Es kommt zum Abtransport von Kalziumionen aus den Myofibrillen in die Mikrosome des sakroplasmatischen Retikulums der Zelle. Die Folge ist Bronchodilatation. Die

Tab. 1: Moderne Beta-2-Adrenozeptor-Agonisten

Handelsname	Freiname	Applikation
Berotec	Fenoterol	T,D,I,P (s. c./i. v.)
Bricanyl	Terbutalin	T,D,I, s. c.
Sultanol	Salbutamol	T,D,I,P
Bronchospasmin	Reproterol	T,D, i. v.
Etoscol	Heseoprenalin	T,D
Onsukil	Procaterol	T
Spiropent	Clenbuterol	T

T = Tablette, D = Dosieraerosol, I = Inhalationslösung
P = Pulverinhalation, s. c./i. v. = parenterale Gabe

Applikation von Beta-2-Adrenergika als Dosieraerosol stellt die Basistherapie dar. Der Wirkungseintritt (15–30 Minuten) ist schnell und die Wirkungsdauer liegt bei 4 bis 7 Stunden. Eine über den Tag verteilte regelmäßige Inhalation (z. B. 4 × 2 Hub) sollte gewährleistet sein. Die Empfehlung, nur bei Anfällen von Dyspnoe zu inhalieren, ist falsch. Asthmaattacken sollten durch eine sinnvolle Therapie und Dosierung unterdrückt werden.
Es gibt verschiedene Aerosolarten:
a) Trockenaerosole werden mit einem speziellen Applikator freigesetzt. Der Patient muß nach maximaler Ausatmung forciert einatmen. Dieses Atemmanöver muß wiederholt werden, bis die Kapsel mit dem Pulver leer ist.
b) Bei den Dosieraerosolen wird mit Druck ein Ventil geöffnet. Mittels Treibgas wird 1 Hub mit einer fixen Dosis des Pharmakons freigesetzt. Der Patient wird zum Zeitpunkt der Druckauslösung nach vorangegangener tiefer Ausatmung eine langsame maximale Einatmung ausführen. Die genaue Anwendung von Dosieraerosolen ist dem Patienten zu zeigen und der therapeutische Effekt durch Spirometrien zu prüfen.
Der Erfolg der medikamentösen Aerosoltherapie hängt von der richtigen Inhalationstechnik ab. Ist der Patient nicht in der Lage, eine ausreichende Synchronisierung von Einatmung und Auslösung des Dosieraerosols durchzuführen, können Dosieraerosole mit atemsynchroner Wirkstoffabgabe oder Dosieraerosole mit verlängertem Ansatzstück benutzt werden.
Neben der bronchodilatatorischen Wirkung der inhalativen Beta-2-Adrenergika dürfte der clearancestimulierende Effekt dieser Substanz von erheblicher Bedeutung sein. Eine stark herabgesetzte bzw. aufgehobene mukoziliare Kläreffizienz unterhält auf fatale Weise den Krankheitsprozeß. Die Stagnation des entzündungsbedingt veränderten und vermehrt produzierten Tracheobronchialsekretes verschlechtert durch endobronchiale Obstruktion die Ventilationsverhältnisse und erhöht die Irritabilität der Atemwegsschleimhaut. In dieser Si-

tuation erscheint therapeutische Bemühung sinnvoll, die neben einer symptomatischen Komponente auch einen kausalen Ansatz beinhaltet, der auf die Verbesserung der mukoziliaren Clearance abzielt.
Beta-2-Adrenergika sind in der Langzeit-Therapie einzusetzen und stellen somit die Basistherapie des Asthma bronchiale dar. Nebenwirkungen mit Steigerung der Herzfrequenz und Vergrößerung der Blutdruckamplitude mit reflektorischer Tachykardie sind selten. Ein feinschlägiger Tremor der quergestreiften Muskulatur ist allerdings häufig initial zu beobachten.

Glukokortikoide

Die Langzeit-Therapie des Asthma bronchiale beinhaltet eine regelmäßige Inhalation von Beta-2-Adrenergika kombiniert mit einer antiinflammatorischen Substanz. In dieser Situation zielt die Gabe von Glukokortikoiden auf eine dauerhafte Hemmung entzündlicher Prozesse. Gefäßabdichtung und Membranstabilisierung hemmt eine Exsudation. Der Wirkmechanismus ist nicht ganz geklärt (Tab. 2). Die Abschwellung eines Bronchialschleimhautödems wird induziert und die Auswanderung von Entzündungszellen verhindert sowie die Freisetzung von entzündungsauslösenden bzw. unterhaltenden Mediatoren inhibiert. Die Anwendung inhalativer Glukokortikoide hat den Vorteil, daß einerseits hohe und langanhaltende Wirkstoffspiegel am Ort des pathologischen Geschehens erreicht werden, andererseits durch Verminderung der systemischen Abflutung die Nebenwirkung der Steroide gering gehalten werden. Selbst bei Verschlucken dieser Substanz wird bei der ersten Leberpassage ein hoher Prozentsatz durch Biotransformation inaktiviert. Nach Ulmer [7] kann im Durchschnitt durch den inhalativen Einsatz topisch wirksamer Glukokortikosteroide die orale Dosis bis zu 75% gesenkt werden. Der Wirkungseintritt ist häufig erst nach einigen Tagen nachweisbar [8].

Tab. 2: Wirkungsmechanismen der Glukokortikosteroide (nach Gin und Kay 1986)

1. Antiinflammatorisch
   a) Veränderungen der Leukozyten-Distribution, Adhärenz, Zellwanderung
   b) Stabilisierung von lysosomalen Membranen
2. Antiallergisch
   a) Membranstabilisation – Verhinderung von Histamin-, PG- und LT-Freisetzung
   b) Modulation der JSE-Synthese
   c) Modulation der Monokin-, Lymphokin-Synthese
3. Regulation der β-Adrenozeptor-Funktion
   Hemmung der Rezeptor-Downregulation

In einer eigenen Studie wurden 20 Patienten mit einem inhalativen Beta-2-Adrenergikum plus inhalativem Glukokortikosteroid und 20 Patienten mit einem inhalativen Beta-2-Adrenergikum plus oralem Theophyllin behandelt und beobachtet. Die Patienten führten während der gesamten Studienzeit einen Atemleistungspaß, in dem sie täglich ihre morgendlichen und abendlichen Peakflow-Werte eintrugen. Für die morgendlichen und abendlichen Peakflow-Werte wurden zunächst pro Tag Mittelwert, Standardabweichung, Minimum und Maximum für beide Behandlungsgruppen berechnet. Der Mittelwert wurde als Verlaufskurve grafisch dargestellt. Weiterhin wurden die Peakflow-Werte wöchentlich zusammengefaßt und für die morgendlichen und abendlichen Werte pro Woche Mittelwert, Standardabweichung, Minimum und Maximum für beide Behandlungsgruppen bestimmt. Wiederum wurden die Mittelwerte als Verlaufkurven grafisch dargestellt, auf der X-Achse sind hierbei die Wochen gezählt, vom Behandlungsbeginn angegeben. In einem weiteren Schritt wurde pro Tag für beide Behandlungsgruppen die Differenz zwischen dem abendlichen Peakflow-Wert und dem Wert am nächsten Morgen gebildet, um den Abfall des Peakflow während der Nacht zu vergleichen. Auch diese Differenz wurde grafisch dargestellt. Dabei wurde auf der X-Achse das Datum aufgetragen, auf der Y-Achse die Differenz in Liter/Minute. Für jeden Tag wurde in der Grafik eine Linie gezogen, die Höhe der Linie entspricht der Höhe der Differenz. Ferner erfolgten 2wöchentliche Bestimmungen der Lungenfunktion.
In der Gruppe Beta-2-Adrenergikum plus inhalativem Kortikosteroid stieg der Peakflow bereits nach einer Woche an (262 l/Min. auf 356 l/Min.). Nach der ersten Woche verlief er in etwa in einem Bereich von 330–370 l/Min. Anfang September 1988 war ein leichter Abfall der PEF-Werte zu beobachten, die Kurve bewegte sich zum Studienende gegenüber einem Bereich von 317 bis 360 l/Min. In der Theophyllin-Gruppe war ein wesentlich langsamerer Anstieg der PEF-Werte zu verzeichnen, die Kurve erreichte das Niveau der BDP-Gruppe erstmals im Februar. Insgesamt verlief die Kurve auf einem etwas niedrigeren Niveau, nur an einzelnen Tagen wurde die Kurve der BDP-Gruppe erreicht. Insgesamt erschweren die täglichen Schwankungen das Erkennen eines deutlichen Verlaufes. Der abendliche Peakflow verlief auf einem höheren Niveau ungefähr parallel zum Peakflow morgens. Bei den Differenzen zwischen den Peakflow-Werten abends und am nächsten Morgen war kein Trend während der Studiendauer zu erkennen, sie schwankten von Tag zu Tag. Auch zwischen den Behandlungsgruppen gab es keinen deutlichen Unterschied.
Beim Peakflow morgens war in der Gruppe Beta-2-Adrenergikum plus inhalativem Kortikosteroid bereits in der ersten Woche ein Anstieg zu beobachten. In der Zeit von Dezember 1987 bis August 1988 fand ein stetiger leichter Anstieg bis auf 378 l/Min. statt. Anfang September sank dann die Kurve auf 344 l/Min. und blieb bis zum November auf einem niedrigen Niveau. In der Theophyllin-Gruppe war ein wesentlich langsamerer Anstieg zu verzeichnen,

sie blieb insgesamt auf einem niedrigeren Niveau und erreichte das Niveau der mit inhalativem Glukokortikosteroid behandelten Gruppe nur im Mai und Anfang September.

In der mit Beta-2-Adrenergikum und inhalativem Glukokortikosteroid therapierten Gruppe betrug der RAW am Studienbeginn im Median 0,41 kPa/l/s, er sank nach 56 Tagen auf 0,32 kPa/l/s und blieb in den Monaten Januar 1988 bis August 1988 auf einem Niveau von 0,28 bis 0,36 kPa/l/s, also im Bereich des definierten Grenzwertes von 0,3 kPa/l/s (Abb. 1). Ende August 1988 stieg der RAW auf 0,51 kPa/l/s und blieb bis zum November auf einem höheren Niveau. Dieser Anstieg fiel mit einer Verschlechterung des Wetters in der Übergangszeit Sommer/Herbst zusammen. In der Theophyllin-Gruppe war kein entsprechender Abfall des RAW im Januar 1988 zu beobachten. Er betrug bei Studienbeginn 0,45 kPa/l/s und schwankte im Jahresverlauf im Median zwischen 0,39 bis 0,59 kPa/l/s.

Insgesamt zeigten die Daten, daß die Therapie eines Beta-2-Adrenergikums mit einem inhalativen Glukokortikosteroid bei Patienten mit Asthma bronchiale einen günstigeren Einfluß auf die Atemfunktion hat, als ein Therapieschema, bei dem keine stark wirksame antiinflammatorische Substanz appliziert wird.

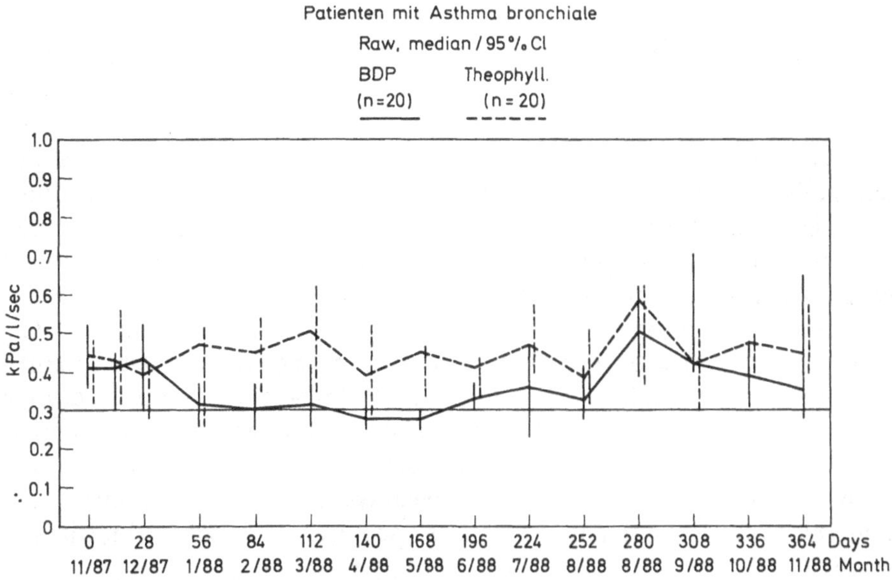

Abb. 1: Studie an 40 Patienten mit Asthma bronchiale. 20 Patienten werden mit Glukokortikosteroid plus Beta-2-Adrenergikum, die weiteren 20 mit Beta-2-Andrenergikum plus Theophyllin behandelt

Die Einführung inhalativer Steroide hat die Asthmatherapie erheblich bereichert. Der Einsatz inhalativer Kortikosteroide muß frühzeitig – wenn nicht sogar am Anfang der Asthma-Therapie – erfolgen. Nur so können inflammatorische Veränderungen, Hyperreagibilität und Folgeerscheinungen verhindert werden. Nebenwirkungen einer inhalativen Glukokortikosteroid-Therapie können oropharyngealer Candidabefall und durch Steroid bedingte Veränderungen der Stimmbandaduktoren hervorgerufene Heiserkeit sein. Eine orale Kortikosteroid-Therapie sollte nur dann erfolgen, wenn unter Therapie mit Beta-2-Adrenergika plus inhalativen Kortikosteroiden plus Methylxanthine (evtl. plus Anticholinergika oder Beta-2-Adrenergika) keine Beschwerdefreiheit besteht. Die Applikation sollte synchron zur morgendlichen Akrophase des endogenen Plasmakortisolspiegels erfolgen, da das Rückkopplungssystem gegenüber exogen zugeführten Glukokortikoiden eine geringe Empfindlichkeit aufweist [7, 8]. Die Schwellendosis der oralen Kortikosteroide ist individuell unterschiedlich und liegt im Mittel bei ca. 10 mmg Prednisolon. Bei längerer Therapiedauer treten dosisabhängig Steroidnebenwirkungen auf, wie Hautatrophie mit Blutungsneigung, Veränderung der Fettverteilung, Osteoporose, Induktion eines latenten Diabetes mellitus oder akute psychiatrische Symptome.

DNCG

Chromoglycinsäure (DNCG) Dinatriumchromoglykikum (DNCG) wurde 1967 von Altounyan als Substanz erkannt, welches eine protektive Wirkung gegenüber asthmatischen Zuständen entwickeln kann. Chromoglycinsäure, Dinatriumsalz ist ein Bichromonderivat, das als Arzneimittel einen komplexen Wirkmechanismus besitzt und zur prophylaktischen Behandlung des Asthma bronchiale angewandt wird. Klinische Erfolge werden bei der Behandlung des allergischen Asthma bronchiale, der durch Kaltluft, Belastung und Infekt ausgelösten Atemwegsobstruktion, bei durch Umweltreize bedingten Bronchokonstriktionen und Aspirin induzierten Atemwegsobstruktionen erzielt. DNCG ist nur zur prophylaktischen Therapie, nicht aber zur Behandlung eines akuten Asthmaanfalles geeignet. DNCG stabilisiert die Mastzellmembran. Dadurch wird die Ausschüttung präformierter und aus der Lipidmembran neu generierter Mediatoren verhindert. DNCG hemmt die verzögerte Sofortreaktion und damit eine für das Krankheitsgeschehen wichtige Entzündungsreaktion. Die Wirkung erstreckt sich auf das Asthma bronchiale, allergische Rhinitis und Konjunktivitis.

DNCG wird als laktosefreies, mikronisiertes Pulver (4 × 20 mg/die) mittels eines speziellen Zerstäubers (Spinnhaler) oder auch als Lösung und im Dosieraerosol inhaliert.

Nebenwirkungen sind bisher nicht bekannt, lediglich durch das Einatmen des trockenen Pulvers sind vereinzelt lokale Reizeffekte im Respirationstrakt beschrieben worden.

Ketotifen

Für Ketotifen konnte die Hemmung der antigen induzierten Mediatorfreisetzung aus menschlichen neutrophilen und basophilen Granulozyten sowie aus menschlichem Lungengewebe nachgewiesen werden, außerdem wurde eine ausgeprägte histaminantagonistische und leukotrienantagonistische Eigenschaft festgestellt. Nur eine geringe klinisch nicht relevante Antiserotonin-, und keine anticholinerge Wirkung konnte gezeigt werden. Die Wirkung von Ketotifen tritt im Gegensatz zu DNCG erst nach einer Behandlungsdauer von ca. 6 Wochen ein. Ketotifen besitzt Nebenwirkungen, wie sie bei H1-Antagonisten zu beobachten sind. So ist bei ca. 15% der Patienten mit einer Sedation zu rechnen, die jedoch bei Fortsetzung der Behandlung häufig nachläßt. Bei Erwachsenen soll eine Dosis von 2 mg/die angewandt werden.

Nedocromil-Natrium

Nedocromil-Natrium ist eine inhalativ anzuwendende Substanz, die die Mediatorfreisetzung aus Mastzellen hemmt, und die Sofortreaktion und verzögerte Reaktion nach Allergenprovokation verringert.

Theophyllin

A. Kossel entdeckte 1885 das Theophyllin. Die Synthese des Theophyllins gelang 1900 durch W. Traube. 5 Jahre später erfolgte durch E. Fischer die Konstitutionsaufklärung der Purine. 1907 wurde durch R. Grüter die Synthese des Theophyllin-Äthylendiamin vorgenommen. 36 Jahre nach der Entdeckung des Theophyllins durch Kossel berichteten E. I. Macht und S. Hirsch über die bronchospasmolytische Wirkung des Theophyllins.
Aufgrund der vielseitigen Organbeeinflussung durch Xanthine ist davon auszugehen, daß dem Wirkmechanismus der Theophylline ein multifaktorielles Geschehen zu Grunde liegt. Der Wirkmechanismus der Theophylline ist noch nicht ganz geklärt. Diskutiert wird eine Hemmung der zyklischen AMP-Phosphodiesterase, Freisetzung von Katecholaminen, Veränderung der kalziumab-

hängigen kontraktilen Mechanismen und Blockade der Adenosinrezeptoren. Unter einer Therapie mit Theophyllin sind eine Reihe von Wirkungen zu registrieren.

1. Bronchodilatation (bei hohen Serumkonzentrationen (10 bis 20 mg/l)
2. Steigerung der mukoziliaren Clearance (bei niedrigen Serumkonzentrationen 5 bis 10 mg/l)
3. Prophylaktische Wirkung gegen Allergene, Anstrengung und andere Reize (bei niedrigen Serumkonzentrationen 5 bis 10 mg/l)
4. Steigerung der Kontraktilität des Zwerchfells
5. Steigerung der Diurese und Darmmotilität
6. Zentrale stimulatorische Wirkungen.

Die Resorption der Theophylline ist vom Körpergewicht und von Rauchgewohnheiten abhängig, daher ist eine individuelle Dosierung erforderlich. Eine optimale Dosisfindung erfolgt anhand der Theophyllinserumkonzentrations-Bestimmungen. Die empfohlenen Richtdosierungen betragen oral oder i. v. bei Rauchern 15–10 mg/kg/24 Stunden, bei Nichtrauchern 10–15 mg/kg/24 Stunden. Trotz dieser Angaben sollte aufgrund der geringen therapeutischen Breite des Theophyllins und großer Unterschiede der Theophyllinelimination die Dosisfindung durch Serumkonzentrations-Bestimmungen und/oder Peakflow-Messungen objektiviert werden.

Bei Patienten mit nächtlichem Asthma bronchiale bieten oral retardierte Theophyllinpräparate eine sinnvolle Zusatzmedikation zur inhalativen Aerosoltherapie. Durch die Verabreichung von Theophyllin in Retardform lassen sich Plasmakonzentrationen im therapeutischen Bereich über einen Zeitraum von 8–12 Stunden erreichen [1]. Eine zirkadian angepaßte Medikation kann eine weitere Reduktion der Beschwerdesymptomatik verursachen. Dabei ist zu berücksichtigen, daß auch die Theophyllinkinetik einem zirkadianen Rhythmus unterliegt. Es konnte gezeigt werden, daß bei abendlicher Gabe von Theophyllin die Resorption physiologisch verzögert ist [3].

So werden maximale Theophyllinspiegel nachts erst wesentlich später erreicht, als bei der morgendlichen Applikation. Nachts wurde üblicherweise 4–6 Stunden post applikationem ein maximaler Theophyllinspiegel gemessen. Die verminderte Aktivität des autonomen und humoralen Systems sowie die Immobilität des Patienten während der Nachtstunden und damit auch eine verringerte Darmmotilität verursachen diese auffälligen Befunde. Eigene Untersuchungen zeigen [1], daß Theophyllinspiegel um 10 mg/l während der Nacht zwar eine Verbesserung der Peakflow-Werte gegenüber Plazebo ergaben, daß aber erst Serumspiegel um 15 mg/l einen nächtlichen Abfall der PEF-Werte verhindern können. Bei Patienten mit Theophyllinspiegeln unter 10 mg/l ergaben sich nur geringe Effekte auf die PEF-Werte.

Den vielen positiven unterschiedlichen Wirkungen von Theophyllin stehen eine Reihe besonderer Probleme bei der klinischen Anwendung gegenüber:

Die geringe therapeutische Breite, die große intra- und individuelle Schwankungsbreite der erreichten Theophyllinserumkonzentrationen, die zumindestens in höherer Dosierung häufig auftretenden Nebenwirkungen [5]. Die Steuerung der Theophyllintherapie ist durch die inzwischen zur Routine gewordenen Theophyllinspiegel-Bestimmungen deutlich erleichtert worden. Trotzdem stellen unerwünschte Nebenwirkungen der Theophyllintherapie (Unruhe, Nervosität, Schlaflosigkeit, Kopfschmerzen, Tremor, Tachykardien, Rhythmusstörungen, Krampfanfälle, Appetitlosigkeit, Übelkeit, Erbrechen) gerade in der Langzeittherapie häufig Compliance-Hindernisse dar.

Beta-2-Adrenergika

Eine Alternative zur Applikation oral retardierter Theophylline bieten die oralen Beta-2-Adrenergika. So zeigte in verschiedenen Studien das neu entwickelte Salbutamol controlled release Tablette eine therapeutische Gleichwertigkeit zu handelsüblichen Theophyllinpräparaten [1, 3]. In der Literatur gibt es Daten, die den spasmolytischen Effekt des oral verabreichten Beta-2-Adrenergikums Salbutamol CR belegen [9]. In einer Multicenterstudie wurden nach einer 2wöchigen Vorphase 138 Patienten gemäß Randomisierungsplan entweder mit 2×/die Salbutamol CR 8 mg oder Theophyllin 375 mg behandelt. Nach 2 Wochen fand eine Kontrolle und nach weiteren 2 Wochen eine Abschlußuntersuchung statt. Während des gesamten Prüfzeitraumes führten die Patienten Aufzeichnungen über die morgendlichen und abendlichen Peakflow-Werte. Alle Patienten erhielten ein Salbutamol-Dosieraerosol, welches sie bei Auftreten von Atemnot anwenden durften. Dieser zusätzliche Salbutamolverbrauch wurde von den Patienten ebenfalls dokumentiert. Die Ergebnisse der Untersuchung zeigten, daß das neue Salbutamol controlled release Tablette einen bronchodilatatorischen Effekt hat und gut verträglich ist. Die Therapie mit oralem Theophyllin scheint der Behandlung mit Salbutamol CR nicht überlegen zu sein.

Kombination mit Monosubstanzen

Beta-2-Adrenergika in Form des Dosieraerosols stellen die Basistherapie der chronisch obstruktiven Atemwegserkrankung dar (Tab. 3, Abb. 2). Eine regelmäßige Anwendung und korrekte Inhalationstechnik ist Voraussetzung für einen Therapieerfolg. Beim Asthma bronchiale kann eine Kombination mit DNCG sinnvoll sein, da dann nicht nur die durch Allergene oder physikalische Reize ausgelöste Bronchialobstruktion stärker gebremst wird, sondern auch die bronchiale Spätreaktion zum Teil verhindert wird.

Tab. 3: Medikamentöse Stufentherapie des Asthma bronchiale (Langzeitbehandlung)

1. Stufe	2. Stufe	3. Stufe	4.Stufe
			orale Glukokortikoide
			plus
		Theophyllin	Theophyllin
		plus	*plus*
	inhalative Glukokortikoide	inhalative Glukokortikoide	inhalative Glukokortikoide
	plus	*plus*	*plus*
β_2-Sympathikomimetika	β_2-Sympathikomimetika	β_2-Sympathikomimetika	β_2-Sympathikomimetika
oder	oder	oder	
inhalative Glukokortikoide	β_2-Sympathikomimetika	β_2-Sympathikomimetika	
	plus	*plus*	
oder	DNCG/Ketotifen*	Theophyllin	
		plus	
DNCG/Ketotifen*		DNCG	

* in erster Linie bei exogen-allergischem Asthma bronchiale

Beim Asthma bronchiale sollte eine Kombination mit inhalativen Kortikosteroiden erfolgen. Inhalative Kortikosteroide sollten frühzeitig in Kombination mit Beta-2-Adrenergika eingesetzt werden. Die bronchiale Entzündung ist ein grundlegendes patho-physiologisches Charakteristikum des Asthma bronchiale. Der häufig zu beobachtende Theraphieerfolg (Kombination Beta-2-Adrenergika plus inhalative Kortikosteroide) ist Folge der antiinflammatorischen Wirkung der Kortikosteroide. Sollte der Patient weiterhin Anfälle von Luftnot haben, sollte zunächst eine Erhöhung der Dosis vorgenommen werden. Erst bei weiterem Therapieversagen ist eine weitergehende Kombination mit einem Methylxanthin oder unter Umständen mit einer vagolytischen Substanz anzustreben. Bei Patienten mit morgendlichen Anfällen von Luftnot (nocturnal asthma) hat zwar die regelmäßige Inhalation von Beta-2-Agonisten und Steroiden häufig eine Abnahme der Symptomatik zur Folge, aber erst die Zusatzmedikation mit einem retardierten Theophyllin verhindert eine Reduktion der morgendlichen Beschwerdesymptomatik. Dabei ist zu berücksichtigen, daß auch die Theophyllinkinetik einem zirkadianen Rhythmus unterliegt. Es konnte gezeigt werden, daß bei abendlicher Gabe von Theophyllin die Resorption

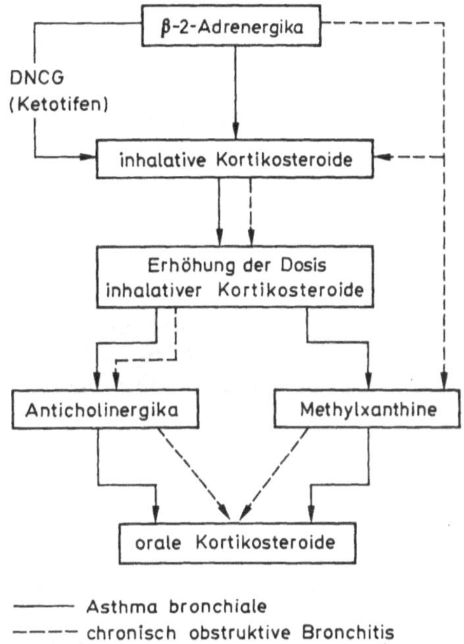

Abb. 2: Beta-2-Adrenergika als Basistherapie bei obstruktiven Atemwegserkrankungen

physiologisch verzögert ist. So werden maximale Theophyllinspiegel nachts erst wesentlich später erreicht, als bei der morgendlichen Applikation, nachts wurde üblicherweise 4–6 Stunden postapplicationem ein maximaler Theophyllinspiegel gemessen. Die verminderte Aktivität des autonomen und humuralen Systems sowie die Immobilität des Patienten während der Nachtstunden und damit auch eine verringerte Darmmotilität verursachen diese auffälligen Befunde. Die Kombination inhalativer Beta-2-Adrenergika plus inhalativer Kortikosteroide plus oral retardierter Methylxanthine haben nur dann einen therapeutischen Erfolg, wenn hohe Theophyllinspiegel bestehen. Theophyllinspiegel um 10 mg/l während der Nacht ergeben zwar eine Verbesserung der Peakflow-Werte, aber erst Serumspiegel um 15 mg/l können einen nächtlichen Abfall der PF-Werte zum Teil verhindern.
Die Therapie der chronisch obstruktiven Bronchitis ist entsprechend dem Schweregrad häufig auch eine Kombinationstherapie. Neben der Basistherapie mit inhalativem Beta-2-Adrenergika ist eine Kombination mit Methylxanthinen empfehlenswert, wobei auch an den frühen Einsatz inhalativer Glukokortikosteroide gedacht werden sollte.
Besteht bei den bisher aufgezeigten Kombinationsmöglichkeiten keine ausreichende Wirkung, muß eine Zusatzmedikation mit oralen Steroiden erfolgen. In dieser Situation sollten aber die inhalativen Steroide mit topischer Wirksam-

keit nicht abgesetzt werden. Die Anwendung von oralen Kortikosteroiden ist der letzte Schritt in der Kombinationstherapie der chronisch obstruktiven Atemwegserkrankung. Bei der Langzeittherapie müssen die Nebenwirkungen der systemisch angewandten Kortikosteroide auf das endokrine System berücksichtigt werden.

Literatur

[1] Dorow, P.: 24 Stunden steady state Serumtheophyllinspiegel und Lungenfunktion bei Patienten mit nächtlichem Asthma bronchiale. In: P. Dorow (Hrsg.): Pneumologisches Kolloquium 2, Relevanz zirkadianer Rhythmen in der Pneumologie. Verlag Walter de Gruyter, Berlin – New York 1986.

[2] Gonsior, E., G. Schultze Werninghaus: Protective and bronchospasmolytic effect of ipratropium bromide in bronchial antigen challenge tests compared to other antiastmatic drugs. Scand. J. Respir. Dis. *103* (Suppl) (1979) 219.

[3] Kaukel, E., G. Koppermann, Ch. Schrum: Zirkadiane Unterschiede in der Pharmakokinetik des Theophyllins. Atemw.-Lungenkrankh. *10* (1984) 68 – 73.

[4] Nolte, D.: Asthma. Das Krankheitsbild, der Asthmapatient, die Therapie. 3. Aufl. Urban & Schwarzenberg, München – Wien – Baltimore 1094.

[5] Tönnesmann, U., H. D. Janisch, P. Dorow: Gastrointestinale Hindernisse auf dem Wege zu einer optimalen Theophyllintherapie. In: P. Dorow (Hrsg.): Pneumologisches Kolloquium 2, Relevanz zirkadianer Rhythmen in der Pneumologie. Verlag Walter de Gruyter, Berlin – New York 1986.

[6] Ulmer, W. T.: Kontrollierter Vergleich verschiedener Dosierungen von Fenoterol, Ipratropium und ihrer Kombination. In: D. Nolte, A. Lichterfeld (Hrsg.): Interaktion von Vagus und Sympathikus bei Bronchialerkrankungen. Urban & Schwarzenberg, München – Wien – Baltimore 1986.

[7] Ulmer, W. T.: Klinische Erfahrungen mit Beclomethason-Dosieraerosolen bei Patienten mit obstruktiver Atemwegserkrankung Arzneim. Forschg. *26* (1976) 2218 – 2220.

[8] Wettengel, R.: Indikationen für eine systemische Steroidtherapie bei chronischem Asthma bronchiale. In: Corticosteroide bei Atemwegserkrankungen, S. 53 – 61. Verlag für angewandte Wissenschaften München 1985.

[9] Woodcock, A. A. et al.: Theophylline prescribing, serum concentration, and toxicity Lancet (1983) 610 – 612.

Antiasthmatika

K. Lanser

Die Begriffsbestimmung des Asthma bronchiale als eine „Erkrankung mit variabler und reversibler Atemwegsobstruktion infolge Entzündung und Hyperreaktivität", wie sie von Nolte [3] formuliert wurde, hat unter Einbeziehung der klinischen, funktionsanalytischen und pathophysiologischen Gesichtspunkte zum besseren Verständnis des Asthma beigetragen. Eine schärfere Abgrenzung zu den übrigen Formen der obstruktiven Atemwegserkrankungen ist möglich geworden. Es erscheint nun auch gerechtfertigt, die Oberbegriffe der therapeutischen Substanzgruppen zur Behandlung des Asthma neu zu definieren. Die bisher verwendeten Klassifikationen Antiallergika, Antiasthmatika, Antihistaminika, Bronchospasmolytika, Antiobstruktiva, Antiinflammatorika, Membranstabilisatoren sowie die zusätzlichen Abgrenzungen einzelner Therapeutika wie Glukokortikoide, Theophylline, PAF-Antagonisten, Prostaglandin- und Leukotrien-Inhibitoren usw. haben wegen mangelnder inhaltlicher Klarheit ein Definitionsdefizit erkennen lassen. Hierdurch ist die Wissensübermittlung an den Lernenden und das Verständnis für den optimierten Einsatz beim praktisch tätigen Arzt erschwert. Es soll an dieser Stelle keine generelle und umfassende Begriffsbestimmung der einzelnen Substanzgruppen vorgenommen werden, sondern am Beispiel des Terminus „Antiasthmatika", in bezug auf die oben zitierte Definition des Asthma bronchiale, eine Neuorientierung angeregt werden.

Das Asthma bronchiale beinhaltet die reversible Bronchospastik, die Faktoren der Entzündung auf Mediator- und zellulärer Ebene und die Hyperreaktivität. Ein ideales „Antiasthmatikum" sollte dementsprechend bronchospasmolytisch und antiinflammatorisch wirksam sein sowie die Hyperreaktivität supprimieren. In Tab. 1 sind einzelne Medikamentengruppen nach den gegenwärtigen Kenntnissen aus der Literatur dahingehend analysiert, inwieweit ihnen eine diesbezügliche antiasthmatische Potenz zugeordnet werden kann [1, 2, 4–8].

Aus dieser Übersicht ergibt sich, daß gegenwärtig keine Substanzgruppe allein die Bedingungen eines idealen Antiasthmatikums erfüllt. Die Kombination eines Beta-2-Sympathikomimetikums mit einem Kortikosteroid kommt der Anforderung am nächsten. Aber auch andere Kombinationen sind für den individuellen Fall durchaus gerechtfertigt, wobei jedoch gelegentlich unter Berücksichtigung der Nebenwirkungen therapeutische Einbußen in Kauf genommen werden müssen.

Tab. 1: Antiasthmatische Potenz von Medikamentengruppen

Substanzgruppen	Obstruktion	Mediator-freisetzung	Entzündung	Hyper-reaktivität
Beta-2-(β_2-)Sympathikomimetika	+	−/+	−	−/+
Parasympathikolytika	+	−	−	−
Theophyllin	+	+	?	−
Kortikosteroide	−	+	+	+
Dinatriumcromoglycium	−	+	−/+	?
Nedocromil	−	+	−/+	?
Ketotifen	−	+	−/+	?
Antihistaminika	−/+	+	−/+	?
Hyposensibilisierung	−	−/+	−/+	−/+

Die + Markierung in der Tabelle kennzeichnet eine in vitro oder in vivo nachgewiesene Wirkung dieser Substanzgruppe auf den jeweiligen Teilfaktor des Asthma bronchiale. Das −/+ Symbol ist Ausdruck der uneinheitlichen Auffassungen verschiedener Untersucher. Das Fragezeichen (?) symbolisiert den bisher noch fraglichen Kenntnisstand und das − Zeichen weist die weitgehend fehlende Potenz aus.

In der Unterscheidung zu anderen obstruktiven Atemwegserkrankungsformen müssen als wichtigste Kriterien für ein Asthma bronchiale die Entzündung und die Hyperreaktivität des Bronchialsystems angesehen werden. Nur für die Kortikosteroide ist eine antiinflammatorische und suppressive Wirkung auf die Hyperreagibilität wissenschaftlich uneingeschränkt nachgewiesen worden. Somit ist bisher nur für diese Substanzgruppe auch eine Langzeitbehandlung als Monotherapie, vorwiegend bei inhalativer Anwendung, zu diskutieren. Es muß jedoch auch festgestellt werden, daß einige moderne Antihistaminika sowie Dinatriumcromoglycicum und Nedocromil-Natrium einer diesbezüglichen Forderung sehr nahekommen [1, 2].
Antiobstruktiv, antiinflammatorisch und antihyperreaktiv auf das Bronchialsystem wirkt entsprechend dem Postulat eines idealen Antiasthmatikums per se keines der in die Therapie eingeführten Medikamente. Für die Akutbehandlung ist somit immer eine Kombinationstherapie zu fordern.

Literatur

[1] Darlath, W., S. Khouw: Kann Nedocromil-Natrium den asthmatischen Entzündungsprozeß inhibieren? Obstruktive Atemwegserkrankungen Therapiewoche *39* (1989) 3065.

[2] Lanser, K.: Antiallergika und Antihistaminika. Pneumologisches Kolloquium 4, 97. Walter de Gruyter, Berlin – New York, 1988.

[3] Nolte, D.: Asthma, 4. Aufl. Urban & Schwarzenberg, München 1989.

[4] Ukena, D., P. Schlimmer, G. W. Sybrecht: Die Therapie obstruktiver Atemwegserkrankungen. Teil I: Beta$_2$-Sympathomimetika und Anticholinergika (m-Cholinozeptoren-Blokker). Med. Klin. *84* (1989) 294–302.

[5] Ukena, D., P. Schlimmer, G. W. Sybrecht: Die Therapie obstruktiver Atemwegserkrankungen. Teil II: Xanthine, Calciumantagonisten und VIP. Med. Klin. *84* (1989) 347–354.

[6] Ukena, D., P. Schlimmer, J. Vogt et al.: Die Therapie obstruktiver Atemwegserkrankungen. Teil III: Glukokortikosteroide. Med. Klin. *85* (1990) 388–395.

[7] Ukena, D., P. Schlimmer, J. Vogt et al.: Die Therapie obstruktiver Atemwegserkrankungen. Teil IV: Antiallergisch und antiinflammatorisch wirkende Medikamente. Med. Klin. *85* (1990) 440–442.

[8] Ukena, D., P. Schlimmer, J. Vogt et al.: Die Therapie obstruktiver Atemwegserkrankungen. Teil V: Mediatorantagonisten. Med. Klin. *85* (1990) 499–503.

Langzeittherapie des Asthma im Kindesalter

H. Lindemann

Vorbemerkung

Bei der Asthma-Therapie im Kindesalter gelten die gleichen Behandlungsprinzipien wie beim Erwachsenen.
Großer Wert wird auf die *inhalative Applikation* gelegt, da der inhalierte Wirkstoff direkt an das Erfolgsorgan gelangt, der Wirkungseintritt rasch erfolgt und die Wirkung derjenigen einer systemischen Applikation überlegen ist. Vor allem aber ist eine beträchtliche Einsparung in der Gesamtdosis eines Medikamentes möglich [11, 12]. Die Vielfalt der Applikationsformen kommt bei der Behandlung der Kinder besonders zum Tragen. Abb. 1 belegt, daß Inhalationen auch bei nasalem Applikationsweg im Säuglingsalter sinnvoll sind.

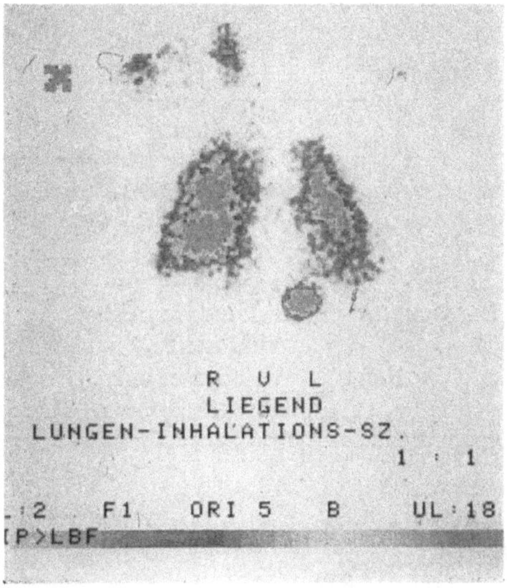

Abb. 1: Ventilationsszintigraphie mittels ^{99m}TC-Albumin-Partikeln bei einem 8 Monate alten Säugling mit milder Atemwegsobstruktion. Trotz Inhalation über eine Gesichtsmaske (Nasenatmung!) ist eine zufriedenstellende intrathorakale Partikeldeposition zu erkennen.

Ein besonderes Handikap in der Pädiatrie stellen die *Grenzen der klinischen Beurteilung* dar. Je jünger der Patient ist, desto schwieriger ist es, eine vertiefte und forcierte Atmung zu erzielen, die Voraussetzung für einen umfassenden Auskultationsbefund ist.

Bei optimaler Kooperation der Schulkinder ist davon auszugehen, daß etwa 15% obstruktiver Ventilationsstörungen der unteren Atemwege auskultatorisch nicht ausreichend zu erfassen sind. Bei Säuglingen und Kleinkindern liegt dieser Prozentsatz nach eigenen Erfahrungen noch beträchtlich höher.

Die Labordiagnostik (z. B. Sputumgewinnung, Röntgendiagnostik, Lungenfunktionstests) ist im frühen Kindesalter erschwert; es fällt daher oft nicht leicht, angemessene therapeutische Konsequenzen zu ziehen. Auch die *konsequente Durchführung einer suffizienten Langzeittherapie* stößt nicht selten auf Schwierigkeiten. Zudem gibt es erhebliche anatomische, physiologische und pathophysiologische Unterschiede zwischen Säuglingen und Kleinkindern auf der einen und Kindern im Vorschul- und Schulalter auf der anderen Seite (Tab. 1) [6, 19]. Es erscheint daher sinnvoll, die Behandlung im frühen Kindesalter von derjenigen der älteren Kinder und Jugendlichen abzugrenzen.

Gemeinsames *Therapieziel* ist die Dämpfung der bronchialen Hyperreaktivität und Erzielung einer Beschwerdefreiheit, die soweit gehen muß, daß bei den alltäglichen Verrichtungen des Lebens, insbesondere auch bei körperlichen Anstrengungen, keine Einschränkungen bestehen. Darüber hinaus wird eine Normalisierung der Lungenfunktion angestrebt.

Tab. 1: Charakteristika des Asthma im Kindesalter

	frühes Kindesalter	Schulkinder
Anatomie	enges Lumen, kurze Distanzen	weite Atemwege, größere Distanzen
Funktion		
– Br. Schleimhaut	Muskulatur u. Beta-2-Rezeptoren i. Entwicklung	ausgereift bzw. sekundäre Veränd.
– Immunologie	in Entwicklung	ausgereift
Auslöser	Infekte, unspezifische Reize	Allergene, unspezifische Reize, Infekte

Asthma-Therapie im frühen Kindesalter

Im frühen Kindesalter sind Infekte und unspezifische Reize die Hauptkomponenten des Asthma. Inhalationsallergene erlangen in der Regel erst im Vorschulalter klinische Bedeutung [13, 17, 19, 23]. Man geht davon aus, daß

ein gehäuftes Auftreten rezidivierender bronchialer Obstruktionen (mehr als 3 Episoden) auf eine überempfindliche Bronchialschleimhaut zurückzuführen ist, so daß dann von Asthma gesprochen werden kann [1, 5, 22].
Sanierungsmaßnahmen, deren Ausmaß sich nach der Häufigkeit der Asthma-Episoden richtet, stellen die Basis der Behandlung dar. Sie sind von besonderer Bedeutung, weil die Eltern auf diese Weise aktiv an der Behandlung beteiligt und nichtmedikamentöse Maßnahmen berücksichtigt werden.
Bei Kleinkindern wird besonders auf eine Reduzierung der „Schmusetierchen" Wert gelegt. Sie sollten überdies waschbar sein. Lebende Tiere sollten möglichst gar nicht erst angeschafft werden. Sie sind nicht nur eine ständige Staubquelle, sondern bilden, bei atopischer Disposition, ein besonderes Sensibilisierungsrisiko über Jahre hin. Daß Tabakrauch die Häufigkeit bronchialer Beschwerden fördert, ist zweifelsfrei erwiesen [25]. In der Wohnung einer Familie mit Asthma-Patienten und im Pkw sollte nicht geraucht werden. Weitere Maßnahmen sind Tab. 2 zu entnehmen.

Tab. 2: Sanierung bei bronchialer Hyperreaktivität

indoor pollution!
- Rauchverzicht in Haus und Pkw
- Verzicht auf Tierhaltung
- Reduzieren von Grünpflanzen (Topferde), Verzicht auf Trockenblumen
- Staubsauger mit Feinstaubfilter ausrüsten
- Reduzieren von Staubquellen (Federbett, Schmusetiere, langfloriger Fußbodenbelag, Hobbies!)
- Sanierung feuchter Wände
  etc.

outdoor pollution

Die *medikamentöse Therapie* basiert auf dem Einsatz atemwegserweiternder, die bronchiale Hyperreaktivität dämpfender und antiinflammatorisch wirkender Substanzen (Tab. 3).
Man geht heute davon aus, daß der junge Säugling bereits ausreichend mit Bronchialmuskulatur (und Beta-Rezeptoren) ausgestattet ist, so daß prinzipiell die beim älteren Kind wirksamen atemwegserweiternden Medikamente auch im Säuglingsalter sinnvoll einzusetzen sind [9, 16]. Neuere Untersuchungen haben ergeben, daß die geläufigen Substanzklassen ohne signifikante Unterschiede in etwa gleichem (begrenztem) Ausmaß bronchodilatatorisch wirksam sind (Abb. 2). Allerdings wird der Effekt dieser Medikamente durch das begleitende entzündlich bedingte Schleimhautoedem limitiert, welches das ohnehin kleine Atemwegslumen im frühen Kindesalter zusätzlich einengt. Der

Tab. 3: Asthma-Therapie rezidivierender bronchialer Obstruktion bei Säuglingen und Kleinkindern

- Sanierung
- Inhalationen mit Ipratropiumbromid 8–10 Tr. und/oder
  Beta-2-Mimetikum 4–6 Tr. 3mal/die mit je 2 ml 0,9% NaCl bzw. DNCG
- nötigenfalls abends ein orales Beta-2-Mimetikum mit langer EHWZ

Bei ausbleibender Stabilisierung (innerhalb von 4 Wochen):

- Kortikosteroide inhalativ: Beclometasondipropionat (Becotide®-Suspension) bis zu 2mal 3 ml/die, 3 bis 6 Monate lang
  bei Spacer-Benutzung sinnvolle Dosen:
  Beclometasondipropionat 0,3 mg (2 × 1 – 3 Hub)
  Budesonid 0,4 mg (2 × 1 Hub)
  Flunisolid 0,5 mg (2 × 1 Hub)
- ggf. zusätzlich orales Theophyllin-Präparat:
  initial 15–20 mg/kg/die
  (Serumspiegel-Kontrolle nach 4 Tagen)

Bei unbefriedigendem Krankheitsverlauf

- oral Prednisolon in möglichst niedriger Dosierung, dem zirkadianen Rhythmus weitgehend angepaßt

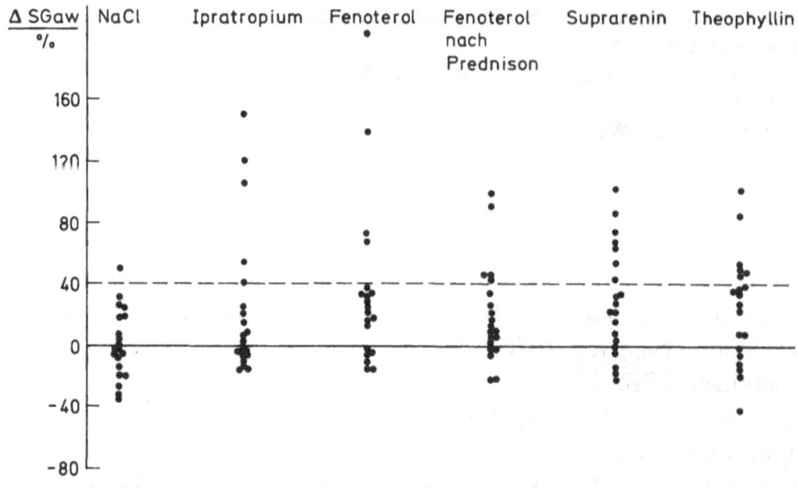

Abb. 2: Änderung der spezifischen Conductance in % des Ausgangswertes bei je 20 Säuglingen und Kleinkindern mit obstruktiver Bronchitis nach Applikation verschiedener Substanzen (Theophyllin über Magensonde, Prednisolon oral, im übrigen inhalativ). Statistisch war unter den atemwegserweiternden Medikamenten kein Unterschied in der Wirksamkeit festzustellen. Gegenüber isotoner Kochsalzlösung war bei allen Bronchospasmolytika mittels U-Test nach Mann/Whitney ein Effekt nachzuweisen ($p < 0{,}05$).

Erfolg der Bronchodilatatoren hängt daher entscheidend vom Ausmaß des inflammatorischen Prozesses ab. Wegen der enormen therapeutischen Breite werden von uns als Mittel der ersten Wahl Anticholinergika bevorzugt.
Ergänzend werden Beta-2-Mimetika eingesetzt, wobei bislang nicht gesichert ist, ob durch sie bei Säuglingen und Kleinkindern ein zusätzlicher atemwegserweiternder Effekt zu erzielen ist. Vor allem bei nächtlichen bronchialen Einschränkungen wird man auch auf oral applizierbare Beta-2-Mimetika mit längerer Eliminationshalbwertzeit zurückgreifen (z. B. Clenbuterol, Tulobuterol).
Als *Inhalationslösung* genügt in vielen Fällen die isotone Kochsalzlösung (2 ml Brechampullen der Fa. Eifelfango). Bei ausbleibender Stabilisierung innerhalb von 14 Tagen erfolgt probatorisch der Einsatz von Cromoglicinsäure (DNCG), von der eine Dämpfung der bronchialen Hyperreaktivität erwartet wird [24]. Als vorteilhaft ist ferner einzuschätzen, daß bei DNCG während der Inhalation eine Osmolalitätssteigerung ausbleibt, die z. T. bei der Kombination von Beta-2-Mimetika mit 0,9% NaCl beobachtet wird [20].
Bei weiterhin auftretenden infektbedingten Obstruktionen, die häufiger als einmal pro Monat zu beobachten sind, ist eine inhalative Applikation von Beclometasondipropionat (Becotide®-Suspension, Auslandspräparat, Fa. Glaxo) anstelle DNCG sinnvoll. Unerwünschte Wirkungen sind nicht zu befürchten, wenn man für eine unverzügliche Reinigung der Mundhöhle durch Verabreichung von Flüssigkeit oder Nahrung Sorge trägt. Sicherheitshalber wird auch eine Säuberung der betroffenen Gesichtspartie empfohlen. Alternativ können die bekannten inhalierbaren Kortikosteroide (Beclometasondipropionat, Budesonid, Flunisolid) bei Kleinkindern mit Hilfe der zugehörigen Spacer-Systeme verabreicht werden, wenn sie mit einer weichen Kindermaske ausgerüstet sind [15, 21].
Bei unbefriedigendem Verlauf ist der zusätzliche Einsatz von *Theophyllinpräparaten* zu erwägen, besonders bei nächtlichen Beschwerden. In letzter Zeit werden allerdings als unerwünschte Wirkung der Theophylline eine evtl. Beeinträchtigung der kognitiven Fähigkeiten bzw. der Feinkoordination und, nicht zuletzt, Schlafstörungen ins Feld geführt, so daß der Stellenwert der Theophylline im Rahmen der Langzeittherapie deutlich herabgemindert ist [1].
Nur selten – meist nur passager – ist eine *orale systemische Kortikosteroidtherapie* erforderlich. Der zirkadiane Rhythmus sollte, wenn irgend möglich, berücksichtigt werden. Vorausgehen sollte eine nochmalige Überprüfung und Vervollständigung der bisherigen Diagnostik.
Die Hoffnungen, daß *Ketotifen* den Entzündungsprozeß wirkungsvoll beeinflußt und somit eine wesentliche Hilfe bei der Behandlung des Asthma-Syndroms darstellen könnte, haben sich nicht erfüllt [1].
Der initiale Einsatz von *Antibiotika* ist *nicht* gerechtfertigt. In über 90% sind die respiratorischen Infekte bei Säuglingen und Kleinkindern virusbedingt.

Asthma-Therapie bei Kindern im Vorschul- und Schulalter

Neben Infekten und unspezifischen Reizen kommt in dieser Altersstufe der allergischen Komponente als Auslöser der Asthma-Beschwerden zunehmend Bedeutung zu. Beim Schulkind sind Allergene zu etwa 75 bis 80% an der Auslösung der Beschwerden beteiligt („Mischform"). In 10 bis 15% liegt ein rein allergisches Asthma vor [3, 13].
Ein besonders wichtiger Indikator für die bronchiale Überempfindlichkeit im Kindesalter sind Beschwerden während oder nach körperlicher Belastung („exercise induced Asthma"), die bei bis zu 90% der Asthmatiker beobachtet werden [7, 14]. Das „Anstrengungsasthma" bzw. sein Sistieren ist gleichzeitig ein guter Gradmesser für den Therapieerfolg.
Bei vorrangig allergisch bedingtem Asthma ist primär *Allergenkarenz* anzustreben. Diesbezügliche gebräuchliche Maßnahmen (Ausmerzen der Allergenquelle, gezielter Aufenthalt in Höhenlagen über 1400 m bei Milbenallergie usw.) reichen jedoch häufig nicht aus.
Bei nachgewiesener Hausstaubmilbenallergie können die konventionellen Sanierungsmaßnahmen durch akarizide Substanzen ergänzt werden, sofern ihre Wirksamkeit bewiesen ist. Bedenken, daß man damit den Patienten langfristig einer unspezifischen inhalativen Noxe aussetzt, konnten bezüglich der Benzylbenzoat-Präparationen kürzlich ausgeräumt werden [10].
Ist eine wirksame Allergenkarenz nicht zu erreichen und durch eine milde medikamentöse Behandlung ein ausreichender Schutz nicht zu erzielen, so ist bei eindeutig als klinisch bedeutsam erkanntem Allergen die Hyposensibilisierungsbehandlung zu erwägen. Sie unterliegt nach dem derzeitigen Wissensstand einer strengen Indikationsstellung (Tab. 4), da es sich um eine aufwendige und potentiell gefährliche Behandlung handelt [24]. Im übrigen gibt es keinen Beweis dafür, daß eine unterlassene Hyposensibilisierungsbehandlung eine Ausbreitung einer Allergie (z. B. „Etagenwechsel" von der Nase zu den Bronchien) begünstigt bzw. die Durchführung einer solchen Therapie ihn verhindert [1, 4].
Die *orale* Hyposensibilisierung ist heute nicht mehr zu vertreten. Eine *subkutane* Injektionstherapie ist in der Regel erst ab dem 6. Lebensjahr sinnvoll. Bei Kindern ist häufig der Beginn der Behandlung mit einer um eine Zehnerpotenz niedrigeren Konzentration notwendig („Lösung Null"). Vorgegebene Injektionsschemata dienen lediglich der Orientierung und sind keineswegs obliga-

Tab. 4: Hyposensibilisierungsbehandlung: Vorbedingungen

- Allergenkarenz nicht möglich
- Ausgeprägte Beschwerden trotz milder medikamentöser Behandlung
- Eindeutige Identifizierung sowie Nachweis der aktuellen Pathogenität eines Allergens

torisch. Bei Auftreten von Schockfragmenten und übermäßiger lokaler Reaktion muß die verabreichte Dosis vorübergehend reduziert werden, bevor man eine erneute (behutsame) Dosissteigerung vornimmt. Die empfohlene Endkonzentration ist nicht bei allen Patienten zu erreichen.
Die *passive Immunisierung* mit nichtspezifischen Immunglobulinen hat sich nicht als ausreichend wirksam erwiesen. Sie ist daher nicht zu empfehlen.
Die *medikamentöse Behandlung* basiert auf einer sehr variablen, dem Alter angepaßten Inhalationsbehandlung (Tab. 5). Sie läßt sich im Vorschulalter mit Inhalationslösung per Düsenvernebler, mit Trockenpulver bzw. als Dosieraerosol mit oder ohne Spacer durchführen [12]. Neuerdings wird die Inhalation durch verschiedene Mehrladesysteme erleichtert [2].

Tab. 5: Asthma-Therapie im Vorschul- und Schulalter

1. Sanierungsmaßnahmen (u. a. akarizide Substanzen?); ggf. Allergenkarenz; gezielt: Hyposensibilisierung
2. Beta-2-Mimetikum + Anticholinergikum bzw. Beta-2-Mimetikum + Cromoglicinsäure
3. Nötigenfalls *abends*: orales Beta-2-Mimetikum mit langer EHWZ
4. Inhalatives Kortikosteroid über Spacer, oral (s. Tab. 3)
5. Ggf. versuchsweise Theophyllin (bes. b. nächtl. Asthma)
6. Systemisch Prednisolon: möglichst circadian. Rh.!

Flankierende Maßnahmen: Sporttherapie u. a.

Es kann sinnvoll sein, bei *einem* Patienten verschiedene Inhalationsmöglichkeiten miteinander zu kombinieren. Auf diese Weise werden Patienten und Angehörige u. U. beträchtlich entlastet. Wenn irgend möglich, sollte die Inhalation bei älteren Kindern über ein Mundstück erfolgen, damit die extrathorakale Partikeldeposition gering gehalten wird [11].
Prinzipiell rücken im Schulalter die Beta-2-Sympathikomimetika stärker in den Vordergrund. Anticholinergika stehen ihnen jedoch in der Langzeittherapie wenig nach [8] und sollten zumindest zur Einsparung der Beta-2-Mimetika genutzt werden, zumal eine gelegentlich beobachtete Mundtrockenheit die einzige nennenswerte unerwünschte Wirkung darstellt.
Der klinische Stellenwert von *Nedocromil-Natrium* in der Pädiatrie läßt sich zum jetzigen Zeitpunkt noch nicht abschließend beurteilen [1]. Es ist zu bedenken, daß die Substanz erst ab dem 12. Lebensjahr zur Behandlung zugelassen ist.
Ergänzende Maßnahmen kommen in Abhängigkeit vom Krankheitsverlauf zur Anwendung.

Expektorantia

Der Einsatz oral applizierbarer Expektorantia ist weit verbreitet, der therapeutische Nutzen wird sehr unterschiedlich beurteilt [1]. Die langfristige *inhalative* Anwendung kann zu einer Irritation der Bronchialschleimhaut führen.

Physiotherapie

Bei schwerem Krankheitsverlauf wird man eine konsequente Physiotherapie im engeren Sinne anstreben. Sie hat eine Unterstützung der Sputumelimination, eine Verbesserung der Thoraxbeweglichkeit sowie eine bewußte entspannte Atmung zum Ziel und kann zur Bewältigung akuter Atemnotsituationen beitragen.
Ein erster Schritt in diese Richtung ist die regelmäßige Feuchtinhalation, sofern sie mit einer vertieften Inspiration, einer endinspiratorischen Atempause und einer vertieften Exspiration, u. U. gegen einen mäßigen Widerstand (z. B. Nase, milde exspiratorische Stenose) einhergeht [12]. Eine sorgfältige Wartung der Geräte ist allerdings unerläßlich.

Körperliche Aktivitäten

Grundsätzlich sind regelmäßige körperliche Aktivitäten sehr zu empfehlen. Die Sportart sollte den individuellen Bedürfnissen und Möglichkeiten angepaßt sein. Besonders geeignet sind Schwimmen und Intervallsportarten. Bei „Anstrengungsasthma" ist eine sorgfältige Aufwärmphase in Belastungsintervallen vorzunehmen (Tab. 6). Der körperlichen Belastung sollte im Bedarfsfall eine vorherige Inhalation mit einem Beta-2-Mimetikum vorausgehen. Nur in Ausnahmefällen ist – nach sorgfältiger Überprüfung der Situation – eine Befreiung vom Sportunterricht in Betracht zu ziehen. Sollte dies erforderlich sein, so ist zu erwägen, ob eine spezielle Asthma-Sporttherapie in Gruppen durchgeführt werden kann. Sie hat zum Ziel, mit geeigneten Methoden des Sports

Tab. 6: „Anstrengungsasthma": Prophylaxe, nichtmedikamentöse Maßnahmen

- Nasenatmung
  - ggf. Sanierung im HNO-Bereich
  - beim Sport: Nasenatmung so oft und lang wie möglich beibehalten
- „Warmmachen" in kurzen Belastungsintervallen (1 – 2 min)
- geeignete Sportarten bevorzugen, z. B. Schwimmen, Intervallsportarten (Ballspiele!), kurze Belastungen
- ggf. „Lippenbremse"
- langfristiges regelmäßiges Training
  (Verbesserung der Koordination, Belastbarkeit ↑)

gestörte körperliche, psychische und soziale Funktionen zu kompensieren und zu regenerieren sowie Sekundärschäden vorzubeugen und nicht zuletzt ein gesundheitlich orientiertes Verhalten zu fördern. Der für die Durchführung einer Sporttherapie notwendige Personalbedarf ist allerdings beträchtlich (Arzt, Krankengymnast, Sportlehrer). Zur Zeit bestehen nur einige wenige Arbeitsgruppen, die diese Behandlung realisieren können.

Rehabilitations-Institutionen

Eine längerfristige Rehabilitationsmaßnahme (mindestens 4 bis 6 Wochen) ist bei schwerem Krankheitsverlauf sinnvoll. Sie erleichtert die Einführung in eine konsequente Physio- und Sporttherapie. Auch das Training roborierender Maßnahmen und die Änderung der Lebensweise kann vermittelt werden.
Auf lange Sicht erfolgversprechend erscheint die Verordnung derartiger Rehabilitationsaufenthalte (frühere „Kuren“) nur, wenn mindestens *ein* Familienangehöriger in die Therapie aktiv einbezogen wird.

Beendigung der medikamentösen Therapie

Es ist schwierig, den Zeitpunkt für eine Reduzierung oder gar Beendigung der Behandlung festzulegen. Da Asthma eine chronische Krankheit ist, sollten Patienten mindestens ein halbes Jahr symptomfrei sein, bevor schrittweise eine Reduzierung der medikamentösen Behandlung erfolgt [1]. Neben Beschwerdefreiheit ist ein klinisch unauffälliger Befund sowie ein negatives Ergebnis einer Lungenfunktionsuntersuchung in Verbindung mit einem einfachen unspezifischen Provokationstest (z. B. Laufbelastung) unerläßlich.
Sanierungsmaßnahmen sollten in jedem Falle möglichst lange beibehalten werden.

Literatur

[1] Arbeitskreis pädiatrischer Pneumologen: Antiobstruktive Therapie im Kindesalter. Kolloquium, Bad Nauheim, 27.10.1989.

[2] Crompton, G. K.: New inhalation devices (editorial). Eur. Resp. J. *1* (1988) 679–680.

[3] Debelic, M.: Asthma bronchiale im Kindes- und Jugendlichenalter. Prax. Klin. Pneumol. *36* (1982) 49–61.

[4] Foucard, T., O. Sjöberg: A prospective 12-year follow-up study of children with wheezy bronchitis. Acta Paediatr. Scand. *73* (1984) 577–583.

[5] Hardt, H. von der, D. Hofmann: Das Asthmasyndrom. In: A. Fenner, H. von der Hardt (Hrsg.): Pädiatrische Pneumologie, S. 297–346. Springer, Berlin–Heidelberg–New York–Tokyo 1985.

[6] Hitzig, W. H.: Das Immunsystem und seine Entwicklung im Kindesalter. In: V. Wahn, R. Seger, V. Wahn (Hrsg.): Pädiatrische Allergologie und Immunologie, S. 3–18. Fischer, Stuttgart–New York 1987.

[7] Hofmann, D., R. Wönne, M. Linn et al.: Über die Häufigkeit des Anstrengungsasthmas (Exercise Induced Asthma, EIA) im Kindesalter. Monatsschr. Kinderhlkd. *130* (1982) 91–95.

[8] Hüls, G., M. Köhler, G. Rauber et al.: Therapie der rezidivierenden obstruktiven Bronchitis im Kindesalter. TW Pädiatrie *1* (1990) 72–80.

[9] Hüls, G., C. Scheunemann, H. Lindemann: Zur Wirkung bronchodilatierender Substanzen bei der akuten obstruktiven Bronchitis im frühen Kindesalter. Pneumologie *44* (1990) 273–274.

[10] Knecht, U., R. Strehl, H. Lindemann: The problem of „indoor pollution" by emission of Benzyl Benzoate from Acarosan® products (im Druck).

[11] Köhler, D., W. Fleischer, H. Matthys (Hrsg.): Inhalationstherapie. Gedon und Reuss, München 1986.

[12] Lindemann, H.: Indikationen und Formen der inhalativen Therapie. In: G. Schultze-Werninghaus, M. Debelic (Hrsg.): Asthma. Grundlagen–Diagnostik–Therapie, S. 348–356. Springer, Berlin–Heidelberg–New York–London–Paris–Tokyo 1988.

[13] Lindemann, H.: Infektasthma im Kindesalter. Allergologie *9* (1986) 259–264.

[14] Lindemann, H.: Zur Häufigkeit des „Anstrengungsasthmas". Atemw.-Lungenkrkh. *13* (1987) 23–27.

[15] Mallol, J., L. Barrueto, G. Girardi et al.: Bronchodilator effect of fenoterol and ipratropium bromide in infants with acute wheezing: Use of MDI with a spacer device. Pediatr. Pulmonol. *3* (1987) 352–356.

[16] Matsuba, K., W. M. Thurlbeck: A morphometric study of bronchial and bronchiolar walls in children. Am. Rev. Respir. Dis. *105* (1972) 908–913.

[17] Reinhardt, D.: Asthma bronchiale. In: U. Wahn, R. Seger, V. Wahn (Hrsg.): Prädiatrische Allergologie und Immunologie in Klinik und Praxis, S. 205–227. Fischer, Stuttgart–New York 1987.

[18] Riedel, F., C. H. L. Rieger: Asthma bronchiale im Kindesalter – eine aktuelle Übersicht. Prax. Klin. Pneumol. *41* (1987) 242–258.

[19] Riegel, K.: Entwicklung der Atemfunktionen im frühen Kindesalter. Atemw.-Lungenkrkh. *10* (1984) 491–496.

[20] Schöni, M. H., K. Bruderes: Der Einfluß hyperosmolarer Mischlösungen von Natriumchlorid und β_2-Sympathomimetika auf die Lungenfunktion von asthmatischen Kindern und Adoleszenten. Schweiz. Med. Wochenschr. *118* (1988) 1377–1381.

[21] Seidenberg, J., L. Reilmann, J. Kuzerke et al.: Dose response study of inhaled Beclomethasone dipropionate (BDP) in severe infantile asthma. Eur. Respir. J. *2* (Suppl 8) (1989) 647 s.

[22] Tabachnik, E., H. Levison: Infantile bronchial asthma. J. Allergy Clin. Immunol. *67* (1981) 339–347.

[23] Wahn, U., R. Seger, V. Wahn (Hrsg.): Pädiatrische Allergologie und Immunologie. Fischer, Stuttgart–New York 1987.

[24] Warner, J. O., M. Götz, L. I. Landau et al.: Management of asthma: a consensus statement. Arch. Dis. Child. *64* (1989) 1065–1079.

[25] Weiss, S. T., I. B. Tager, F. E. Speizer et al.: Persistent wheeze. Its relation to respiratory illness, cigarette smoking, and level of pulmonary function in a population sample of children. Am. Rev. Respir. Dis. *122* (1980) 697–707.

Asthma-Prävention – Perspektiven der medikamentösen Intervention und methodologische Ansatzpunkte

M. Glende, W. Meiske, J. Slapke

Grundlagen und Hypothesen

Asthma bronchiale ist eine chronische Erkrankung mit einer Prävalenz von ca. 3% im Erwachsenenalter. Bei Kindern ist es die häufigste chronische Krankheit überhaupt. Entsprechend der Praxiserfahrung der Ärzte im Verlauf der letzten Jahrzehnte kann nicht ausgeschlossen werden, daß die Asthmamanifestationsrate zunimmt.

Ein charakteristisches Merkmal und eine disponierende Bedingung für die Manifestation des Asthma bronchiale ist die Eskalation der bronchialen Hyperreaktivität, die insbesondere durch Entzündungen der oberen Luftwege bei viralen Atemwegsinfekten oder bei Atopikern durch Allergenexposition gebahnt wird [4, 5]. Die primäre Bedeutung von Entzündungsprozessen in den Atemwegen bei der Entstehung des Asthma bronchiale konnte kürzlich von Beck [1] durch eine Fall-Kontroll-Studie bestätigt werden. Über 40% von 240 Asthmatikern berichteten über eine bemerkenswerte Koinzidenz ihrer individuellen Asthmamanifestation mit einer Phase von wiederholt auftretenden akuten Atemwegsinfekten bzw. von Heuschnupfenattacken.

Bei manifesten Asthmatikern konnte die präventive Wirksamkeit einer Kurzzeitbehandlung mit Kortikosteroiden zur Anfallsprophylaxe in Phasen akuter Atemwegsinfektionen nachgewiesen werden [2]. Für die Prävention der Asthmamanifestation ergibt sich daraus die Frage, ob durch pharmakologische Intervention mit antiphlogistischen und antibronchokonstriktiven Arzneimitteln in solchen Phasen mit erhöhtem Manifestationsrisiko bei prädisponierten Personen die Asthmaentstehung verhindert oder zumindest hinausgezögert werden kann.

Zielstellung einer prospektiven Studie zur pharmakologischen Prävention der Asthmamanifestation

Primäre Fragestellung

Den genannten Hypothesen entsprechend wurde eine Asthmapräventionsstudie konzipiert, in der untersucht wird, ob bei Erwachsenen und Kindern mit ausgewiesenem Risikoprofil durch die präventive Behandlung mit einem inhalierbaren Kortikosteroid während akuter Atemwegsinfekte bzw. in der Zeit der Pollenexposition im Vergleich zu einer Placebobehandlung die Asthmamanifestationsrate im gesamten Prüfzeitraum reduziert wird.

Sekundäre Fragestellungen

Von der Studie wird zusätzlich erwartet, daß sie auch zur Lösung von einigen weiteren, im Verhältnis zur primären Fragestellung allerdings sekundären Problemen beitragen kann. Wie wird durch die episodische Präventivbehandlung der zeitliche Verlauf der bronchialen Hyperreaktivität beeinflußt? Wie verhält es sich mit der tatsächlichen Relevanz der prognostischen Faktoren für die Asthmamanifestation? Können die derzeitigen Schätzungen der spontanen Asthmamanifestationsrate durch die Studienergebnisse bestätigt werden?

Auswahl des Arzneimittels

Für die pharmakologische Prävention der Asthmamanifestation muß ein Arzneimittel eingesetzt werden, das antiinflammatorisch wirkt und darüber hinaus in der Lage ist, die bronchiale Hyperreaktivität zu senken. Während DNCG und Ketotifen über schwächere antiinflammatorische Wirkungen verfügen und besonders bei speziellen Formen der Ätiopathologie des Asthma wirksam sind (extrinsic Asthma, anstrengungsinduziertes Asthma), sind die modernen inhalativen Kortikosteroide sehr potente Arzneimittel für den gewünschten Schutz des Bronchialepithels. Auf Grund ihrer inhibitorischen Wirkung auf die Phospholipase A_2 unmittelbar am Beginn der Arachidonsäurekaskade ist die resultierende antiphlogistische und antibronchokonstriktive Wirkung hinreichend groß, um das Bronchialepithel während Atemwegsinfektionen bzw. Allergenexposition vor Schaden zu schützen. Für die pharmakologische Intervention in der prospektiven Studie zur Prävention der Asthmamanifestation wurde das inhalierbare Steroid Budesonid (Pulmicort®) ausgewählt und zur Durchführung der Studie von den Arzneimittelbehörden der DDR zugelassen.
Budesonid ist ein hochwirksames Arzneimittel, das wegen seines sehr großen First-pass-Effektes bei topischer Applikation über eine sehr große therapeutische Breite verfügt.

Design der Studie

Die prospektive Studie zur pharmakologischen Prävention der Asthmamanifestation wird als multizentrische, placebokontrollierte, doppelblinde klinische Prüfung auf der Basis eines geschlossenen sequentiellen Prüfplans durchgeführt. Die Zuordnung der Probanden zur Verum- bzw. Placebobehandlung erfolgt durch adaptive Randomisierung entsprechend den wichtigsten prognostischen Faktoren für die Asthmamanifestation und durch Stratifizierung auf der Basis der beteiligten klinischen Prüfzentren.

Rechtliche und ethische Richtlinien

Die Studie wird durchgeführt in Übereinstimmung mit dem Arzneimittelgesetz der DDR vom 27. 11. 1986, dessen erster Durchführungsbestimmung vom 1. 12. 1986 und den Richtlinien für die Klinische Prüfung in der Humanmedizin in der DDR, sowie den internationalen Richtlinien, wie sie in der Deklaration von Helsinki und den revidierten Fassungen von Tokyo und Venedig festgelegt sind.
Die Studie wird durchgeführt von einer Arbeitsgruppe, deren Mitarbeiter auf den Gebieten der Allergologie, Pädiatrie, Biometrie und klinischen Pharmakologie spezialisiert sind. Die Studie ist ausschließlich für eine definitiv begrenzte Steuergruppe offen.

Studienpopulation

Zur Rekrutierung einer repräsentativen Probandenstichprobe für die Risikogruppe in der Bevölkerung, die auf Grund verschiedener prädisponierender Faktoren durch eine hohe Wahrscheinlichkeit zur Asthmamanifestation ausgezeichnet ist, wurden folgende Einschluß- bzw. Ausschlußkriterien definiert:

Einschlußkriterien

Bei jedem Probanden, der an der Studie teilnimmt, muß durch einen standardisierten Provokationstest (Histamin-Test) eine bronchiale Hyperreaktivität nachgewiesen worden sein. Außerdem wird bei erwachsenen Probanden das Vorliegen einer Pollenallergie bzw. einer Polyposis nasi gefordert. Bei Kindern, die an der Studie teilnehmen, muß ebenfalls das Vorliegen einer Pollenallergie bzw. zumindest das Auftreten von Allergien in der Familienanamnese nachgewiesen worden sein.

Ausschlußkriterien

Aus Gründen der praktischen Durchführbarkeit der Studie bei Kindern bzw. der abnehmenden Asthmamanifestationsrate bei älteren Menschen werden Personen mit einem Lebensalter < 9 Jahre und > 50 Jahre nicht für die Teilnahme an der Studie rekrutiert. Um nicht Probanden mit einem bereits manifesten Asthma bronchiale zu rekrutieren, werden Personen mit asthmatischen Symptomen bzw. mit anderen obstruktiven Lungenerkrankungen von der Studie ausgeschlossen. Ebenfalls von der Studie ausgeschlossen sind Personen, die mehr als 10 Wochen im Jahr mit Ketotifen und/oder Beclometason nasal und/oder systemisch applizierten Glukokortikosteroiden behandelt werden. Durch dieses Ausschlußkriterium soll dem inhalativ applizierten Steroid, das episodisch als Prüfmedikament appliziert wird, eine echte Möglichkeit eingeräumt werden, seine Wirksamkeit zur Asthmaprophylaxe in der Studie im Vergleich zur Placebogabe zu entfalten. Probanden, die an der Studie teilnehmen möchten, dürfen sich zum Zeitpunkt der Rekrutierung sowie im gesamten Studienverlauf keiner Hyposensibilisierungsbehandlung unterziehen.

Prüfzentren

An der Studie zur pharmakologischen Prävention der Asthmamanifestation nehmen folgende Prüfzentren teil:

- Allergie- und Asthmaklinik im Forschungsinstitut für Lungenkrankheiten und Tuberkulose, Berlin-Buch
- Bezirkslungenklinik, Coswig
- III. Kinderklinik, Berlin-Buch
- Kinderkrankenhaus Lindenhof, Berlin-Lichtenberg

Aus organisatorischen Gründen wurden die beiden pädiatrischen Einrichtungen für die Durchführung der Studie zu einem klinischen Zentrum zusammengefaßt. Falls erforderlich, gestattet es das spezifische Studiendesign, weitere klinische Zentren in die bereits laufende Studie einzubeziehen.

Rekrutierung

Die Probanden werden aus den Patientendateien verschiedener medizinischer Fachdisziplinen (primär HNO und Allergologie) sowie aus den Schülern der 3. Klassen in verschiedenen Berliner Schulen rekrutiert. Gegenstand einer umfassenden Erstuntersuchung ist die Prüfung auf das Vorliegen der definierten

Einschluß- bzw. Ausschlußkriterien. Zur standardisierten Durchführung dieser Untersuchung wurden umfangreiche Fragebögen erarbeitet. Die Probanden bzw. bei Kindern deren Erziehungsberechtigte werden ausführlich über Anliegen, Charakter und Ablauf der Studie sowie über ihre Rechte und die notwendigen Verbindlichkeiten informiert und bei Zustimmung um ihre schriftliche Einverständniserklärung gebeten.

Zuordnung zum Behandlungsregime

Um für die Interventions- und für die Placebobehandlung Stichproben mit vergleichbarem Asthmamanifestationsrisiko zu bilden, werden bei jedem Probanden, der an der Studie teilnimmt, die folgenden prognostischen Faktoren bestimmt:
Faktoren, die bei Erwachsenen und Kindern ausgewertet werden:

- Allergie (Pollen und/oder Hausstaub)
- rezidivierende Reizhustenattacken
- Alter
- Phasen obligatorischer Behandlung mit systemisch applizierten Glukokortikoiden u./o. Ketotifen u./o. Beclometason nasal (< 10 Wochen im Jahr; vgl. Ausschlußkriterien).

Faktoren, die zusätzlich bei Erwachsenen ausgewertet werden:

- Polyposis nasi
- Rauchen.

Faktoren, die zusätzlich bei Kindern ausgewertet werden:

- Familienanamnese
- rezidivierende obstruktive Bronchitis
- endogenes Ekzem.

Für die adaptive Randomisierung nach diesen prognostischen Faktoren wird das Verfahren von Pocock und Simon [6] benutzt. Zusätzlich wird eine Stratifizierung auf der Basis der beteiligten klinischen Zentren durchgeführt.

Behandlungsrichtlinien

Das Dosieraerosol Budesonid bzw. das völlig identisch aussehende Placebopräparat wird in Phasen erhöhten Asthmamanifestationsrisikos (Atemwegsinfekte, Pollenexposition) und bis zu 10 bis 14 Tage nach Abschluß solcher

Ereignisse inhaliert. Zur Präventionsbehandlung mit Budesonid werden bei Kindern 2 × 2 Hübe mit 50 mcg Wirkstoff/Hub und bei Erwachsenen 2 × 1 Hub mit 200 mcg Wirkstoff/Hub appliziert. Zur sicheren Applikation und zur Verminderung von lokalen Nebenwirkungen wird ein 750 ml Spacer benutzt. Jede Verletzung der Doppelblind-Bedingungen bezüglich der Prüfmedikation führt zum Ausschluß des betreffenden Probanden aus der laufenden Studie.

Führung und Kontrolle der Probanden

Probandentagebuch

Das Probandentagebuch dient zur individuellen Information und Dokumentation. Es wird jedem einzelnen Probanden von seinem behandelnden Prüfarzt im Untersuchungszentrum ausgehändigt und hat eine Laufzeit von 3 Monaten. Der Proband bzw. seine Erziehungsberechtigten werden aufgefordert, folgende Angaben in wöchentlichen Abständen (jeweils am Mittwoch) zu dokumentieren:

- die am Mittwochmorgen unmittelbar nach dem Aufstehen 2× gemessenen PEF-Werte
- ob in der letzten Woche ein Atemwegsinfekt aufgetreten ist bzw. angedauert hat
- ob in der letzten Woche allergisch bedingte nasale Symptome aufgetreten sind bzw. angedauert haben
- ob in der letzten Woche das ausgehändigte Dosieraerosol inhaliert wurde
- ob und wenn ja, an welchem Tag der letzten Woche klinische Zeichen einer Asthmamanifestation aufgetreten sind (Datum)

Im Fall des Auftretens von klinischen Zeichen einer Asthmamanifestation ist der Proband aufgefordert, umgehend seinen behandelnden Prüfarzt im Untersuchungszentrum aufzusuchen und an den folgenden 7 Tagen auf einem gesonderten Einlegeblatt täglich die o. g. Informationen einzutragen, wobei die Messung der PEF-Werte morgens und abends vorzunehmen ist.

Arztinformation

Zur Information und Dokumentation für behandelnde Ärzte, die nicht an der Durchführung der Studie beteiligt sind, wird jedem Probanden eine Arztinformation ausgehändigt, die er bei allen Arztbesuchen vorzulegen hat und die der Erfassung einer evtl. Komedikation mit anderen Kortikosteroidpräparaten bzw. anderen antiphlogistisch wirksamen Arzneimitteln dient.

Reguläre Untersuchungen im Prüfzentrum

Nach jeweils 3 Monaten wird das Probandentagebuch im Rahmen einer Konsultation im Untersuchungszentrum vom Prüfarzt ausgetauscht und ausgewertet und der Proband anhand eines standardisierten Anamnese- und Befundbogens auf eine evtl. Asthmamanifestation befragt und untersucht. In jährlichen Abständen wird zur Erfassung des Verlaufs der bronchialen Hyperreaktivität der Provokationstest mit Histamin wiederholt.
Zur Überprüfung der Compliance wird bei zufällig ausgewählten Probanden eine Wägung des Spraykanisters vorgenommen.

Asthmamanifestation

Die Asthmamanifestation wird definiert als rezidivierende Symptomatik von Atemnotattacken, Husten oder Keuchen, die durch variable oder intermittierende Atemwegsobstruktion verursacht wird. Die Diagnose wird ausschließlich durch den Prüfarzt im Untersuchungszentrum des Probanden gestellt. Sie orientiert sich an folgenden Kriterien:

- klare anamnestische Hinweise auf eine Atemwegsobstruktion, bestätigt durch
- PEFR-Messungen des Probanden
  (PEF-Abfall > 20% bzw. circadiane PEF-Amplitude > 20%)
  und/oder
- eindeutigen klinischen Befund
  und/oder
- Lungenfunktionsprüfung im Labor
  (FEV_1-Abfall > 20% bzw. R_{os}-Anstieg > 50%).

Jede Diagnose einer Asthmamanifestation wird durch eine Arbeitsgruppe aus mehreren Prüfärzten und Mitgliedern der Studienleitung geprüft und bestätigt. Für die Probanden, bei denen sich ein Asthma bronchiale manifestiert hat, ist mit dem Manifestationszeitpunkt die Studie regulär beendet. Um jedoch Informationen darüber zu gewinnen, welchen Einfluß die konsequente Fortsetzung der episodischen Behandlung mit inhalierbaren Kortikosteroiden in Risikophasen nach Asthmamanifestation auf den Verlauf und den Schweregrad der Krankheit hat, werden die pharmakologische Intervention sowie die Follow-up-Untersuchungen auch nach dem Manifestationszeitpunkt bei diesen Probanden bis zum Ende der gesamten Studie fortgesetzt.

Abbruchkriterien

Aus der laufenden Studie sind Probanden auszuschließen:

- wenn während der Studie eine Hyposensibilisierungsbehandlung erfolgt,
- wenn nach Eintritt in die Studie der Proband länger als 10 Wochen im Jahr mit anderen Glukokortikoiden und/oder mit Ketotifen und/oder mit Beclometason nasal behandelt worden ist,
- wenn der Proband die Follow-up-Untersuchungen nicht wahrnimmt bzw. eine unzureichende Compliance erkennen läßt.

Mit einem Ausschluß auf Grund topischer Steroidnebenwirkungen ist bei der prinzipiell episodischen Therapie nur in Ausnahmefällen zu rechnen.

Sequentielle Auswertung der Studie

Für die sequentielle Auswertung der laufenden Studie ist ein Dreiecksplan erarbeitet worden. Dieser Plan basiert auf der Hypothesentestung der bedingten Wahrscheinlichkeit der Asthmamanifestationen in der Kontrollgruppe bezogen auf alle Asthmamanifestationen in beiden Studienstichproben [3].
Wie Abb. 1 zeigt, wird der Fortgang der Studie durch die kumulierende Anzahl der Asthmamanifestationen in der gesamten Studie bestimmt; jede Manifestation erhöht den Wert n auf der Abszisse um 1. Der Ordinatenwert Z erhöht bzw. erniedrigt sich um 1 in Abhängigkeit davon, ob eine Asthmamanifestation in der Kontrollgruppe bzw. in der Interventionsgruppe aufgetreten ist. Somit resultiert eine Punktfolge im nZ-Plan, die sich bei Gültigkeit der Nullhypothese

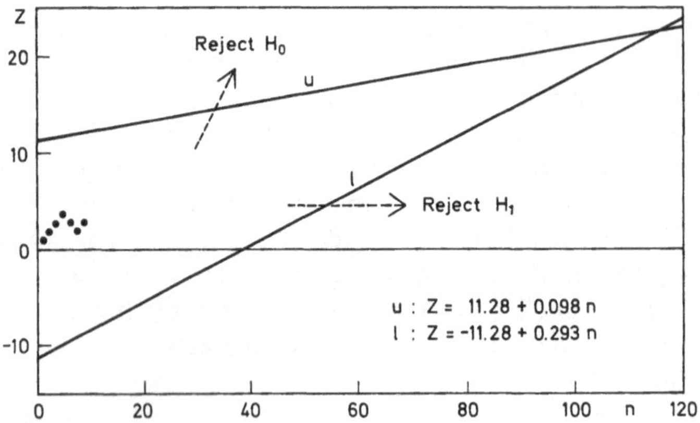

Abb. 1: Dreiecksplan zur sequentiellen Hypothesentestung in der prospektiven Studie zur pharmakologischen Prävention der Asthmamanifestation (Erklärung s. Text)

H_O, d. h. bei gleicher Manifestationsrate in beiden Studienstichproben, parallel zur Abszisse bewegt und schließlich die untere Grenze des Dreiecksplans durchbricht. Bei Gültigkeit der Alternativhypothese H_1, die eine Prävention der Asthmamanifestation durch die episodische Steroidbehandlung im Vergleich zur Placebogabe postuliert, bewegt sich die Punktfolge aufwärts und durchbricht schließlich die obere Grenze des Dreieckplans. Bei einer erwarteten Reduktion der Asthmamanifestationsrate in der Budesonid-Gruppe um 50% und bei $\alpha = 0.05$ und $\beta = 0.10$, für die dieser Dreiecksplan konstruiert wurde, endet die Studie nach spätestens 108 Manifestationen; der Erwartungswert liegt bedeutend niedriger bei 44 Manifestationen. Die Studiendauer, die bei einer geschätzten spontanen Asthmamanifestationsrate von ca. 3% und einer Stichprobenbesetzung von jeweils 150 Probanden bei einer Studienplanung mit fester Stichprobengröße ca. 10 Jahre betragen würde, wird durch Anwendung des sequentiellen Verfahrens auf ca. 5 Jahre oder evtl. sogar auf einen noch kürzeren Zeitraum reduziert.

Literatur

[1] Beck, E., S. Mueller, W. Meiske et al.: Atemwegs- und Lungenkrankheiten 1990, im Druck.

[2] Brunette, M. G., L. Lands, L.-P. Thibodeau: Pediatrics *81* (1988) 624–629.

[3] Glende, M., V. Meiske, J. Slapke: Perspectives in Asthma, 1990, im Druck.

[4] Nolte, D.: In: D. Nolte, F. Kummer, P. Dorow (Hrsg.): „Asthma bronchiale: Pathophysiologie – Klinik – Therapie" S. 3–13. Urban und Schwarzenberg, München – Wien – Baltimore 1986.

[5] Pauwels, R., P. D. Snashall: In: C. H. Bowker (Hrsg.): A practical approach to asthma, S. 13–31. CBA Publishing Services 1986.

[6] Pocock, S. J., R. Simon: Biometrics *31* (1975) 103–115.